Christina Weckner

Fettcremes m. Lichtschutzfaktor verwenden

Waschen mit ph- Syndets

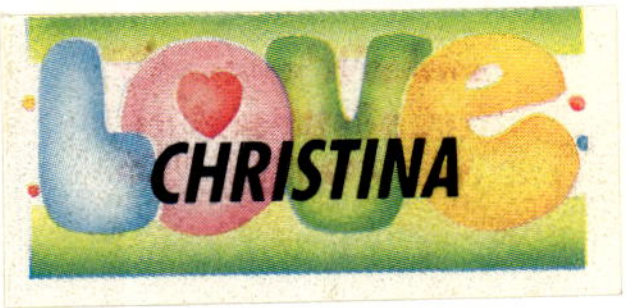
LOVE
CHRISTINA

Achenbach

Gesunde und kranke Haut

Dr. med. Reinhard K. Achenbach

Gesunde und kranke Haut

Funktion und Pflege
Hautkrankheiten, Allergien, Venenleiden
Haarprobleme

41 Abbildungen, davon 29 farbig

Georg Thieme Verlag Stuttgart · New York 1986

Dr. med. Reinhard K. Achenbach
Bismarckstraße 80
4900 Herford

Illustrationen und
Umschlagentwurf
von Friedrich Hartmann

CIP-Kurztitelaufnahme der Deutschen Bibliothek

Achenbach, Reinhard:
Gesunde und kranke Haut : Funktion u. Pflege, Hautkrankheiten, Allergien, Venenleiden, Haarprobleme / Reinhard Achenbach. – Stuttgart ; New York : Thieme, 1986.
(Thieme, ärztlicher Rat)

Wichtiger Hinweis: Medizin als Wissenschaft ist ständig im Fluß. Forschung und klinische Erfahrung erweitern unsere Kenntnisse, insbesondere was Behandlung und medikamentöse Therapie anbelangt. Soweit in diesem Werk eine Dosierung oder eine Applikation erwähnt wird, darf der Leser zwar darauf vertrauen, daß Autoren, Herausgeber und Verlag größte Mühe darauf verwandt haben, daß diese Angabe genau dem **Wissensstand bei Fertigstellung des Werkes** entspricht. Dennoch ist jeder Benutzer aufgefordert, die Beipackzettel der verwendeten Präparate zu prüfen, um in eigener Verantwortung festzustellen, ob die dort gegebene Empfehlung für Dosierungen oder die Beachtung von Kontraindikationen gegenüber der Angabe in diesem Buch abweicht. Das gilt besonders bei selten verwendeten oder neu auf den Markt gebrachten Präparaten und bei denjenigen, die vom Bundesgesundheitsamt (BGA) in ihrer Anwendbarkeit eingeschränkt worden sind.

Rüdigerstraße 14, D-7000 Stuttgart 30
Druck: Gutmann + Co, Heilbronn

ISBN-3-13-673301-0 1 2 3 4 5 6

Für Marlies,
Alex und Rieke

Vorwort

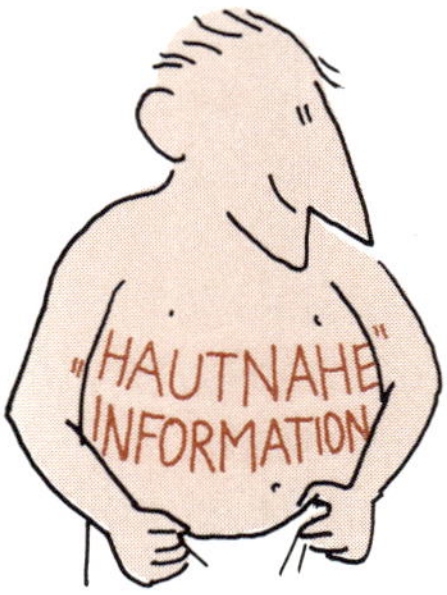

Der Patient hat ein Anrecht auf eine möglichst umfassende Information über sein Krankheitsbild. Dies gilt vor allem bei Haut- und Allergiekrankheiten, die der Betroffene, oft auch für die Umwelt sichtbar, durchleidet.
In der Sprechstunde ist eine intensive Aufklärung leider nicht immer im gewünschten Umfang möglich. Oft werden auch wichtige Ratschläge mißverstanden oder vergessen.
Wohl jeder Therapeut empfindet gelegentlich diesen Konflikt zwischen dem Wunsch vieler Patienten nach ausführlicher Information und seinen manchmal unbefriedigenden Möglichkeiten dazu im täglichen Praxisablauf.
Wie andere Ärzte auch suchte ich nach einem Ausweg:
Ich beschrieb die häufigsten Haut- und Allergiekrankheiten in farbig bebilderten Informationsbroschüren. Dabei bemühte ich mich den recht trockenen Stoff nach heutigem schulmedizinischem Wissensstand allgemeinverständlich darzustellen und durch praktische Beispiele zu beleben.
Diese Art der Information fand bei den Patienten so großen Anklang, daß ich mich entschloß, die Texte im vorliegenden Buch zusammenzufassen und – wo nötig – zu ergänzen. Dabei habe ich mich ganz bewußt auf langwierige und in der täglichen Sprechstunde häufige Krankheitsbilder beschränkt. Besonders lag mir daran, die Zusammenhänge zwischen Psyche und Haut allgemeinverständlich darzustellen.
Doch ich wende mich auch an den Gesunden, u.a. durch Hinweise für eine sinnvolle Hautpflege, vor allem aber durch das Aufzeigen der Gefahren, die durch Gleichgültigkeit gegenüber Vorstufen des Hautkrebses und immer noch falsche Vorstellungen über verdächtige Pig-

mentmale bestehen. Zum besseren Verständnis habe ich eine Einführung in den Aufbau und die Funktionen der Haut den Krankheitsbildern vorangestellt.

Keinesfalls soll das Buch zu einer riskanten Selbstbehandlung verleiten! Aus diesem Grund bin ich zwar auf die wichtigsten Behandlungsmöglichkeiten, nicht jedoch auf die Dosierung der Medikamente eingegangen.

Dem Leser sollte es bei der Lektüre nicht so ergehen wie einem Medizinstudenten im 1. klinischen Semester, der bei jeder Krankenvorstellung meint, er habe diese Krankheit auch.

Nur der gut informierte Patient kann sich selbst aktiv durch vorbeugende und pflegerische Maßnahmen an der Abheilung oder Linderung seiner Erkrankung beteiligen. Er wird nicht, wie manche seiner Leidensgenossen, lebenslang mit dem Schicksal hadern oder resignieren müssen.

Frau Dr. med. S. Müller-Hess, Ärztin für Hautkrankheiten, danke ich für die fachliche Beratung. Die Durchsicht des Manuskriptes besorgte Frau M. Kirchhoff. Frau B. Wessel versah mit großer Geduld die mühevolle Schreibarbeit. Besonders danke ich auch Frau Dr. med. G. Volkert vom Thieme Verlag für die Überarbeitung des Textes.

Herford, im Oktober 1985 Dr. med. R. K. ACHENBACH

Inhaltsverzeichnis

Grundlagen zum besseren Verständnis

Aufbau der gesunden Haut

Wie aus Abb. 1 ersichtlich, unterscheiden wir 3 Schichten: Die Oberhaut, die Lederhaut und die Unterhaut.

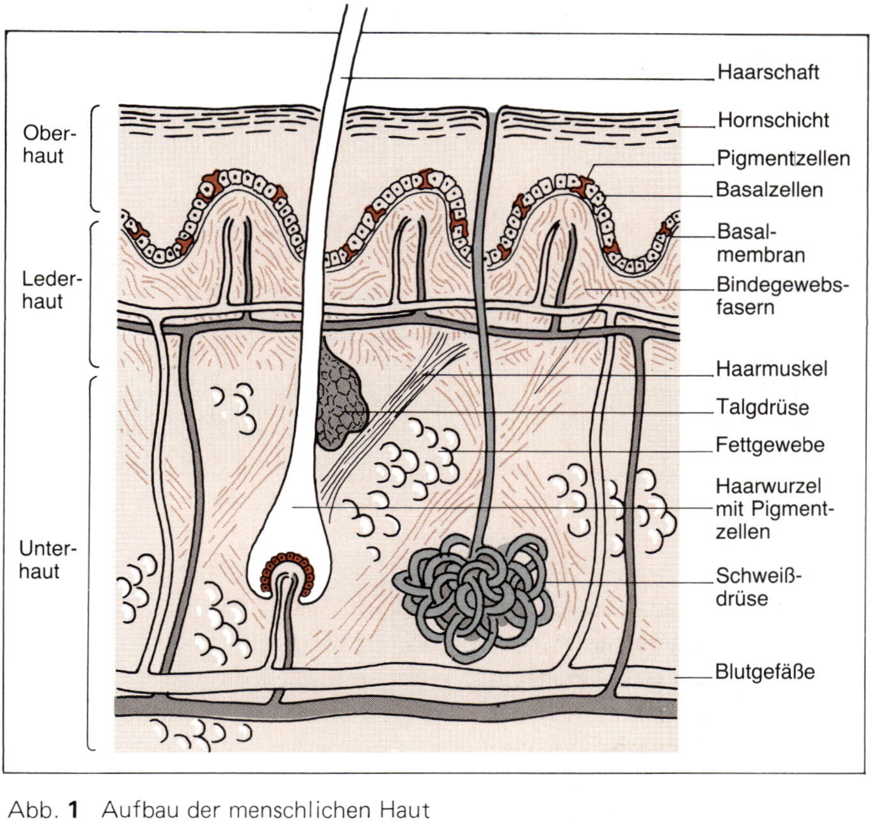

Abb. **1** Aufbau der menschlichen Haut

Oberhaut

Die *Oberhaut* (Epidermis) besteht aus verschiedenen Zellagen, die, durch Fasern und Zellfortsätze untereinander fest verbunden, auf der *Basalmembran* liegen. Diese Membran stellt die Grenzschicht zur darunter gelegenen Lederhaut dar. Durch sie erfolgt der Stoffaustausch, die Aufnahme von Nährstoffen und die Abgabe von Stoffwechselschlacken.
Die untersten Zellen bezeichnen wir als Basalzellen. Zwischen ihnen liegen die farbstoffbildenden Zellen (Pigmentzellen = Melanozyten, s. unten).
Die oberste Schicht ist die Hornschicht. Sie besteht aus abgestorbenem Zellmaterial, dem Keratin. An verschiedenen, besonders belasteten Stellen der Hautoberfläche ist sie verdickt, z.B. an den Fußsohlen und Handflächen, während sie am Oberlid sehr dünn ist und an den Schleimhäuten normalerweise ganz fehlt. Durch mechanische Einwirkungen, aber auch durch Sonnenstrahlung („Lichtschwiele") und chemische Substanzen wie Teer oder Tabakrauch kann sich die Hornschicht verstärken. So kann im Lauf der Jahre beim Raucher eine weißliche Verhornung an der Mundschleimhaut entstehen, die, wenn sie wund ist, als Vorstufe des Schleimhautkrebses angesehen wird.
Die Erneuerung der Oberhaut von der Basalzellschicht bis zur Hornschicht dauert normalerweise etwa 3 Wochen.
In der Oberhaut fehlen Blutgefäße und Nervenfasern. Ihre Ernährung erfolgt von unten über die Gefäße der Lederhaut.
Die Hautoberfläche wird durch den Hauttalg, eine Emulsion aus verschiedenen wirksamen Bestandteilen, vor äußeren Schädigungen geschützt und geschmeidig gehalten (s. Abschnitt: „Pflege der Haut").

Lederhaut

Die *Lederhaut* (Korium) besteht aus zwei verschiedenen Abschnitten, einer oberen straffen Zone und einer unteren lockeren Verschiebeschicht. Sie ist mit der Oberhaut durch eine wellenförmige Verzahnung verbunden. Durch diese Oberflächenvergrößerung ist eine gute Ernährung der Oberhaut und ein festes Haften auf der Unterlage gewährleistet.
In der Jugend ist diese Verzahnung sehr ausgeprägt, mit höherem Lebensalter wird sie flacher. Deshalb können beim älteren Menschen Blasen schon bei geringfügigen mechanischen Einwirkungen auftreten.

In der Lederhaut liegen Blutgefäße, Nervenfasern mit speziellen Endorganen für Druck-, Berührungs-, Schmerz- und Temperaturempfinden. Auch das Juckempfinden wird über die Hautnerven geleitet. Durch die Lederhaut ziehen Haare und Schweißdrüsengänge hindurch.

Unterhaut

Die *Unterhaut* (Subkutis) besteht vor allem aus Fettgewebe. Dieses wird durch Bindegewebsstränge in einzelne Fettläppchen unterteilt. Hier verlaufen die größeren Blutgefäße und dickeren Nervenfasern. Auch die Haarwurzeln mit den anhängenden Talgdrüsen, kleinen Muskeln und die Schweißdrüsen liegen in dieser Tiefe.
Das Fettgewebe ist nach Geschlecht, Alter, hormoneller Situation, Vererbung, Ernährungszustand und Körperregion unterschiedlich dick ausgebildet. Ein Fettschwund im höheren Lebensalter bewirkt Schlaffheit und Faltenbildung der Haut. Ein Nachlassen der Gewebsspannung (Hautturgor) führt manchmal schon bei jungen Frauen zur „*Apfelsinenhaut*" (sog. Zellulitis).

„Zellulitis"

Bei der „Zellulitis", im Volksmund auch „Orangen-" oder „Apfelsinenhaut", handelt es sich nicht – wie gelegentlich zu hören ist – um eine Erkrankung oder gar Entzündung der Haut, sondern um eine anlagebedingte, besondere Bindegewebsstruktur des Unterhautfettgewebes bei der Frau, vorzugsweise an den Oberschenkeln und am Gesäß. Nachlassende Gewebsspannung (s. oben), Übergewicht und Alter beeinflussen diesen kosmetisch störenden Hautzustand ungünstig.
Die Faserstränge, die das Fettgewebe unterteilen, weisen bei der Zellulitis eine besondere, geschlechtsspezifische Vernetzung („Textur") auf. Beim Zusammendrücken der Haut kommt es zu charakteristischen, grübchenförmigen Einziehungen wie bei einer Matratze („Matratzenphänomen"). Gerade bei Frauen mit sehr weiblicher Ausprägung (Hormonmuster: viel Östrogene) ist die Zellulitis besonders ausgeprägt.
Befriedigende Behandlungsmöglichkeiten existieren nicht. Als günstig werden Gewichtskontrolle von Kindheit an, sportliche Aktivitäten (Laufen, Radfahren) und Massagen empfohlen.

Hautanhangsgebilde

Bei den *Hautanhangsgebilden* unterscheiden wir die *Haare*, die *Nägel*, die *Talgdrüsen* und die *Schweißdrüsen*.

Haare

Das Haar besteht aus dem Haarschaft, der Haarwurzel mit den für die Haarfarbe wichtigen Pigmentzellen und den ernährenden Blutgefäßen, der Talgdrüse und dem Haarbalgmuskel. Alles zusammen bezeichnet man als Haarfollikel (s. Abb. 1).
Die Gesamtzahl der Haare wird mit etwa 5 Millione ngegeben, die Zahl der Kopfhaare beträgt etwa 100 000. Sie wachse ngefähr 1 cm im Monat. Durchschnittlich fallen 70 Haare am Tag aus, bei der Haarwäsche mehr, am Tag danach weniger.
Jeder Haarwuchszyklus umfaßt 3 Phasen: Die Wachstumsphase, die Übergangsphase und die Ruhephase. Er dauert beim Kopfhaar 3–5 Jahre, bei den Wimpern 3–5 Monate.
Säugling, Kind und Erwachsener weisen verschiedene Haartypen auf.

Nägel

Der Nagel besteht aus Nagelplatte, Nageltasche, Nagelhäutchen, Nagelbett, der Lunula (Möndchen), der Nagelmatrix und dem Nagelwall (Abb. 2).
Im Grunde stellt der Nagel eine Umbildung der Hornschicht der Oberhaut zu einer Hornplatte dar.
Die Dicke beträgt ½ mm. Normalerweise wächst ein Nagel im Monat bei guter Durchblutung 3 mm.
Wenn ein Nagel abgegangen oder operativ beseitigt worden ist, muß man bei einer Nagelplattenlänge von 15 mm also mit mindestens 5 Monaten Wachstum rechnen.
Das Wachstum erfolgt vom Nagelwall zum freien Rand, während beispielsweise Pilze umgekehrt in den Nagel einwachsen.
Die Nagelplatte liegt auf dem sehr gefäß- und nervenreichen Nagelbett. Deswegen treten bei Nagelverletzungen heftige Blutungen und Schmerzen auf. Im Mittelalter wurden als Folterungsmethode Holzstückchen unter die Nagelplatte geschoben.
Verletzungen des Nagelhäutchens bei der Maniküre können zu langwierigen, bakteriellen oder (hefe-)pilzbedingten Entzündungen führen.

Abb. **2** Der Fingernagel, Aufsicht und Längsschnitt

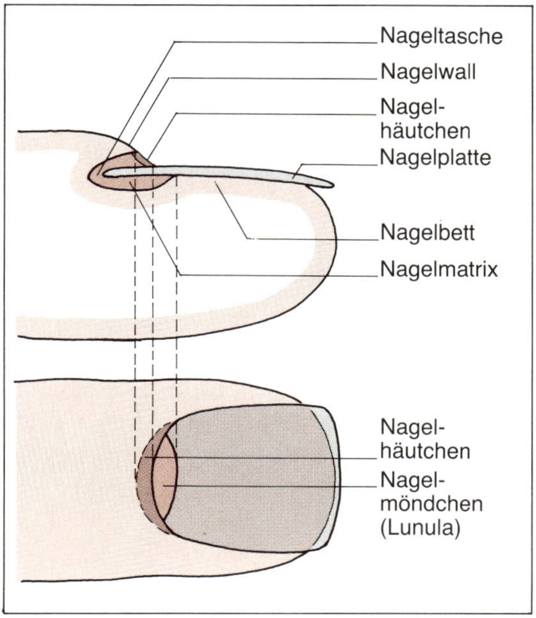

Talgdrüsen

Der Ausführungsgang der Talgdrüse mündet seitlich in den Haarfollikel, selten frei an der Oberfläche. Dies ist z. B. an der Mundschleimhaut, an den Lippen oder im Bereich der Genitalschleimhaut der Fall. An Handflächen und Fußsohlen finden sich keine Talgdrüsen.

Der Talg wird über die Öffnung des Haarfollikels an die Hautoberfläche abgegeben.

Ist der Ausführungsgang z. B. durch eine Verhornung bei der Akne verstopft, so kann der Talg nicht frei abfließen. Es bilden sich Mitesser (Komedonen). Gelegentlich verfärbt sich der Talg an der Öffnung des Ausführungsganges durch viel Melaninpigment schwarz (schwarzer Mitesser, s. unten).

Verstopfte Talgdrüsen können sich auch bis zu mandarinengroßen Talgzysten vergrößern (Talgretentionszysten, falsche Atherome, s. auch Kap. „Hautgeschwülste").

Schweißdrüsen

Wir unterscheiden zwei Formen von Schweißdrüsen, die sogenannten *ekkrinen* und die *apokrinen Schweißdrüsen* (Duftdrüsen). Die ekkrinen Schweißdrüsen finden sich in einer Gesamtzahl von etwa 2 Millio-

nen an der ganzen Körperoberfläche. Ihr knäuelförmiges Endteil liegt in der Unterhaut. Der gewundene Ausführungsgang mündet direkt auf der Hautoberfläche („Pore“). Die ekkrinen Schweißdrüsen sind für die Wärmeregulation des Organismus von besonderer Bedeutung.
Die apokrinen Schweißdrüsen finden sich vorzugsweise in den Achselhöhlen, im Genitalbereich, an den Brustwarzen. Sie haben unter dem Mikroskop ein hirschgeweihartiges Aussehen. Ihr Ausführungsgang mündet in den Haarfollikel. Man bezeichnet diese Drüsen auch als Duftdrüsen, da ihr Sekret nach bakterieller Zersetzung den charakteristischen Körpergeruch verursacht.
Der Schweiß besteht nicht nur aus Wasser, sondern auch aus verschiedenen gelösten Stoffen, unter anderem aus Kochsalz, das bei starkem Schwitzen in beträchtlicher Menge verloren geht. Deshalb trinken Menschen, die viel schwitzen nicht nur viel Flüssigkeit, sondern essen auch gern salzhaltige Nahrungsmittel.

Pigmentbildung

Die pigmentbildenden Zellen, die den braunen Farbstoff Melanin bilden (Melanozyten), liegen in der untersten Zellschicht der Oberhaut. Ist die Haut braun gefärbt, so liegt entweder eine Vermehrung der Melanozyten (wie beim Pigmentfleck) oder eine erhöhte Aktivität dieser Zellen (wie beim Neger) vor.
Neben der Verdickung der Hornschicht (s. oben) ist die Pigmentbildung eine weitere Möglichkeit der Haut, ihre Zellen vor den ultravioletten Strahlen (UV-Strahlen) zu schützen. Das Pigment Melanin lagert sich sonnenschirmartig über dem Zellkern ab und stellt so das wertvolle Erbgut der Hautzellen „in den Schatten“ (s. Abschnitt „Haut und Sonne“).

Bedeutung der verschiedenen Hautfunktionen für den Organismus

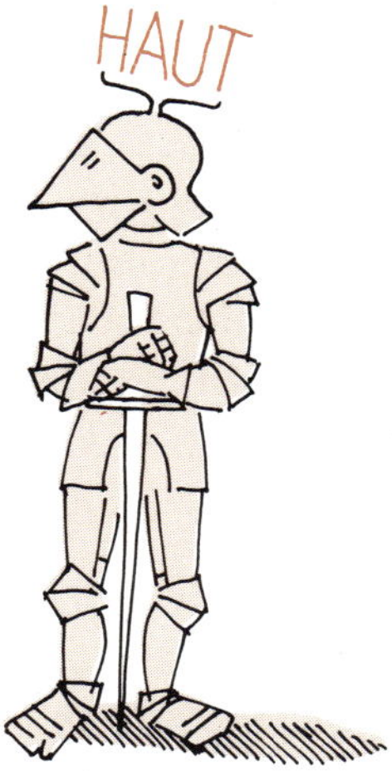

Tabelle **1** Funktionen der Haut

1. Schutz vor äußeren Schäden
2. Speicherorgan
3. Ausscheidungsorgan
4. Aufnahmeorgan
5. Sinnesorgan

Schutz vor äußeren Schädigungen

Die Haut schützt den Organismus vor mechanischen, chemischen, physikalischen und mikrobiellen Einwirkungen (Tab. 2).

Tabelle **2** Schutzfunktionen der Haut

Schädliche Einwirkungen	Abwehrmaßnahmen des Körpers
Mechanisch	Elastizität der Haut Verdickung der Haut (Schwiele)
Chemisch	Säuremantel Fettmantel
Physikalisch	
UV-Strahlen	Pigmentbildung (Bräunung) Reflektion von der Hornschicht Verdickung der Hornschicht
Wärme	Gefäßerweiterung Schweißsekretion
Kälte	Gefäßverengung
Bakteriell	Säuremantel Fettmantel Abwehrzellen (Immunzellen) Gegenstoffe (Antikörper)

An bestimmten Hautstellen, z. B. an den Fußsohlen und Handflächen, ist die Haut verdickt, um *mechanische* Einflüsse wie Druck, Zug und seitliche Verschiebung abfangen zu können. Diese Hautverdickung ist erwünscht. Doch die Haut kann sich auch in unerwünschter Weise verdicken. So entstehen bei zu engem Schuhwerk Schwielen an den Stellen, wo die Haut von außen durch den Schuh und von innen durch den harten Knochen gedrückt wird. Es ist sinnlos, diese durch aufweichendes Pflaster oder wiederholtes Schälen zu beseitigen, wenn nicht auch die Ursache abgestellt wird, da sonst immer wieder neue Schwielenbildungen auftreten. Werden jedoch die engen Schuhe gegen bequemere ausgetauscht, so ist das Problem beseitigt.

Die *chemische* Reaktionsfähigkeit der Haut, der sogenannte *Säuremantel,* liegt je nach Hautstelle im schwach sauren Bereich bei einem pH-Wert von ungefähr 4,8–6,0. Bei Waschungen mit alkalischen Seifenlösungen können Hautreizungen auftreten, die der Hautarzt als *Alkalischaden* bezeichnet. Bei bestimmten Hautkrankheiten, z. B. bei der Neurodermitis (s. unten), aber auch bei anderen Ekzemformen ist die Fähigkeit der Haut, alkalische Seifenlösungen zu neutralisieren, abgeschwächt. Deshalb sollten sich diese Patienten nicht mit gewöhnlichen Seifen, sondern mit einem medizinischen Reinigungsmittel, einem „Syndet“ waschen, das im pH-Wert auf den Säuremantel der Haut abgestimmt ist (s. Abschnitt: „Die Reinigung und Pflege der Haut“).

Auch Hautpflegepräparate werden von den Herstellern aus diesem Grund vielfach mit schwachen Säuren, beispielsweise Zitronensäure oder Milchsäure versetzt, um sie dem Säuremantel der Haut anzupassen.

Schädliche *physikalische* Einflüsse, wie übermäßige ultraviolette Bestrahlung wehrt die Haut in gewissen Grenzen durch Reflektion oder Verdickung der Hornschicht und durch Pigmentbildung ab.

Wärmeeinwirkung von außen oder innen (bei körperlicher Arbeit, im Fieber) beantwortet die Haut mit Gefäßerweiterung und Schweißsekretion. Man erkennt dies an der Rötung und dem Auftreten von Schweißperlen an der Hautoberfläche.

Bei *Kälteeinwirkung* verengen sich die Hautgefäße, damit weniger Wärme abgestrahlt wird und die Körpertemperatur im Inneren („Kerntemperatur“) gleich bleibt.

Nach Alkoholgenuß können sich die Hautgefäße unter Kälteeinflüssen nicht ausreichend zusammenziehen. Es kommt dann zu einem erhöhten Wärmeverlust und man beginnt zu frieren.

Bei intakter Oberfläche ist die Haut gegen *bakterielle* Schädigungen normalerweise unempfindlich. Zwar befinden sich auch auf der gesunden Haut Erreger (Staphylokokken, Streptokokken), die Keime halten sich aber gegenseitig „in Schach". Zu Krankheitserregern werden sie nur, wenn die Schutzfunktionen der Hautoberfläche beeinträchtigt sind (Zerstörung von Fett- und Säuremantel oder der Hornschicht). Es kommt dann zu Eiter- oder Pilzerkrankungen.
Aber auch bei gesunder Hautoberfläche können Erkrankungen auftreten, wenn Keimzahl oder Angriffslust der Erreger groß sind (s. auch „Hauterkrankungen durch Bakterien").

Speicherorgan

Das Unterhautgewebe kann je nach Leibesfülle mehr oder weniger Fett, aber auch Flüssigkeit speichern. Das Fettgewebe dient nicht nur als Nahrungsreserve, sondern schützt auch vor mechanischen Schädigungen wie Druck oder Schlag.

Ausscheidungsorgan

Der Schweiß besteht zu 99% aus Wasser, zu 1% aus festen Bestandteilen. Mit ihm können Salz, besonders Kochsalz (NaCl) und verschiedene chemische Substanzen ausgeschieden werden, beispielsweise Medikamente.
Die Schweißsekretion hängt von der Funktion bestimmter Nervenfasern ab.

Aufnahmeorgan

Normalerweise stellt die Oberhaut eine Barriere zwischen Umwelt und Körperinnerem dar. Allerdings können auch bei gesunder Haut entlang der „Gleitschiene" der Haarfollikel gelöste Stoffe in die tieferen Hautschichten vordringen. Bei geschädigter Hautoberfläche, z. B. beim Ekzem, ist die direkte Aufnahme von Substanzen durch die vielen kleinen Einrisse der Oberhaut erheblich gesteigert. Für manche Medikamente (gewisse Herzpräparate, Hormone) ist die Penetration von der Oberfläche bis in die Blutgefäße der Haut nachgewiesen. Sie gelangen so von der Hautoberfläche zu inneren Organen und können dort erwünschte oder unerwünschte Wirkungen entfalten.

Sinnesorgan

Nervenfasern mit unterschiedlichen Endorganen ermöglichen die Wahrnehmung verschiedener Reize: Druck, Berührung, Schmerz, Temperatur, Juckreiz.
Sind bei Nervenerkrankungen oder Durchblutungsstörungen diese Wahrnehmungsmöglichkeiten ausgefallen, so kann es zu schweren Hautschäden kommen, beispielsweise kann sich eine Hausfrau an der heißen Ofenplatte die Hand verbrennen, ohne es zu merken.

Hauterkrankungen durch Viren

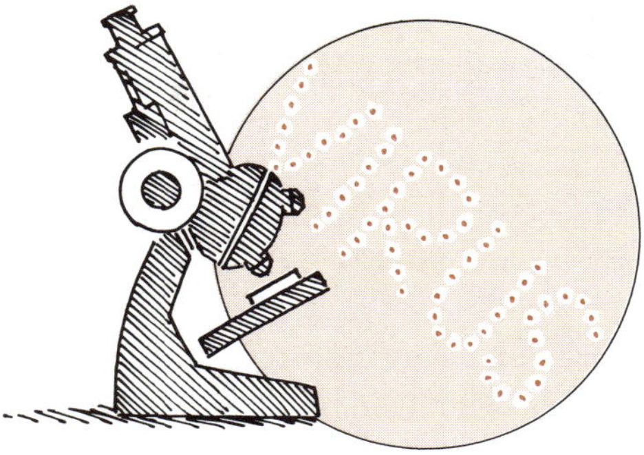

Viren sind elektronenmikroskopisch kleine Krankheitserreger. Sie können auch an der Haut Erkrankungen hervorrufen.

Warzen

Warzen sind gutartige Hautveränderungen. Man unterscheidet verschiedene Formen:

1. virusbedingte Warzen,
2. Alterswarzen oder Fettwarzen (seborrhoische Warzen), auf die ich im Kapitel „gutartige Hautgeschwülste" eingehe.

Weitere Formen sind seltener und werden hier nicht besprochen.

Die *virusbedingten Warzen* werden durch verschiedene Typen von elektronenmikroskopisch kleinen Warzenviren (HPV-Viren = Human Papilloma Virus) hervorgerufen. Bisher sind etwa 8 unterschiedliche Typen identifiziert worden.
Je nachdem, welche Virusart die Haut infiziert und an welcher Stelle sie in die Haut eindringt, entstehen verschiedene Warzenformen:

1. *Gewöhnliche Warzen,* beispielsweise an den Händen oder an den Zehenrücken (Abb. **3**, Farbtafel **I**).
2. *Flache, jugendliche Warzen* im Gesicht und am Hals junger Menschen.

3. *Dornwarzen* an den Fußsohlen (Abb. **4**, Farbtafel **I**).
4. *Feigwarzen* im Genitalbereich.
5. *Dellwarzen* am Rumpf oder in den großen Gelenkbeugen.

Gewöhnliche Viruswarzen

Die *gewöhnlichen,* jedermann bekannten Warzen sind durch ihre charakteristische warzenartige, rauhe Oberfläche gekennzeichnet. Oft findet man neben einer größeren „Mutterwarze" noch mehrere kleinere „Tochterwarzen", gelegentlich sogar strichförmig in Kratzspuren angeordnet (s. Abb. **3**, Farbtafel **I**).
Warzen an den Lidern sehen „pinselartig" aus („Pinselwarzen").
An der Mundschleimhaut treten seltener die Schleimhautwarzen auf. Gelegentlich befallen diese den Kehlkopf. Um den Nagel herum gelegene Warzen zeichnen sich durch besondere Hartnäckigkeit aus.
Die Übertragung erfolgt von Mensch zu Mensch. Hat sich z.B. jemand an einer Warze verletzt, so kann die Berührung anderer mit dem infektiösen Sekret die Übertragung der Viren bewirken.
Kinder mit Ekzemneigung (Neurodermitis), aber auch Patienten mit Schwitzneigung und Durchblutungsstörungen an Fingern und Zehen sind besonders betroffen.

Flache juvenile Warzen

Die *flachen, jugendlichen Warzen* finden wir im Gesicht und am Hals bei Kindern und Jugendlichen. Es handelt sich um bräunliche, meist in großer Zahl auftretende flache Warzen, die oft nur bei genauem Hinsehen zu erkennen sind.
Bei Mädchen scheinen sie häufiger aufzutreten als bei Jungen. Möglicherweise fördert eine intensivere Gesichtspflege der jungen Damen die Ausbreitung der Erreger.

Dornwarzen

Bei den *Dornwarzen* (s. Abb. **4**, Farbtafel **I**) handelt es sich um Warzen an den Fußsohlen, die durch das Körpergewicht dornartig in die Tiefe wachsen. Vom Laien werden sie oft mit Schwielen verwechselt. In Schwimmbädern, Saunen oder beim Barfußturnen in der Turnhalle werden die Erreger wohl am häufigsten übertragen.
Charakteristisch sind stecknadelkopfgroße, braunschwarze Pünktchen auf diesen Warzen, die durch winzige Blutungen an der Grenzschicht von der Oberhaut zur Lederhaut zustande kommen.
Beim Gehen können Dornwarzen auf Nervenfasern drücken und heftige Schmerzen verursachen. Oft liegen sie einzeln, manchmal aber

– besonders bei Kindern – in großer Zahl beetartig nebeneinander und erinnern an ein Mosaik (Mosaikwarzen).

Feigwarzen

Feigwarzen treten in feucht-warmen Faltenbereichen der Haut und Schleimhaut auf: zwischen Vorhaut und Eichel, am After, an den Schamlippen, ja sogar in der Scheide und im Enddarm (Homosexuelle). Sie haben ein charakteristisches Aussehen, sie ähneln Hahnenkämmen und entwickeln sich besonders oft bei bakterien- oder hefepilzbedingten Unterleibsentzündungen.
Fördernder Faktor für das Auftreten der Feigwarzen ist häufig ein Ausfluß während der Einnahme der Antibabypille. In diesen Fällen sollte nach Rücksprache mit dem Frauenarzt auf die „Spirale" oder eine andere Form der Empfängnisverhütung übergewechselt werden.
Eine Bakterien- oder Pilzbesiedlung der Feigwarzen verursacht Juckreiz und unangenehmen Geruch. Die Übertragung der Erreger durch Geschlechtsverkehr ist möglich.

Dellwarzen

Dellwarzen werden nicht durch HPV-Viren, sondern durch Viren aus der Pockengruppe hervorgerufen. Sie sind stecknadelkopf- bis linsengroß und wölben sich halbkugelig über die Hautoberfläche vor. Nicht immer findet man die charakteristische Einsenkung in der Mitte der Dellwarze, die dieser Warzenform den Namen gegeben hat. Bei seitlichem Druck kann man Virusbrei herauspressen. Dellwarzen können auch strichförmig in Kratzspuren wachsen (Aussaat der Erreger).

Behandlung

Meistens heilen Warzen nach Monaten von allein narbenlos ab. Auch eine Behandlung sollte nach Möglichkeit keine bleibenden Narben hinterlassen.
Da es sich bei den beschriebenen Warzen um virusbedingte Hautveränderungen handelt, ist die Therapie oft sehr langwierig, besonders bei den Dornwarzen und den Warzen am Nagelwall.
Der Arzt kann niemals vorhersagen, ob nach einer gewissenhaften Behandlung nicht doch gelegentlich wieder einige Warzen auswachsen. Das hängt damit zusammen, daß auch nach vollständiger Beseitigung für das Auge unsichtbar Erreger im Gewebe verbleiben können.
Gerade bei der Behandlung lästiger, aber harmloser Warzen wird der Arzt sehr vorsichtig vorgehen, um keine unerwünschten Nebenwirkungen zu riskieren.

Häufig verordnet man zunächst einen speziellen Lack, der eine virushemmende Substanz (Fluorouracil) enthält. Bei größeren Warzen ist zuvor eine Aufweichung der dicken Hornschicht mit einem Salicylpflaster nötig. Wenn der Patient regelmäßig behandelt, verschwinden die Warzen meistens nach 6–8 Wochen. Reicht diese weitgehend schmerzlose Behandlung, die normalerweise keine Narben hinterläßt, nicht aus, so entferne ich die Warzen operativ mit dem scharfen Löffel oder der elektrischen Schlinge nach örtlicher Betäubung.

Flache, jugendliche Warzen werden mit Vitamin-A-Säure „abgeschält" oder mit dem scharfen Löffel abgetragen. Die Behandlung mit Vitamin-A-Säure führt zu einer Rötung und Schuppung. Sie sollte über einige Wochen erfolgen. Auch das Abkratzen mit dem scharfen Löffel muß in manchen Fällen mehrmals wiederholt werden.

Dellwarzen quetscht man mit einer Pinzette oder dem scharfen Löffel aus. Bei Kleinkindern ist bei großer Aussaat die Ausschabung in Kurznarkose in der Klinik sinnvoll.

In schweren Fällen, z. B. bei ausgeprägten Feigwarzen oder immer wieder auftretenden Dornwarzen kann die Injektion menschlicher Gegenstoffe (Antikörper) sinnvoll sein.

Bei den Feigwarzen sind die Beseitigung des begünstigenden feuchten Milieus (Unterleibsentzündung!, Ausfluß während der Pilleneinnahme) und eine gleichzeitige Partnerkontrolle unumgänglich.

Der Vollständigkeit halber sei erwähnt, daß es noch eine Reihe weiterer Behandlungsmöglichkeiten bei den Warzen gibt: Vereisung mit flüssigem Stickstoff, Röntgentherapie, Lasertherapie. Auch diese Methoden wirken nicht unbedingt sicher und vorhersagbar dauerhaft.

Neben den Viren spielt auch die Abwehrkraft des Körpers beim „Aufschießen" der Warzen eine Rolle. So führen manche das Verschwinden von gewöhnlichen Warzen nach „Besprechen" (Suggestivbehandlung) auf eine günstige Beeinflussung des Abwehrsystems (Immunsystem) über die Psyche zurück. Dornwarzen sprechen jedoch auf die Suggestivbehandlung nicht an.

Herpes simplex

Wir unterscheiden 2 Typen von Herpes-simplex-Viren, Typ I und II (HSV I und II).
Der Haut- und Schleimhauttyp I verursacht u.a. die „Lippenbläschen", der Genitaltyp II löst vor allem die Herpes-simplex-Erkrankungen im Genitalbereich und am Gesäß aus.
Die Übertragung erfolgt durch Tröpfcheninfektion oder Schmierkontakt, beim Küssen, beim Geschlechtsverkehr oder während der Geburt bei Genitalherpes der Mutter.
Nach der Erstinfektion im Kindesalter bleiben etwa 60% der infizierten Patienten lebenslang Virusträger.

Herpeserkrankungen durch HSV-Virus Typ I

Die *„Lippenbläschen"* (Herpes labialis) sind wohl jedem Leser bekannt.
Die Infektion mit den Erregern erfolgt in den ersten Lebensjahren, oft ohne wesentliche Krankheitszeichen. Gelegentlich tritt dabei ein mehr oder weniger starker Bläschenausschlag im Mund auf („Mundfäule"). Auch wenn danach keine Haut- oder Schleimhauterscheinungen mehr sichtbar sind, so liegen die Viren in der Haut oder im Nervengewebe auf der „Lauer".
Bei Erkältungskrankheiten („Fieberbläschen"), nach intensiver Sonnenbestrahlung („Gletscherbrand"), aber auch vor und während der Menstruation und bei übermäßiger körperlicher Anstrengung treten bei manchen Menschen immer wieder Herpeserkrankungen auf, oft sogar an derselben Stelle. Etwa 1% der Bevölkerung leidet unter diesem sog. „rezidivierenden" Herpes simplex.
Vor dem Erscheinen der Bläschen bemerkt der Patient zunächst ein Prickeln, Kribbeln, Jucken, Brennen. Dann kommt es am Lippenrand zur Anschwellung und schließlich zu wasserklaren, gruppiert angeordneten Bläschen. Bald danach eröffnen sich die Bläschen, und es entstehen gelblich-eitrige Krusten. Diese Krusten lösen sich im Laufe einiger Tage ab, es bleibt zunächst noch ein geröteter Fleck zurück.
Die entzündlichen Begleitreaktionen können von Mal zu Mal stärker werden. Ganz selten kann es nach wiederholter Herpeserkrankung durch Verlegung von Lymphspalten zu bleibenden Lippen- oder Gesichtsschwellungen kommen.

Außer dem Lippenrand können auch die Mundschleimhaut, die Wangen, die Hornhaut des Auges, die Finger und das Gesäß (öfter HSV-Typ II), aber auch andere Hautpartien betroffen sein.
Warum kommt es nun bei manchen Menschen immer wieder zum erneuten Aufflackern dieser lästigen Herpes-Erkrankungen? Man nimmt an, daß das Abwehrsystem des Körpers (Immunsystem) nicht in der Lage ist, die Gegenstoffe (Antikörper) gegen Herpes-simplex-Viren ausreichend lange in genügender Menge bereitzustellen. Die Viren liegen sozusagen in „Lauerstellung" im Gewebe und warten auf eine Verminderung der Abwehrsituation des Organismus, um sich zu vermehren. Man könnte diesen Vorgang mit zwei Mannschaften vergleichen (Viren und Abwehrsystem des Organismus), die ein Tauziehen veranstalten und je nachdem, welche Mannschaft gerade das Übergewicht erlangt – die Viren oder das Abwehrsystem – kommt es zur Erkrankung oder nicht.

Herpeserkrankungen durch HSV-Virus, Typ II

Besonders lästig ist der Herpes im Genitalbereich, ausgelöst durch Herpes-simplex-Viren Typ II. Ihre Übertragung erfolgt durch den Geschlechtsverkehr. Nach Abheilung kann der Herpes durch die mechanische Reizung beim sexuellen Kontakt alle paar Monate provoziert werden.
Frauen mit einem genitalen Herpes erkranken 4mal häufiger an einer Krebsgeschwulst des Gebärmutterhalses.
Fälschlicherweise wurde der Herpes im Genitalbereich vor einiger Zeit in der Presse als „neue Geschlechtskrankheit" bezeichnet. Der Herpes genitalis ist aber weder neu, noch eine Geschlechtskrankheit im Sinne des Gesetzgebers.
Es handelt sich allerdings um eine im Genitalbereich auftretende Virusinfektion, die beim Geschlechtsverkehr übertragen wird (sog. „sexually transmitted disease" = STD). Es ist auch nicht so, daß der Herpes simplex in den letzten Jahren bei uns häufiger geworden ist. In England scheint dies jedoch der Fall zu sein.
Besonders schwere Herpeskomplikationen sind die ausgedehnte Herpesinfektion der Haut bei der Neurodermitis (s. unten), die Hirnentzündung durch HSV-Viren und die Allgemeininfektion (Herpessepsis) des Neugeborenen. Sie können tödlich verlaufen.
Bei den Neugeborenen sind Frühgeborene 4mal häufiger betroffen als zeitgerecht geborene Babies. Hat die schwangere Frau eine Herpesinfektion im Genitalbereich, so wird der Frauenarzt einen Kaiserschnitt

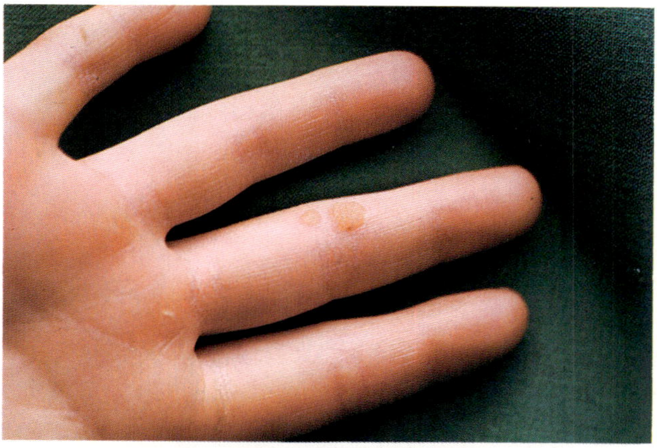

Abb. **3** Warzen

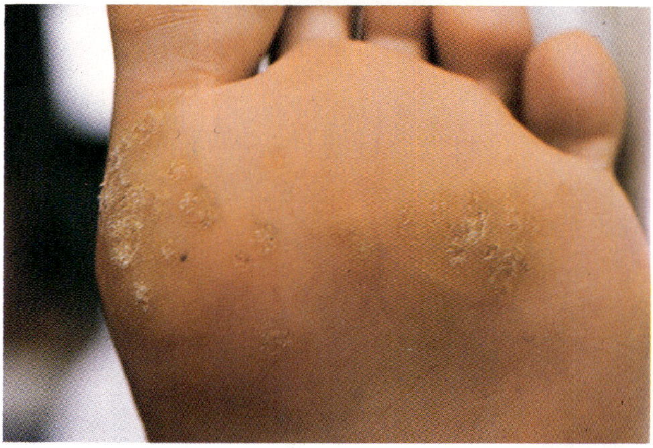

Abb. **4** Dornwarzen

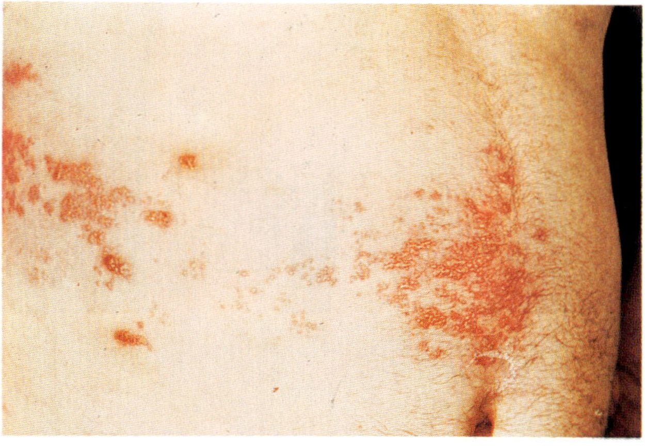

Abb. **5** Gürtelrose (Zoster)

Farbtafel II

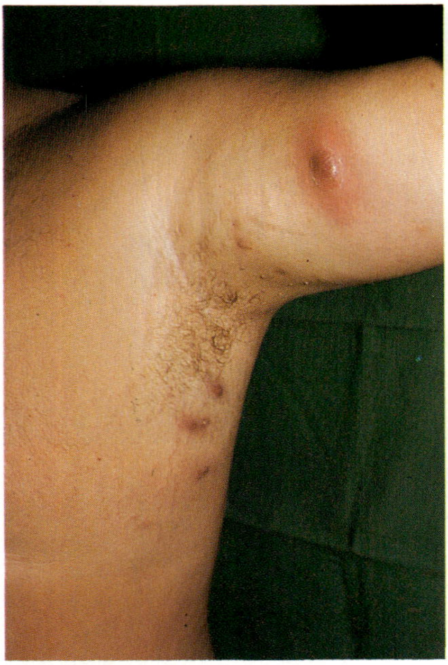

Abb. **7** Abszesse

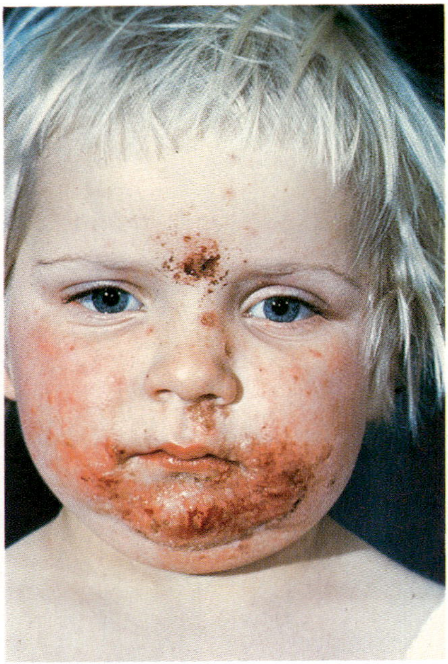

Abb. **8** Eiterflechte

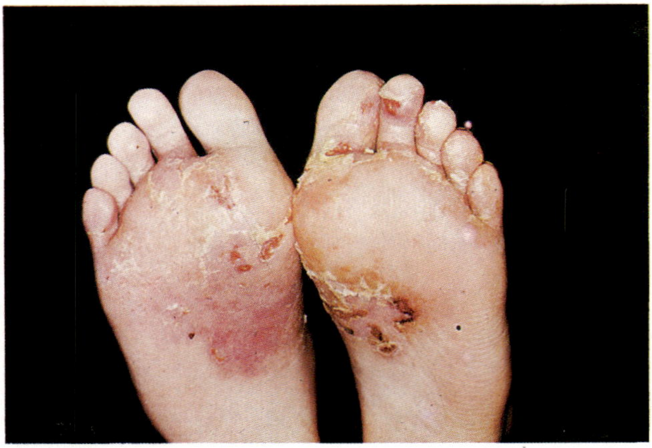

Abb. **10** Fußpilz (Fußmykose)

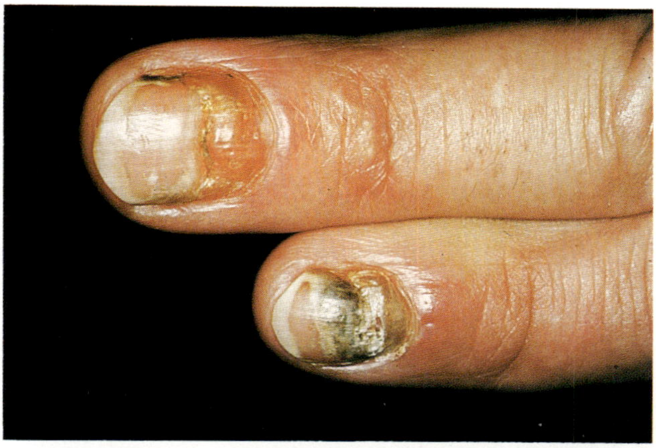

Abb. **11** Nagelpilz (Nagelmykose)

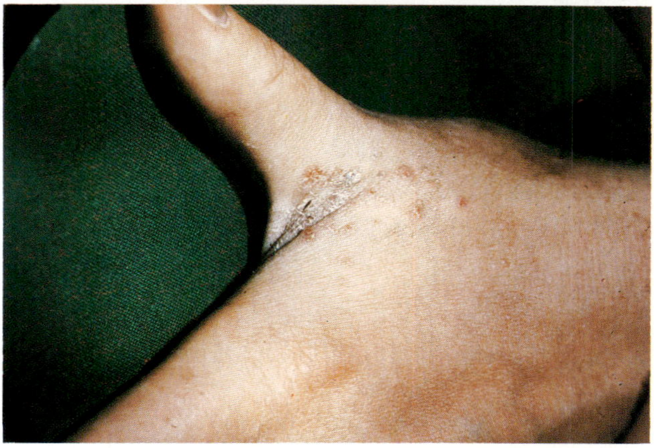

Abb. **12** Krätze

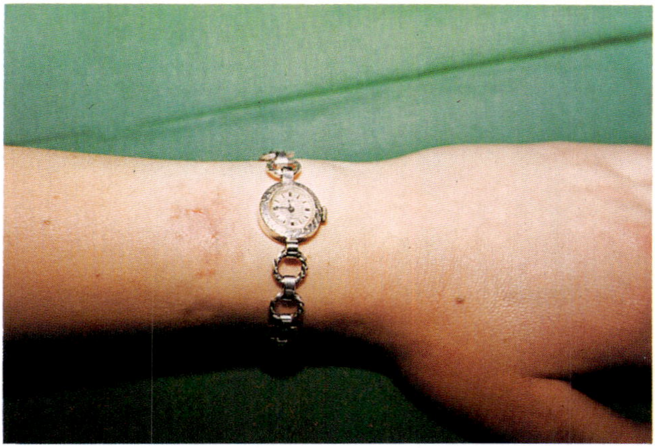

Abb. **13** Kontaktekzem auf Nickelsulfat (Uhrkontakt)

Farbtafel IV

14

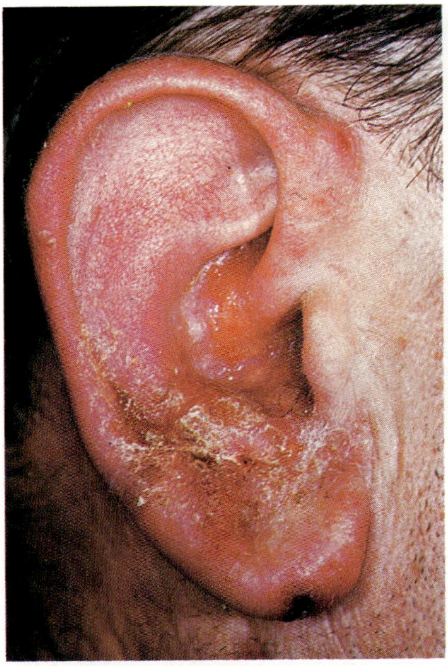

15

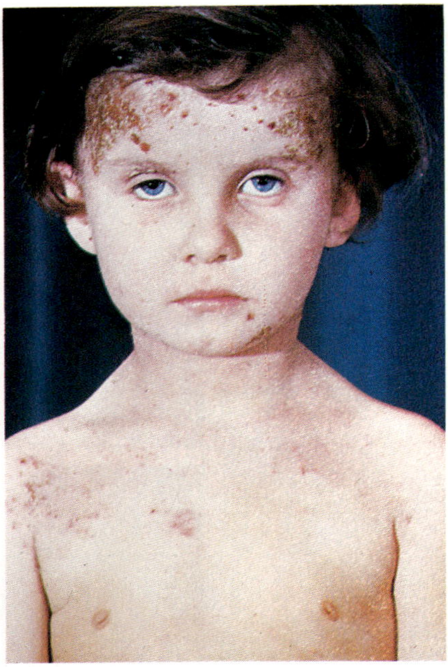

16

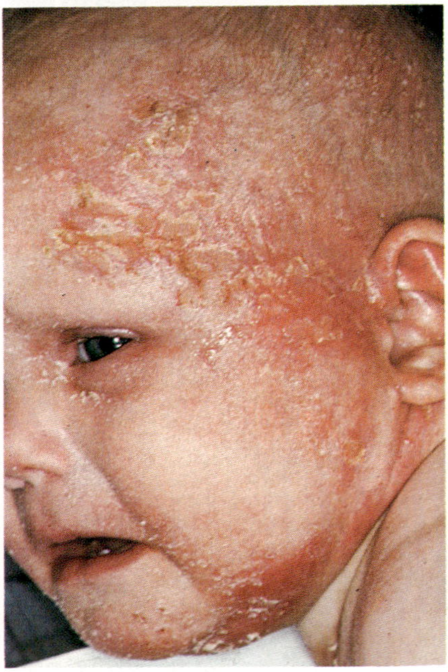

Abb. **14** Kontaktekzem nach Anwendung einer Ohrensalbe

Abb. **15** Neurodermitis

Abb. **16** Neurodermitis („Milchschorf")

durchführen, damit das Kind sich nicht infiziert. Säuglingsschwestern mit einer Herpeserkrankung dürfen nicht auf Neugeborenenstationen arbeiten.

Der Patient kann den lästigen, immer wiederkehrenden Herpeserkrankungen durch folgende Maßnahmen vorbeugen:

- körperliche Abhärtung zur Vorbeugung vor Infektionen;
- wenn möglich, bekannte Auslösefaktoren vermeiden: intensive Sonnenbestrahlung (Lichtschutz, bedeckende Kleidung), körperliche Überanstrengung;
- Ekzemkranke, z. B. Neurodermitiker (s. unten) sollten den Kontakt mit Herpeskranken meiden, da sie besonders gefährdet sind.

Eine regelmäßige Anwendung von Herpessalben zur Vorbeugung auch in erscheinungsfreien Zeiten ist nicht sinnvoll, da bei häufiger Anwendung allergische Reaktionen auftreten können.

Behandlung

Obwohl zur Behandlung der Herpes-simplex-Erkrankungen eine Reihe verschiedener äußerlicher und innerlicher Behandlungsverfahren zur Verfügung stehen, verhindert keines das Wiederauftreten des Bläschenausschlages mit Gewißheit.

Die Medikamente gegen Herpeserkrankungen sollen die Virusvermehrung hemmen, die Abwehr des Organismus stärken und im „2. Glied marschierende Bakterien", die eine Vereiterung bewirken könnten, abtöten.

Viele Präparate greifen in die Vermehrungsphase der Viren ein. Sie werden als falsche Bausteine irrtümlich in das Erbmaterial (die Nucleinsäuren) der Viren eingebaut. Das Wirkprinzip dieser Medikamente ist mit dem Bau eines Hauses vergleichbar, bei dem ein zu schwacher Pfeiler eingebaut wird, der den Zusammenbruch des ganzen Gebäudes bewirkt.

Bei einzelnen, äußerlich anzuwendenden Herpes-simplex-Präparaten treten in letzter Zeit immer häufiger Kontaktallergien auf. Der Patient stellt sich dann nicht wegen seines Herpesinfektes beim Arzt vor, sondern wegen der zusätzlichen Kontaktallergie. Diese verursacht Rötung, Schwellung, Juckreiz, Bläschenbildung und Nässen, sieht also fast genauso aus wie der Herpes.

Aciclovir ist ein neues, gut wirksames Medikament gegen den Herpes simplex. Es wird bei unkompliziertem Verlauf als Salbe angewandt. Für schwere Fälle – übrigens auch bei der Gürtelrose (Zoster,

s. dort) – steht es in Tablettenform oder als Infusionslösung zur Verfügung.
Das zweite Prinzip bei der Behandlung von Viruserkrankungen besteht darin, dem Organismus bei seiner Abwehr zu helfen. Die „eigenen Truppen" werden so in die Lage versetzt, die angreifenden Viren besser zu inaktivieren.
Diese Präparate (z. B. Inosin, Gammaglobulin) können in schweren Fällen, z. B. beim Eccema herpeticatum, bei Herpessepsis oder bei starken Gesichtsschwellungen angezeigt sein.
Ein Präparat zur Impfbehandlung mit abgetöteten Herpes-simplex-Viren ist vor einigen Jahren aus dem Handel gezogen worden. Prinzip dieser Impfung war, die Bildung von Gegenstoffen im Organismus gegenüber den Viren zu steigern.

Gürtelrose (Zoster)

Der Name Gürtelrose ist irreführend, da diese Viruserkrankung keinesfalls nur im Gürtelbereich auftritt.
Heute nimmt man an, daß eine Infektion mit den Windpocken-Gürtelrose-Viren im Kindesalter zunächst zu Windpocken führt. Sind die Windpocken überstanden, verbleibt ein Teil der Erreger in bestimmten Abschnitten des Nervensystems. Bei verminderter Abwehrlage des Körpers können sich die Viren später vermehren und dann, sozusagen als zweite Erkrankung, die Gürtelrose hervorrufen.
Die eigentliche Entzündung spielt sich bei der Gürtelrose im Rückenmark oder in speziellen Nervenknoten (Ganglien) ab, und zwar in dem Abschnitt, der zum betroffenen Hautbereich gehört. Man vermutet, daß über die Nervenfasern die Erreger in die Haut einwandern und dort die Bläschenbildung auslösen.
Die *Hauterscheinungen* (Abb. **5**, Farbtafel **I**) können in jedem Hautbereich auftreten. Sie zeigen sich als gruppierte Bläschen, die zuerst wäßrig klar auf gerötetem Grund erscheinen, später eintrocknen. In schweren Fällen blutet es in diese Bläschen hinein. Dies weist auf einen ungünstigen, mit Narbenbildung einhergehenden Verlauf hin.
Oft gehen dem eigentlichen Bläschenausschlag an der Haut wochenlang heftige *Nervenschmerzen* (Neuralgien) voraus. Die Patienten

werden dann wegen Verdachts auf Herzinfarkt, Lungenentzündung, Ischiassyndrom im Krankenhaus aufgenommen und gründlich durchuntersucht. Die Untersuchungsbefunde können zunächst die Beschwerden nicht erklären, erst wenn der charakteristische Hautausschlag auftritt, ist die Diagnose eindeutig. Die Nervenschmerzen können allerdings auch erst mit dem Hautausschlag auftreten oder später.

Das Ausbreitungsgebiet der Zosterbläschen deckt sich normalerweise mit dem eines oder mehrerer Rückenmarksnerven. Üblicherweise tritt der Zoster einseitig auf. Manchmal sind mehrere Nervenwurzeln betroffen. Gelegentlich „verirren" sich auch Bläschen in andere Hautbereiche (sog. aberrierende Bläschen). Bei den schwersten Verläufen finden sich überall an der Hautoberfläche Bläschen wie bei den Windpocken. Dieses schwere Krankheitsbild der generalisierten Gürtelrose (Zoster generalisatus) weist auf eine schlechte Abwehrlage des Organismus hin, verursacht durch eine bösartige Geschwulst, durch eine Leukämie, gelegentlich auch durch notwendige Behandlungsmaßnahmen wegen anderer, schwerwiegender Krankheiten (zellteilungshemmende Medikamente, Nebennierenrindenhormone).

Es kommt hier also beim Erwachsenen, der bereits einmal Windpocken hatte, wieder zum windpockenähnlichen Bild. Vereinfacht kann man sagen, daß die Hautveränderungen sich bei guter Abwehrsituation des Körpers auf kleine Hautflächen beschränken, bei schlechter Immunlage jedoch große Hautpartien einnehmen können.

Für den Patienten sind die oft unerträglichen Nervenschmerzen noch unangenehmer als die Hautveränderungen.

Wohl auch aus diesem Grund machen die Patienten bei der Vorstellung in der Praxis häufig einen depressiven Eindruck. Am stärksten leiden diejenigen, bei denen die Gürtelrose am Kopf, vor allem im Gebiet eines oder mehrerer Äste des 5. Hirnnerven (Trigeminus) auftritt. Gelegentlich sind die Hornhaut des Auges oder das Innenohr mitbetroffen, was zu Hornhautgeschwüren und in mehr als einem Drittel der Fälle zu einem eingeschränkten Hörvermögen führt.

Verlauf

Nach etwa 3–4 Wochen sind die Hauterscheinungen abgeheilt. Dabei hängt der Verlauf auch von der Schwere einer eventuellen Grundkrankheit und vom Alter des Patienten ab.

Junge Menschen „wettern" die Gürtelrose in kurzer Zeit ab, sie empfinden keine wesentlichen Schmerzen.

Bei älteren Patienten sind die Bläschen oft blutig und großflächiger ausgebildet. Bei ihnen bleiben auch häufiger Narben oder braune Flecken zurück.
Nach Abheilung der Hauterscheinungen können noch wochen- oder monatelang heftige Nervenschmerzen auftreten.
Der Patient kann durch körperliche Schonung (Devise: „halbliegend auf der Couch") und regelmäßige Einnahme der verordneten Medikamente die Behandlung unterstützen.

Behandlung

Äußerlich: Im Bläschenstadium empfehlen sich flüssige Puder mit bakterienabtötenden Zusätzen, die eine Vereiterung verhindern und das Sekret aufsaugen. Das Verhindern einer zusätzlichen bakteriellen Infektion ist in diesem Stadium besonders wichtig, da die Wundfläche – zählt man alle eröffneten Bläschen bei ausgedehntem Befall zusammen – recht groß ist und die Bakterien auf dem feuchten Bläschengrund einen vorzüglichen Nährboden vorfinden.
Man kann auch mit desinfizierenden, feuchten Umschlägen oder mit einer antibiotischen Creme behandeln. Bakterienabtötende Farbstoffe sind in diesem Stadium ebenfalls angezeigt, vorausgesetzt der Patient akzeptiert die Hautfärbung.
Sind die Bläschen eingetrocknet, wird der Arzt auf eine fettere Zubereitung in Form einer antibiotischen Salbe übergehen.
Das Auftragen von Lösungen, die die Viren in ihrer Vermehrung hemmen, erscheint logisch. Ob der Verlauf der Gürtelrose dadurch wesentlich abgekürzt wird, ist jedoch fraglich.

Innerlich: Bei der innerlichen Behandlung werden Vitamin B 1, B 6, B 12, Schmerzmittel, in schweren Fällen virushemmende Medikamente (Adamantinsulfat, Aciclovir) und Präparate, die die Abwehrsituation des Organismus verbessern wie Inosin, menschliche Antikörper (Zosterimmunglobulin, Gammaglobulin) angewandt. Aciclovir ist ein neues Medikament, das sich gegen die schweren Formen der Gürtelrose bewährt hat.
Der Arzt wird den Patienten bei ausgeprägten Hauterscheinungen (generalisierter Zoster) und heftigen Nervenschmerzen zur Durchuntersuchung und Behandlung ins Krankenhaus einweisen.
Bei der Gürtelrose am Kopf sind Kontrollen durch einen Augenarzt und einen Hals-Nasen-Ohren-Arzt erforderlich.

Die Behandlung der Gürtelrose stellt auch für den erfahrenen Arzt noch immer ein großes Problem dar, besonders die Behandlung der Nervenschmerzen. Bei diesen manchmal äußerst hartnäckigen Neuralgien finden gelegentlich auch nichtärztliche Therapeuten ein Betätigungsfeld.

In diesem Zusammenhang möchte ich als Schulmediziner deutlich sagen, daß alles, was dem Patienten hilft und keine Nebenwirkungen verursacht, gut für den Patienten ist. Dabei sollte es keine Rolle spielen, wer dem Patienten geholfen hat, der Arzt oder ein anderer Therapeut.

Hauterkrankungen durch Bakterien

Auch auf der gesunden Haut existiert eine Mischflora von verschiedenen Bakterien, die sich entweder dauernd (Standortflora) oder vorübergehend (Anflugflora) auf der Hautoberfläche aufhalten. Zu Eitererkrankungen kommt es nur, wenn sehr viele oder besonders angriffslustige Keime die Hautoberfläche besiedeln (Abb. **6**).

Andererseits spielt bei der Entstehung von Eitererkrankungen neben den *„Angreifern"* auch die *Abwehrfunktion* der Haut eine wichtige Rolle. Bei der Zuckerkrankheit, bei Mangelernährung, kräftezehrenden, bösartigen Geschwülsten oder bei Einnahme bestimmter Medikamente, z. B. zellteilungshemmender Präparate (Zytostatika) oder Nebennierenrindenhormonpräparaten (Corticoide) sind die Abwehrmaßnahmen beeinträchtigt. Gegenstoffe (Antikörper) und bakterienvernichtende Zellen (Immunzellen) sind unter diesen Voraussetzungen nicht in der Lage, die Krankheitserreger abzuwehren.

Auch die Ökologie der Hautoberfläche kann in diesem Zusammenhang ausschlaggebend sein. Schädigung des Säuremantels (beispielsweise durch alkalische Seifen), gesteigerte Hautfeuchte bei vermehrtem Schwitzen, aber besonders auch eine beeinträchtigte Barrierefunktion der Oberhaut (s. oben) durch kleine Einrisse der Hornschicht, wie bei einem Ekzem, öffnen den Erregern „Tür und Tor".

Gelegentlich überlagert eine bakterielle Infektion eine *andere* Hauterkrankung, beispielsweise ein Ekzem oder eine Pilzerkrankung. Der Arzt muß dann zwei Hautkrankheiten behandeln.

Das klinische Bild der bakteriell verursachten Hauterkrankungen ist vielfältig.

Haarbalgentzündung (Folliculitis)

Bei der oberflächlichen *Haarbalgentzündung (Follikulitis)* können einzelne oder auch viele Follikel befallen sein. Man sieht stecknadelkopfgroße Eiterbläschen, durch die ein Haar hindurchtritt und eine umgebende Rötung. Besonders häufig ist die Follikulitis in der Bart-

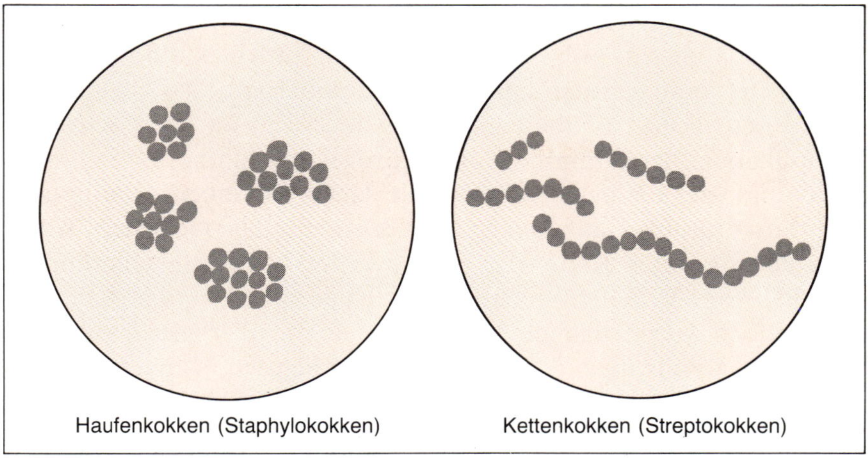

Abb. **6** Die häufigsten Erreger bakterieller Hauterkrankungen

gegend und bei längerdauerndem Schnupfen im Bereich der Oberlippe, bei Schlossern und Automechanikern auch an den Oberschenkeln.

Furunkel

Unter *Furunkel* versteht man eine tiefreichende, schwere, bakterielle Entzündung des Haarfollikels, die mit einer Eiterpfropfbildung einhergeht. Sind mehrere nebeneinander gelegene Follikel betroffen, und ist die Entzündung besonders stark, so sprechen wir von einem *Karbunkel.* Oft kommt es zu einem regelrechten Einschmelzen des Gewebes. Es bildet sich dann ein eitergefüllter Hohlraum, den wir als *Abszeß* bezeichnen (Abb. 7, Farbtafel **II**).

Bei einem „reifen“ Abszeß tastet man einen weichen Bezirk (Fluktuation). Wenn kein spontaner Durchbruch nach außen erfolgt, wird der Arzt an dieser Stelle durch einen kleinen Einstich eine Abszeßeröffnung vornehmen, damit der Eiter abfließen kann. Die Schmerzen lassen dann bald nach.

Treten immer wieder an verschiedenen Stellen Furunkel auf, so bezeichnet man dieses Krankheitsbild als *Furunkulose.* Sie entsteht bei Abwehrschwäche des Organismus, bei einer Zuckerkrankheit, bei chronischer Nierenentzündung, Übergewicht, Auszehrung oder Hauterkrankungen wie Krätze, Läusebefall, Ekzemen.

Von ganz besonderer Bedeutung sind der *Oberlippen-* und *Nasenfurunkel,* da im Augen-Nasen-Winkel über ein kleines Blutgefäß eine direkte Verbindung zu großen Hirngefäßen besteht. Das Übergreifen einer Entzündung auf dieses kleine Gefäß kann zu einer schweren Komplikation, der Thrombose eines Hirngefäßes führen.
Als Grundregel für den Patienten gilt daher: Bei einem Oberlippen- oder Nasenfurunkel auf keinen Fall drücken oder quetschen. Wenn auch ein absolutes Kau- oder Sprechverbot bei einem Oberlippenfurunkel vom Patienten nicht immer eingehalten werden kann, so muß er doch wissen, daß alle Entzündungen, die oberhalb der Verbindungslinie Mundwinkel – Oberläppchen ablaufen, schwerwiegende Komplikationen nach sich ziehen können, wenn er die erkrankte Hautpartie nicht schont. Deshalb wird beim Oberlippenfurunkel auch Bettruhe empfohlen. Der Arzt verordnet innerlich Antibiotika.

Abszeß

Besonders hartnäckig sind *Schweißdrüsenabszesse,* die sich häufig in den Achselhöhlen, aber auch im Genital-, im Leistenbereich und an der Brust ausbilden. An diesen Stellen entstehen entzündlich gerötete Knötchen, die sich zu druckschmerzhaften Knoten vergrößern. Ist die Achselhöhle betroffen, so schmerzt die Armbewegung heftig. Starkes Schwitzen, reibende Kleidungsstücke, Enthaarungspräparate, kleine Verletzungen beim Ausrasieren der Achselhaare fördern diese Entzündungen.

Eiterflechte (Impetigo)

Bei der Eiterflechte unterscheiden wir zwei Formen, die *großblasige* und die *kleinblasige* Eiterflechte. Die großblasige breitet sich schnell aus, man sieht gelegentlich intakte, eitergefüllte Blasen, bei der kleinblasigen Form nur nässende Herde mit einer honiggelben Eiterkruste auf gerötetem Grund. Beide Formen werden durch Eiterbakterien (Staphylokokken, Streptokokken) hervorgerufen (Abb. **8**, Farbtafel **II**).

Die Eiterflechte tritt vor allem im Sommer bei Kindern auf. Oft sind mehrere Kinder einer Familie oder in einem Kindergarten betroffen. Sind große Hautflächen befallen, kann als Komplikation eine Nierenentzündung durch die Bakteriengifte entstehen.
Bei Neugeborenen bezeichnet man die großblasige Form als „Schälblasen". Sie stellt ein sehr schweres Krankheitsbild dar und ist meldepflichtig. Manchmal lösen sich dabei große Flächen der Oberhaut ab, die dann wie verbrüht aussieht („Syndrom der verbrühten Haut" = bakterienbedingtes Lyell-Syndrom).
Bei der Eiterflechte verordnet der Arzt bakterientötende Tinkturen, desinfizierende Bäder oder Salben, innerlich Antibiotika. Er wird während und nach Abheilung der Eiterflechte den Urin untersuchen lassen. Schwere Formen werden stationär, falls nötig auf der Intensivabteilung behandelt.
Ein zu früher Behandlungsabbruch führt zu einem Rückfall. Auch die Familienangehörigen müssen untersucht und gegebenenfalls behandelt werden.
Der Patient selbst kann durch gründliche und regelmäßige Körperreinigung und -pflege zur Heilung beitragen.

Wundrose (Erysipel)

Bei der Wundrose handelt es sich um eine durch Bakterien (meist Streptokokken, sehr selten auch durch Staphylokokken) verursachte Entzündung der Lymphspalten und kleinen Lymphgefäße.
Die Lymphgefäße haben die Aufgabe, Gewebsflüssigkeit (Lymphe) aus dem Zwischenzellraum abzuleiten.
Tritt nach wiederholten Entzündungen eine Verengung dieser Transportwege ein, so wird der Abfluß beeinträchtigt, es kommt zu Schwellungen. Unterschenkel und Knöchelregion schwellen dann wie zu einem Elefantenbein an. Deshalb bezeichnen wir diese Beinschwellung auch als *Elephantiasis.*
Die Bakterien dringen durch kleine Verletzungen oder Einrisse der Oberhaut in die tieferen Hautschichten vor. An den Füßen geschieht dies oft bei einer Fußpilzerkrankung, die in den Zehenzwischenräumen Einrisse verursacht. Eine unbehandelte Fußpilzerkrankung kann so zur Wundrose führen.

Am Kopf stellen Schrunden am Naseneingang und am Ohrläppchen eine häufige Eintrittspforte für das Gesichtserysipel dar. Das Erysipel geht mit zungenartiger Rötung der Haut, hohem Fieber, evtl. Schüttelfrost einher. Bei wiederholten Rückfällen kann das Fieber fehlen, die Rötung ist dann schwächer. Ja, oft bemerkt der Patient die erneute Entzündung gar nicht, da es nicht mehr zu wesentlichen Beschwerden kommt.
Erschwerend für die Behandlung ist, daß nach der Schädigung der Lymphwege die innerlich verabfolgten Medikamente nur schlecht an den Ort der Entzündung gelangen können. Somit verzögert sich die Behandlung. Nach wiederholten Rückfällen ist die Haut derb, plattenartig und warzig verändert.
Wird die Wundrose sogleich intensiv und ausreichend lang antibiotisch behandelt, bleiben keine Folgeschäden zurück. Beseitigt man die Eintrittspforte der Bakterien (z. B. die Fußpilzerkrankung, Ohrekzeme) aber nicht, so kommt es immer wieder zu neuen Schüben und das Bein bleibt für immer dick (Elephantiasis, s. oben).

Behandlung

Bei der Behandlung des akuten Erysipels rät der Arzt zur Bettruhe, zu desinfizierenden Umschlägen (z. B. mit Rivanol, Chloramin) und verordnet ausreichend lang bakterienabtötende Medikamente. Die Eintrittspforte der Bakterien, beispielsweise eine Fußpilzerkrankung, wird mitbehandelt (s. Kap. „Hauterkrankungen durch Pilze“).

Hauterkrankungen durch Pilze (Dermatomykosen)

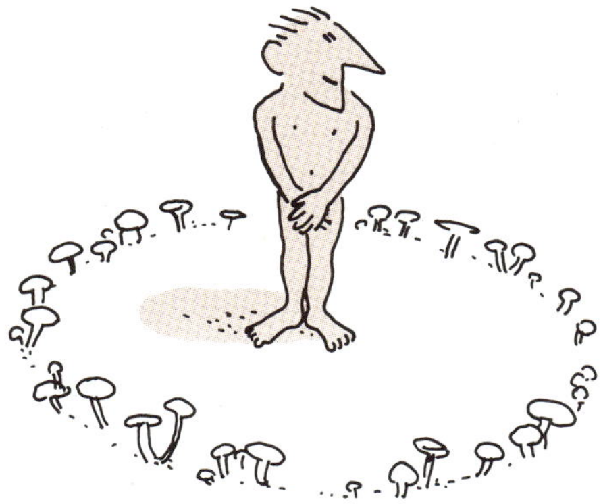

Erkrankungen durch „Hautpilze" (Fadenpilze, Hefepilze) müssen wegen ihrer Häufigkeit regelrecht als Volksseuche angesehen werden. Auf seltene Mykosen durch Schimmelpilze möchte ich hier nicht eingehen.

Von den etwa 100 000 verschiedenen Pilzarten führen nur etwa 20 zu Hautpilzerkrankungen.

Für das Zustandekommen einer Pilzerkrankung spielen verschiedene Faktoren eine Rolle: die Angriffslust der Pilze, die Abwehrlage des Körpers und der Zustand des Terrains, auf dem die Pilze auswachsen. Ein feuchtwarmes, „subtropisches" *Milieu,* vor allem in den Faltenbereichen der Haut, wie Achselhöhlen, Leisten, unter den Brüsten, zwischen den Zehen bietet den Hautpilzen gute Lebensbedingungen. Ungünstig wirken sich wenig poröse Kunstfaserkleidung, Luftabschluß in Stiefeln, vermehrte Schwitzneigung, z. B. bei vegetativen Störungen oder Schilddrüsenüberfunktion aus.

Sind die „Angreifer" sehr aggressiv, wie beispielsweise Pilze, die vom Tier auf den Menschen übertragen werden, so kommt es auch bei guter Abwehrlage zu einer Pilzerkrankung.

Sind die Abwehrmechanismen geschwächt, z. B. durch einen Mangel an Gegenstoffen (sog. Antikörper), durch eine Zuckerkrankheit, ein Geschwulstleiden oder durch Einnahme bestimmter Medikamente wie Antibiotika, Nebennierenrindenhormone oder zellteilungshem-

mende Präparate, so können auch weniger angriffslustige Pilze zu Hauterkrankungen, ja in schweren Fällen sogar zum Befall innerer Organe führen.
Bei ausgedehntem Befall mit Hefepilzen ist das Immunsystem in seiner Schutzfunktion fast immer gestört.
Pilzerkrankungen gleichen in ihrem Aussehen oft Ekzemen oder anderen Hautkrankheiten. Aber nicht alles, was juckt, ist eine Pilzerkrankung. Aus diesem Grund wird der Arzt durch mikroskopische Untersuchungen, Pilzkulturen im Brutschrank, bei einigen Mykosen auch einmal mit ultraviolettem Licht (sog. Wood-Lampe) die Verdachtsdiagnose Mykose sichern.

Diagnosestellung

Die Bestimmung des auslösenden Pilzes ist wichtig, weil manche Medikamente, die gegen Hefepilze gut wirken, Fadenpilze nicht abtöten können. Auch ist bei einer Fadenpilzerkrankung nie der Magen-Darm-Kanal beteiligt, wohl aber gelegentlich bei einer Hefepilzerkrankung.
Wie bereits angedeutet, kann eine Mykose unter Umständen ein Hinweis auf eine innere Erkrankung (z. B. Zuckerkrankheit) sein. Der Arzt wird sein Augenmerk auch auf diese Zusammenhänge richten.

Fadenpilzerkrankungen

Die Fadenpilze sind aus einzelnen Zellen aufgebaut, die Pilzfäden (Hyphen) ausbilden. Diese ordnen sich zu einem Pilzgeflecht (Myzel) an (Abb. 9). Sie ernähren sich als Schmarotzer von Substanzen der Hornschicht der Oberhaut. Deshalb befallen sie beim Menschen nur die Hornschicht von Haut und Haaren. Werden die Erreger vom Tier (z. B. Rind, Katze, Meerschweinchen) auf den Menschen übertragen, so verläuft die Pilzerkrankung schneller und entzündlicher als bei der Infektion von Mensch zu Mensch.
Früher hat man die Fadenpilzerkrankungen nach der auslösenden Pilzgattung eingeteilt. Heute spricht man von Pilzerkrankungen bestimmter Regionen des Körpers z. B. von der Mykose der Achselhöhle, der Leisten usw.

Abb. **9** Pilzgeflecht (Myzel)

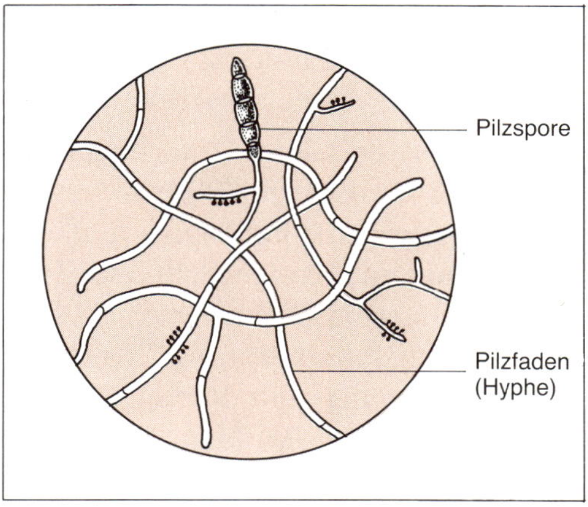

Fußpilz (Tinea pedum)

Der Fußpilz ist die *häufigste* Pilzerkrankung (Abb. **10**, Farbtafel **II**). In der Bundesrepublik leiden etwa 25–30% der Menschen an einer Fußpilzerkrankung. Bei Bergarbeitern (ca. 70%) und Sportlern ist sie noch häufiger.

Feuchtes Milieu bei übermäßiger Schweißbildung, geschlossenem Schuhwerk (Arbeitsschuhe, Gummistiefel, Kunstfasersocken), schlechtes Abtrocknen der Füße, Durchblutungsstörungen fördern das Pilzwachstum.

Zwischen den Zehen, besonders im 3. und 4. Zwischenzehenraum zeigen sich weißliche Schuppung, Einrisse und Rötung. Gelegentlich ist eine mehr oder weniger stark ausgeprägte Schuppung an den Fußsohlen zu erkennen. Im Kindesalter sind Fußpilzerkrankungen selten. Die Pilzerkrankung geht an den Füßen oft mit juckender Bläschenbildung an den seitlichen Zehenrändern und am seitlichen Fußrand einher.

Diese Hautdefekte können eine Eintrittspforte für Bakterien darstellen und so zu bakteriellen Entzündungen der Lymphwege, Lymphknoten, ja sogar zur Blutvergiftung oder Wundrose führen (s. dort). Die Pilzerkrankung ist in diesem Fall sozusagen der Schrittmacher für die zweite Erkrankung, die Infektion mit Bakterien.

Gelegentlich treten beim Fußpilz allergische Reaktionen auch an den seitlichen Fingerrändern auf. Diese Tatsache führt der Mediziner auf eine allergische Reaktion gegenüber Pilzeiweißen an den Füßen zurück (Mykid). Diese Reaktion ist jedoch viel seltener als man früher annahm.

Die Übertragung erfolgt wohl am häufigsten im Schwimmbad, in der Sauna, in Hotelzimmern (Teppichboden), beim Duschen in Sport- oder anderen Gemeinschaftseinrichtungen.

Pilzerkrankung der Leisten (Tinea inguinalis)

Wegen des für die Erreger besonders günstigen Terrains in den Leisten treten hier gehäuft Fadenpilz- und Hefepilzerkrankungen auf. Vor allem Männer mit Übergewicht oder Zuckerkrankheit sind davon betroffen. Nach langem Sitzen verschlechtern sich oft die Beschwerden.
Man sieht halbmondförmige, braunrote Verfärbungen mit randständiger Schuppung und Rötung. Die Patienten empfinden zeitweise heftigen Juckreiz. Bei Männern ist oft der Anlagebereich des Hodensackes an den Oberschenkelinnenseiten betroffen. Am Hodensack selbst ist wenig zu sehen. Oft reichen diese Hautveränderungen bis zum Gesäß.
Der Arzt wird eine Hefepilzerkrankung oder eine bakterielle Infektion ausschließen. Beim Hefepilzbefall zeigen sich Pusteln und Schuppenkrausen. Die bakterielle Verursachung (Erythrasma) erkennt der Fachmann durch die fehlende Randbetonung. Auch die Partnerin muß untersucht werden.

Pilzerkrankungen am Körper

In der Sprechstunde stellen sich gelegentlich Tierfreunde vor, die Hunde oder Katzen aufgelesen und sich dann infiziert haben. Auch Kinder, die mit Meerschweinchen oder Hamstern spielen, stecken sich bei erkrankten Tieren an. Der Laie kann an der fleckförmigen, weißlich schuppenden Veränderung des Fells (wie mit Mehl bestäubt) eine Pilzerkrankung bei den Tieren vermuten. Er sollte dann das Tier dem Tierarzt vorstellen.
Wie bereits besprochen, sind Pilzerkrankungen, die vom Tier auf den Menschen übertragen werden, besonders „aggressiv". Im Gesicht und am Körper zeigen sich runde, randwärts größer werdende Herde, die in der Mitte abheilen und einen entzündlichen Randsaum aufweisen. Die Hauterscheinungen breiten sich schnell aus und sind manchmal durch ein tiefes Eindringen der Erreger in die Haut und zusätzlich entzündliche Erscheinungen auf Grund einer Bakterienbesiedlung charakterisiert. Sie können aber auch ohne wesentliche Entzündungszeichen ablaufen.

Pilzerkrankungen am Kopf

Besonders gefürchtet ist die Mikrosporie, so genannt nach dem Erreger (Mikrosporon audouinii). Sie breitet sich gelegentlich explosionsartig in Kindergärten und Schulen aus. Aus diesem Grund war sie früher meldepflichtig. Die Haare brechen dabei knapp oberhalb der Kopfhaut ab, so daß kreisrunde, scheinbar haarlose Bezirke zu sehen sind wie bei einer „gemähten Wiese". Die Kopfhaut sieht aus, als wäre sie mit Puder bestreut. Besonders häufig sind Kinder vor der Pubertät betroffen.

Tiefe, entzündliche Pilzerkrankungen am behaarten Kopf, die bei Kindern mit Eiterbildung, Pusteln, entzündlichen Krusten einhergehen, können gelegentlich zu bleibendem Haarverlust (sog. Kerion Celsi) führen.

Auf seltene Pilzerkrankungen am Kopf, die vor allem in Südeuropa und im mittleren Osten vorkommen, möchte ich hier nicht eingehen.

Pilzbedingte Bartflechte

Bei der pilzbedingten Bartflechte zeigen sich Eiterbläschen, gerötete Knötchen und tiefere Abszesse an den Haarwurzeln im Bartbereich, vorzugsweise am Kinn.

Wir grenzen eine ähnlich aussehende, durch Bakterien verursachte Form davon ab. Diese entsteht oft nach Erkältungen.

Nagelpilzerkrankung

Für den Arzt ist es manchmal sehr schwierig, eine Nagelpilzerkrankung (Abb. **11**, Farbtafel **III**) von einer Nagelschuppenflechte abzugrenzen, da in beiden Fällen der Nagel weißgelblich verdickt oder krümelig verändert ist. Untersuchungen von Nagelmaterial unter dem Mikroskop und im Brutschrank auf speziellen Nährböden ermöglichen die Abgrenzung. Sie lassen auch erkennen, ob es sich bei den Erregern um Fadenpilze (80%) oder Hefepilze (20%) handelt. Diese Abgrenzung ist für die Behandlung wichtig.

Im Kollegenkreis hört man gelegentlich den Spruch: „Wenn Du eine Hautarztpraxis eröffnest, und der erste Patient hat eine Nagelpilzerkrankung, dann mach die Praxis gleich wieder zu." Der Ausspruch besagt, die Behandlung der Nagelpilzerkrankung ist außerordentlich langwierig und hartnäckig. Dies beruht darauf, daß der Nagel auch bei guter Durchblutung nur etwa 1–1,5 mm in 14 Tagen nach vorne auswächst. Bei einem 15 mm langen Nagel beträgt die Wachstumszeit also etwa 5 Monate. Bei Durchblutungsstörungen, etwa im Rahmen

einer Zuckerkrankheit oder bei einer arteriellen Verschlußkrankheit ist die Wachstumsgeschwindigkeit geringer.
Die Ergebnisse einer rein äußerlichen Behandlung sind bei der Nagelpilzerkrankung schlecht, da auch sehr wirksame äußerliche Pilzpräparate nicht ausreichend tief in den Nagel eindringen. Ihr Sinn liegt vor allem in der Vorbeugung vor der Infektion weiterer Nagel- oder Hautpartien.
Der Hautarzt wird meist zur unblutigen Nagelentfernung mit einer aufweichenden Paste raten. Danach kommt man mit der äußeren Behandlung besser zum Ziel.
In manchen Fällen wird er die operative Nagelentfernung empfehlen. Trotz anschließender intensiver äußerlicher Behandlung kann er aber nicht sicher vorhersagen, ob der Nagel pilzfrei nachwächst.
Manchmal ist die Behandlung mit Tabletten (Griseofulvin) nicht zu umgehen. Sie sollte jedoch nur durchgeführt werden, wenn keine Magenschleimhautentzündung oder Lebererkrankung abgelaufen ist (s. Kap. „Behandlung der Pilzerkrankungen"). Außerdem sollte der Patient bedenken, daß eine derartige Behandlung über Monate hin erfolgen muß.

Hefepilzerkrankungen

Soor (Kandidose)

Unter Kandidose versteht man Erkrankungen durch Hefepilze der Arten Candida.
Hefepilze kommen bei vielen Menschen im Darm als harmlose Mitbewohner vor, ohne Krankheitszeichen hervorzurufen. Erkrankungen von Haut, Schleimhäuten oder in besonders schweren Fällen sogar von inneren Organen (z. B. Nieren, Lunge) entstehen nur, wenn die Abwehrkraft des Körpers mehr oder weniger stark beeinträchtigt ist. Dies kann bei Unterernährung, im Alter, bei einer Zuckerkrankheit oder bei Geschwulstleiden der Fall sein. Auch bakterienabtötende Medikamente, Cortison oder zellteilungshemmende Präparate können eine Kandidose auslösen. So werden bei Abtötung der Darmbakterien durch Antibiotika oder Sulfonamide die natürlichen Feinde der Hefepilze vernichtet, so daß diese sich ungehemmt vermehren können.

Gelegentlich ist die Hefepilzerkrankung das erste sichtbare Zeichen einer Zuckerkrankheit. Der Arzt wird deshalb, wenn er eine Kandidose erkennt, nach einer Erklärung für die Hefepilzvermehrung suchen und andere Grundkrankheiten ausschließen.

An der Haut weisen Kandidosen ein charakteristisches Aussehen auf. Es zeigen sich rote, nässende Flächen, die am Rand eine nach innen gerichtete Schuppenkrause erkennen lassen. Um diese Flächen herum liegen satellitenartig Pusteln und eröffnete Bläschen mit schuppendem Saum.

Besonders häufig sind die Faltenbereiche betroffen, da sich die Pilze im feucht-warmen Milieu sehr schnell vermehren. Bei etwa 20% der Nagelpilzerkrankungen sind Hefepilze ausschlaggebend. Viele Menschen (ca. 40–50%) beherbergen in ihrer Mundhöhle Hefepilze, vor allem ältere Menschen und Zahnprothesenträger. Nicht bei allen Betroffenen zeigen sich an der Mundschleimhaut die charakteristischen weißlichen, rasenartigen Beläge, die leicht abzuwischen sind. Die Mundwinkel sind dabei oft eingerissen und mit weißlichen oder gelbbräunlichen Krusten bedeckt (hefepilzbedingte „Freß- oder Faulecken"). Über den Darm kann auch der Afterbereich und über den Damm die Scheide und das männliche Genitale befallen werden.

Scheidenentzündungen durch Hefepilze entstehen besonders häufig während der Einnahme der Pille, da diese das Terrain für die Candida-Pilze günstig gestaltet. Die Frau verspürt dann Juckreiz und bemerkt einen weißlichen Ausfluß. Bei einer Hefepilzerkrankung im Genitalbereich müssen beide Partner gleichzeitig behandelt werden, sonst kommt es zur „Ping-Pong"-Infektion. Dabei überträgt der unbehandelte Pilzträger die Keime wieder auf den gerade behandelten, pilzfreien Partner.

Hat sich ein Neugeborenes bei der Geburt mit Hefepilzen der Mutter infiziert, so kann es Wochen später an einer kandidabedingten Windeldermatitis (s. dort) erkranken.

Eine schwere und kaum zufriedenstellend zu behandelnde Form der Hefepilzerkrankung ist die chronische Haut- und Schleimhautkandidose (chronische mukokutane Kandidose). Sie kann schon bei Kindern auftreten. Dabei liegt immer eine tiefgreifende Abwehrschwäche des Organismus vor.

Kleieflechte (Pityriasis versicolor)

Bei der Kleieflechte treten vor allem am Rumpf milchkaffeebraune Flecken auf. Ihr Rand ist nicht, wie bei Pilzerkrankungen üblich, entzündet. Die Braunfärbung wird durch das Pilzgeflecht verursacht. Ist die Haut noch nicht von der Sonne gebräunt, so erscheinen diese Pilzflecken dunkler als die übrige Haut. Setzt sich der Patient dann dem Sonnenlicht aus, so wird die gesunde Haut gebräunt, während die Bezirke unter den Pilzgeflechten sozusagen „im Schatten" liegen und nicht mitgebräunt werden. Manche Wissenschaftler nehmen sogar an, daß von den Pilzen ein Stoff abgesondert wird, der die Bräunung (Pigmentierung) verhindert.

Sind die Patienten dann einige Zeit aus dem Urlaub zurück, treten an den pilzbefallenen Stellen weiße Flecken auf. Diese Farbänderung hat dem Krankheitsbild den Namen gegeben (versicolor = farbwechselnd). Auch während der Behandlung entstehen weiße Flecken, da die Pilzgeflechte durch die Medikamente beseitigt werden. Der Patient denkt dann oft, daß sich der Zustand verschlechtert.

Die Kleieflechte tritt vor allem bei Patienten auf, die viel schwitzen (Sportler!). Früher war sie bei der Lungentuberkulose (Nachtschweiß!) häufig, heute findet man sie bei Schilddrüsenüberfunktion, Zuckerkrankheit, Übergewicht und vegetativ labilen Patienten. Der Arzt wird nach diesen Erkrankungen fragen und entsprechend untersuchen.

Die Behandlung der Kleieflechte ist langwierig. In den letzten Jahren hat sich die Therapie mit speziellen selendisulfidhaltigen Shampoos, die auch für bestimmte Kopfhauterkrankungen geeignet sind, bewährt. Dabei wird das Shampoo mit Wasser aufgeschäumt. Nach einigen Minuten duscht der Patient das Mittel ab, anschließend trägt er eine pilzwirksame Creme oder Tinktur auf. Wie auch bei allen anderen Pilzerkrankungen, ist eine ausreichend lange Nachbehandlung nötig, da sonst ein Rückfall eintritt.

Schweißhemmende Kunstfaserwäsche sollte vermieden werden. Auch solche Patienten, die ihre Kleieflechte gewissenhaft behandelt haben und keine Hauterscheinungen erkennen, sollten sich einige Wochen vor dem Sommerurlaub beim Hautarzt vorstellen, damit die Haut vor der Besonnung noch einmal auf Pilzbefall untersucht wird.

Komplikationen bei Pilzerkrankungen

1. Die Barrierefunktion der Haut wird durch Entzündung und Einrisse während einer Pilzerkrankung so stark beeinträchtigt, daß als Zweitkrankheit eine bakterielle Infektion der Haut und Lymphwege möglich wird. So ist beispielsweise ein Fußpilz häufig auslösende Ursache für die Wundrose (s. oben).
2. Gelegentlich treten allergische Reaktionen auf Pilzeiweiße auf (Mykide). Dann kommt es zu Juckreiz und Bläschenbildung. Diese Hauterscheinungen werden auch bei innerlicher Behandlung von Pilzerkrankungen beobachtet, da in kurzer Zeit viele Pilzfäden zerfallen.
3. Schwerwiegend, aber glücklicherweise selten, ist der Mitbefall innerer Organe bei einer Pilzerkrankung.

Behandlung der Pilzerkrankungen

Es gibt heute eine Reihe von gut wirksamen Pilzmedikamenten.
Die Zubereitungen für die *äußerliche* Anwendung sind als Creme, Salbe, Lösung, Spray, Gel oder Puder im Handel. Vielfach werden sogenannte Breitbandantimykotika verordnet. Sie enthalten Wirkstoffe, die sowohl Fadenpilze wie auch Hefepilze vernichten können.
Eine *innerliche* Behandlung ist bei großflächigem Befall, tiefen, entzündlichen Pilzerkrankungen, z. B. am behaarten Kopf und im Bartbereich, bei Mykosen innerer Organe, aber auch gelegentlich, soweit vertretbar, bei der Nagelmykose angezeigt.
Bei den innerlich angewandten Pilzmedikamenten unterscheidet der Arzt 3 verschiedene Präparategruppen:

1. hefepilzwirksam, z. B. Nystatin,
2. fadenpilzwirksam, z. B. Griseofulvin,
3. hefe- und fadenpilzwirksam, Ketokonazol.

Ich möchte an dieser Stelle nur die Wirkungen und Nebenwirkungen der am häufigsten verordneten Präparate besprechen.
Das *Nystatin* gelangt nach der Einnahme nicht aus dem Darm in die Blutbahn. Es verbleibt von der Mundhöhle bis zum After in etwa

gleicher Konzentration im Darm und ist daher zur Behandlung der Hefepilzerkrankung des Magen-Darm-Kanals besonders geeignet.
Das Nystatin wird der Arzt zur Behandlung der Mundhöhle als Suspension, für die Darmbehandlung als Tabletten, bei Kindern und Gebrechlichen evtl. auch als Suspension verordnen. Selbst bei gewissenhafter Therapie kann es mehrere Wochen dauern, bis der Darm ausreichend behandelt ist. Auf den langwierigen Verlauf wird der Arzt von Anfang an hinweisen. Vor allem junge Mütter sind sehr beunruhigt, wenn nach 3–4 Wochen intensiver Behandlung über Nacht wieder eine kurzfristige Verschlechterung einer hefepilzbedingten Windeldermatitis eintritt.
Die nur geringe Aufnahme des Nystatins aus dem Darm hat den Vorteil, daß unerwünschte Nebenwirkungen ausbleiben. Zur Behandlung von Nägeln und inneren Organen ist es aber nicht einsetzbar.
Das altbewährte *Griseofulvin* ist gegen Fadenpilze wirksam. Der Arzt wird es verordnen, wenn die äußerliche Behandlung nicht ausreicht. Bei Magenschleimhaut- oder Lebererkrankungen ist das Griseofulvin nicht einzusetzen. Auch kann es vorübergehend Kopfschmerzen verursachen.
Das *Ketokonazol* wirkt gleichtzeitig gegen Hefe- und Fadenpilze. Gezielt und vorsichtig angewandt, bedeutet es einen Fortschritt bei der innerlichen Behandlung schwerer und langwieriger Pilzinfektionen. Auch bei diesem Präparat wird der Arzt vor Therapiebeginn nach Lebererkrankungen fragen. Da es in seltenen Fällen (etwa 1:8000) zu einer Beeinträchtigung der Leberfunktion und auch zu Hormonstörungen kommen kann, müssen die Leberwerte überprüft werden. Bei Nagelmykosen ist es wegen des Behandlungsrisikos nicht angezeigt.

Spezielle Probleme bei der Therapie von Hefemykosen

- Bei hefepilzbedingten Erkrankungen wird der Arzt nach Grunderkrankungen wie Zuckerkrankheit, Immunschwäche, Tumorleiden usw. fahnden.
- Bei einem Hefepilzbefall im Genitalbereich müssen Mann und Frau gleichzeitig und ausreichend lange behandelt werden. Wird nur ein Partner behandelt, kommt es zu sogenannten Ping-Pong-Infektionen, wobei der unbehandelte Partner den bereits kurierten wieder neu ansteckt (s. oben).
- Wenn eine Hefepilzerkrankung am After oder Unterleib nachgewiesen ist, wird der Arzt auch den Darm untersuchen und – falls

nötig – mitbehandeln. Denn oft befindet sich hier das Pilzreservoir, und die angrenzenden Hauterscheinungen stellen nur die „Spitze des Eisberges“ dar.
- Bei der Kandidose des Darmes zeigt sich besonders eindrucksvoll die Notwendigkeit einer regelmäßigen und ausreichend langen Behandlung. Manchmal vergehen bis zur endgültigen Abheilung 3 Monate.
- Eine kohlenhydratarme Ernährung wird von manchen Autoren zur Vorbeugung vor Hefepilzerkrankungen empfohlen.

Nachbehandlung von Pilzerkrankungen

Viele Patienten machen den Fehler, nach Abklingen der sichtbaren Hauterscheinungen zu früh mit der äußerlichen Behandlung aufzuhören. Üblicherweise ist eine Nachbehandlungszeit von 6 Wochen nötig. Bei einem neueren Präparat werden von der Firma nur 3 Wochen angegeben. Wird diese „Sicherheitszeit“ nicht eingehalten, kommt es zum Rückfall.

Bei entsprechender Exposition, d. h. häufigem Schwimmbadbesuch, Saunieren, Übernachten in Hotelzimmern, Duschen in öffentlichen Sporteinrichtungen empfiehlt es sich, auch nach dem Abheilen der Pilzerkrankung ein Pilzmedikament in der Bade- oder Sporttasche mitzuführen und vor dem Anziehen der Strümpfe die Füße damit einzusprühen oder einzucremen.

Vorbeugende Maßnahmen zur Vermeidung von Pilzerkrankungen

Patienten, die bereits einmal eine Pilzerkrankung durchgemacht haben, erkranken oft erneut. In manchen Fällen dürfte die Behandlung zu früh abgebrochen worden sein, in anderen Fällen ist wohl die Abwehrsituation des Körpers geschwächt. Schließlich spielen in diesem Zusammenhang auch hygienische Aspekte eine Rolle.

Allein schon eine gewissenhafte Körperpflege bedeutet Pilzprophylaxe. Im einzelnen empfehlen sich folgende vorbeugende Maßnahmen:
- Regelmäßiges Waschen (am besten mit einer alkalifreien Seife) verhindert, daß die Hornschicht der Oberhaut quillt, der Säuremantel zerstört und die Haut gegenüber Erregern anfällig wird.

- Nach dem Waschen sollte man sich gründlich mit einem besonderen Handtuch abtrocknen, vor allem in den Faltenbereichen. Handtücher häufig wechseln und auskochen. Eincremen oder Einpudern mit einem pilzwirksamen Puder legt die „Sümpfe" trocken.
- Unterwäsche und Socken sollten aus kochbarem Material sein. Das Kochen zerstört die Sporen, durch die sich die Pilze vermehren. Engporige, schweißhemmende, synthetische Gewebe, die nicht gekocht werden können, sind ungünstig. Sie bewirken auch einen schädlichen Feuchtigkeitsstau.
- Schuhe und Strümpfe sollten regelmäßig mit einem entsprechenden Puder oder Spray ausgesprüht bzw. ausgepudert werden. Desinfizieren der Schuhe mit einem Formalinbausch oder mit Incidin M-Spray ist zu empfehlen. Dieser Spray ist auch für nicht kochbare Wäsche geeignet.
- Wer zur Bundeswehr eingezogen wird, sollte die beschriebenen Maßnahmen besonders gewissenhaft durchführen. Am besten kümmert er sich selbst darum, daß bereits von einem Vorgänger getragene Stiefel von ihm zusätzlich desinfiziert werden, auch wenn bereits Desinfektionsmaßnahmen durchgeführt worden sind.
- Der Badegast sollte, auch wenn die Vorschriften in öffentlichen Schwimmbädern sehr streng sind, eigenverantwortlich Vorsichtsmaßnahmen ergreifen.
- Beim Schwimmbadbesuch, Saunieren, Aufenthalt in Hotelzimmern, sollte der Patient Badeschuhe tragen, um sich nicht zu infizieren.
- Vorsicht auf fremden Toiletten.
- Pilzinfizierte Tiere (Hamster, Meerschweinchen, Katzen, Hunde, Rinder) müssen wegen der Übertragungsgefahr behandelt werden.
- Solange man selbst unter einer Pilzerkrankung leidet, kann man selbstverständlich kein öffentliches Bad oder die Sauna aufsuchen, da man sonst andere infizieren könnte.

Bei diesen kritischen Anmerkungen sollte dem Leser auf keinen Fall die Freude an der körperlichen Ertüchtigung im Schwimmbad oder in der Sauna vergehen. Führt er die beschriebenen Vorsichtsmaßnahmen konsequent durch, wird er ungetrübte Freude an diesen Freizeitaktivitäten behalten.

Hauterkrankungen durch Ungeziefer und Insekten

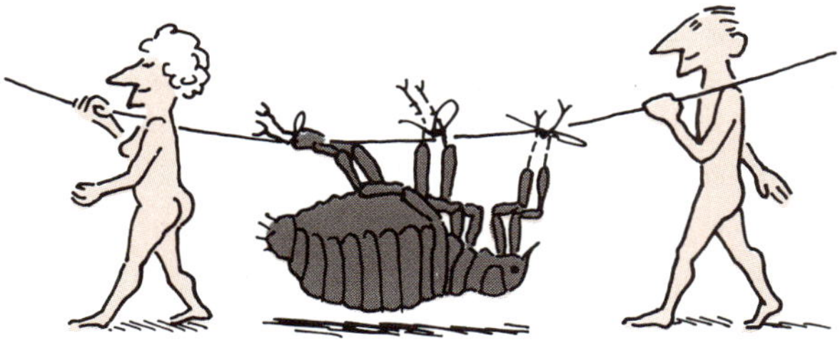

Für das Auftreten dieser Hauterkrankungen können neben mangelhafter Körperhygiene noch weitere Faktoren maßgebend sein: häufig wechselnde Partnerschaften, Leben in Wohngemeinschaften, Reisen in warme Klimazonen.

Milben

Krätze (Skabies)

Die Krätze wird durch die Krätzemilbe verursacht. Die mit dem bloßen Auge kaum sichtbaren weiblichen Milben graben einige Millimeter lange Gänge in die Oberhaut, die heftig jucken. Der Juckreiz verstärkt sich vor allem in der Wärme, so daß die Patienten nachts unter der Bettdecke besonders leiden.

Vor einiger Zeit wurde ich zu einem jungen Mann gerufen, der bereits ein Vierteljahr lang unter einer Krätze litt. Während der langen Erkrankungsdauer hatten sich die Milben überall auf der Körperoberfläche ausgebreitet. Er berichtete, daß er durch den unstillbaren Juckreiz schon seit Wochen nicht mehr richtig schlafen könne. Er sei so verzweifelt, daß er in den letzten Tagen bereits an Selbstmord gedacht habe. Der Juckreiz sei schlimmer als Schmerzen.

Wenn die Haut so ausgedehnt befallen ist wie bei diesem Patienten, zeigen sich auf der gesamten Hautoberfläche, besonders aber zwischen

den Fingern (im „Schwimmhautbereich"), in den Achselhöhlen, am Nabel, im Genitalbereich, an den Beugeflächen der Handgelenke, an den Fußknöcheln aufgekratzte Knötchen (Abb. **12**, Farbtafel **III**).
Bei Säuglingen sind auch die Handteller, Fußsohlen, ja sogar das Gesicht betroffen. Der Säugling steckt sich meistens durch Saugen an der infizierten Mutterbrust an.
Interessanterweise sind jedoch nicht alle Hautveränderungen bei der Krätze Milbengänge. Es kommt auch zu kleinen, stecknadelkopfgroßen Knötchen überall an der Haut, die wohl als allergische Reaktion auf die Stoffwechselprodukte der Milbe anzusehen sind.
Für den Arzt ist die Diagnose leicht, wenn er ausgeprägte Hauterscheinungen sieht. Sind jedoch nur wenige Milbengänge zwischen 2 Fingern oder in einer Achselhöhle zu erkennen, so wird die Diagnose schwieriger. Auch bei Menschen, die eine intensive Körperpflege betreiben, ist die Krätze schwer zu erkennen. Man bezeichnet diese Variante als „gepflegte Krätze".
Die *Übertragung* der Erreger erfolgt meistens durch innigen Körperkontakt von Mensch zu Mensch. Vielfach ist die Krätze ein „Reiseandenken", ein Hinweis dafür, daß man unterwegs engere menschliche Kontakte geknüpft hat. In der Familie sind oft mehrere Familienmitglieder infiziert.
Bei Menschen mit gestörter Immunabwehr (gestörte Abwehrfunktion des Körpers) kommt es zu einer besonders schweren Ausprägung der Krätze. Dabei ist die ganze Hautoberfläche krustig belegt, überall wimmelt es von Milben. Die Ansteckungsgefahr ist hier besonders groß.
Der Arzt wird beim Verdacht auf eine Krätze nach nächtlichem Juckreiz und Verstärkung des Juckreizes in der Wärme fragen. Er möchte wissen, ob weitere Familienmitglieder oder Bekannte ähnliche Hautveränderungen aufweisen.
Charakteristisches Aussehen und Lokalisation der Milbengänge verstärken den Verdacht auf eine Krätze.
Der Nachweis der Krätzemilben erfolgt mit einer Nadel, mit der man die am Ende des Ganges sitzende weibliche Milbe heraushebelt und dann unter dem Mikroskop untersucht.
Auch *andere Milbenarten,* z. B. Getreidemilben, Hühner- oder Vogelmilben können beim Menschen zu Hauterscheinungen führen. Diese Veränderungen jucken aber nur einige Tage, da die Erreger bereits nach kurzer Zeit absterben.

Die *Hausstaubmilbe* ruft bei manchen Menschen allergischen Schnupfen, Bronchitis oder asthmatische Beschwerden hervor. Die *Mehlmilbe* ist für das Bäckerasthma verantwortlich.

Behandlung der Krätze. Der Arzt wird Medikamente verordnen, die die Milben abtöten. Häufig wird Jacutin rezeptiert. Dieses Präparat muß beim Erwachsenen von der Kinnspitze bis zu den Zehen nach genauer Anweisung des Arztes aufgetragen werden. Während der Behandlung soll der Patient täglich Bett- und Körperwäsche wechseln. Die Wäsche muß gekocht werden, nicht kochbare Wäsche darf 5 Tage lang nicht benutzt werden. Danach sind die Milben abgestorben, da sie nur in der Hornschicht der Haut überleben können, außerhalb sterben sie in etwa 4 Tagen ab. Aus diesem Grunde reicht es aus, wenn die Kleidung 5 Tage lang gut gelüftet aufgehängt wird.
Der Juckreiz nimmt gewöhnlich innerhalb weniger Tage ab, er kann jedoch auch nach Abtötung der Milben noch 3 Wochen lang in geringerem Ausmaß weiterbestehen.
Besondere Vorsicht ist bei Säuglingen und Kleinkindern geboten. Der Arzt wird den Säugling evtl. sogar zur stationären Behandlung in die Klinik einweisen. In der Schwangerschaft darf Jacutin nicht angewandt werden. Dann weicht man auf das Benzylbenzoat aus.

Läuse

Beim Menschen treten Hauterscheinungen durch verschiedene Läusearten auf, durch:

1. Kopfläuse,
2. Kleiderläuse,
3. Filzläuse.

Dabei bevorzugt jede Läuseart ihre spezielle Region (s. unten), d. h. die Kopflaus findet man nicht im Genitalbereich, die Kleiderlaus nicht am behaarten Kopf. Scherzhaft formuliert, beschränkt sich jede Läuseart auf das ihr genehme Territorium und achtet das der anderen.

Kopfläuse

Kopfläuse werden von Mensch zu Mensch übertragen. Sie halten sich vor allem am Hinterkopf und hinter den Ohren auf. Oft sind die an

die Haare geklebten Eier (Nissen) leichter zu erkennen als die Läuse selbst. Der Arzt wird bei Juckreiz oder Nackenekzem nach Läusen fahnden. Durch die begleitende Entzündung können die Lymphknoten im Nacken anschwellen.
Die Patienten kommen gelegentlich bereits mit der richtigen Diagnose in die Praxis, etwa mit den Worten: „Am Hinterkopf meiner Tochter krabbeln eigenartige Tierchen“.
Durch eine mikroskopische Untersuchung kann der Arzt die Diagnose sichern.
In Kindergärten oder Schulklassen sind oft viele Kinder gleichzeitig befallen. Ist die Diagnose gesichert, sollten alle Klassen- und Spielkameraden auf Läuse untersucht werden.
Die Behandlung ist heutzutage einfach. Lange Haare brauchen nicht mehr abgeschnitten zu werden. Am besten trägt man ein Gel an 3 aufeinanderfolgenden Tagen auf (z. B. Jacutin-Gel). Die Haare bleiben dabei kämmbar. Dieses Gel wird 12–24 Stunden unter einem Kappenverband belassen, danach wird der Kopf mit 5%igem Essigwasser gewaschen (nicht Essig-Essenz!), um die festhaftenden Eier von den Haaren abzulösen. Anschließend kämmt man mit einem besonders feinen Kamm (Läusekamm). Nach einigen Tagen ist die Behandlung zu wiederholen. Bei Kleinkindern sollten die Haare nur an 2 aufeinanderfolgenden Tagen für 3 Stunden behandelt werden. Säuglinge werden am besten stationär behandelt.
Zeigt sich ein vereitertes Läuseekzem am Hinterkopf, muß es gesondert behandelt werden, allerdings erst, nachdem Läuse und Eier abgetötet sind.
Manchmal sind sogar bakterienabtötende Medikamente (Antibiotika) nötig.
Räume und Kleidungsstücke sind zu entwesen.

Kleiderläuse

Die Kleiderlaus ist der Kopflaus ähnlich. Sie klebt ihre Eier an Textilfasern, besonders in die Säume der Kleidungsstücke. Aus ihnen schlüpfen nach 7–9 Tagen die Läuse aus.
Diese halten sich vor allem in Falten und Säumen von Kleidungsstükken auf, aber auch in Betten. Gelegentlich übertragen sie gefährliche Fiebererkrankungen.
Die charakteristischen Hautveränderungen durch Kleiderläuse bezeichnet man als Vagabundenhaut. Die Haut ist dabei aufgekratzt, fleckig braun verfärbt, mit Knötchen und Vereiterungen übersät.

Die Hauterscheinungen werden wie bei der Krätze behandelt. Kleidungsstücke und Bettzeug werden gekocht oder mit Insektiziden entwest. Bleiben diese 10 Tage unbenutzt, so sind die Läuse auch ohne weitere Maßnahmen abgestorben.

Filzläuse

Filzläuse halten sich vor allem in der Schambehaarung und der Brust- und Achselbehaarung auf, aber auch an Augenbrauen, Wimpern und im Bart. Bei Kindern sind bevorzugt Augenbrauen und Wimpern befallen.
Die Hauterscheinungen, die sie hervorrufen, sind oft geringfügig: Man sieht bläuliche Flecken, seltener vereiterte Knötchen.
Die Läuse sind mit dem bloßen Auge als graubräunliche, stecknadelkopfgroße Flecken auf der Haut zu erkennen. Nimmt man sie für die mikroskopische Untersuchung von der Haut, so krallen sie sich oft noch an einem Haar fest.
Zur Behandlung empfehlen sich mehrtägige Einreibungen mit Jacutin-Emulsion nach Anweisung des Arztes. An Wimpern und Augenbrauen müssen bei Kindern die Läuse mit einer Pinzette einzeln entfernt werden. Hier ist eine spezielle Salbe angezeigt. Kontaktpersonen sind zu untersuchen und, falls nötig, zu behandeln.

Flöhe

Der Flohbiß ruft an der menschlichen Haut eine Quaddel mit heftigem Juckreiz hervor. In der Mitte sieht man die Einstichstelle als roten Punkt. Dieses Pünktchen ist für Insektenstiche charakteristisch. Meist liegen die Einstiche am Unterschenkel oder auch am Rumpf.
Es gibt verschiedene Flöhe. Scherzhaft kann man sagen, daß jedes Lebewesen seinen Floh hat: Rattenfloh, Hundefloh, Menschenfloh, Katzenfloh, Hühnerfloh. Der Menschenfloh soll seltener sein als der Hundefloh. Wir Menschen werden oft vom Hundefloh gebissen. Der Rattenfloh kann den Pesterreger übertragen.
Die Behandlung der juckenden Stichstellen erfolgt am günstigsten für ein paar Tage mit einem Antihistamingel, einer Steroidcreme oder -lotion. Hund oder Katze müssen mit einem Insektizid entwest werden.

Jeder Arzt macht die Erfahrung, daß es dem Patienten unangenehm ist, wenn man ihm eröffnet, daß seine Hauterscheinungen durch Ungeziefer hervorgerufen werden. Offensichtlich fürchtet er, man unterstelle ihm Unsauberkeit.

So erinnere ich mich an eine sehr gepflegte Krankenschwester, die mich immer wieder mit Flohstichen an den Unter- und Oberschenkeln aufsuchte. Jedes Mal, wenn ich ihr erklärte, daß leider neue Flohstiche aufgetreten seien, wurde sie böse. Ja, sie beschimpfte mich sogar. Eines Tages erschien sie mit einem Blumenstrauß, entschuldigte sich und erzählte mir, daß fremde Katzen durch ein offenstehendes Fenster regelmäßig in ihr Schlafzimmer eingedrungen wären. Bei genauer Inspektion ihrer Bettvorlage, habe sie durch Zufall, begünstigt durch schräg einfallende Sonnenstrahlen, Flöhe auf- und abhüpfen gesehen.

Wanzen

Charakteristisch für die Wanzenstiche ist die „fußstapfenartige" Anordnung der Einstiche hintereinander.

Wanzen sind lichtscheu. Sie nisten hinter Tapeten und Holzverkleidungen. Abends krabbeln sie die Wand hoch und lassen sich auf ihr Opfer fallen. Auch in den Polstern von Verkehrsmitteln können sie vorkommen.

Anfangs reagiert die Haut mit juckender Quaddelbildung. Nach Gewöhnung bereiten die Einstiche oft keine wesentlichen Beschwerden mehr.

Antihistamingele, Mentholspiritus, Zinkschüttelmixtur lindern den Juckreiz.

Mücken

Jeder wurde bereits einmal von Mücken gestochen. Die Einstichstellen können heftig jucken und anschwellen, gelegentlich treten sogar Blasen auf.

Nach Jahren können harmlose, derbe, pastillenartige Knötchen an diesen Einstichstellen entstehen (sog. Histiocytome, s. unter „Gutartiger Hautgeschwülste“).
Die Behandlung erfolgt mit kühlenden Antihistamingelen, Zinkschüttelmixtur oder kurzzeitig mit einer milden Steroidcreme oder -lotion.
Nach Einnahme von Vitamin-B-haltigen Präparaten ist die Haut für Insekten weniger „appetitlich“. Auch sog. Repellents können Insektenstiche verhindern. Sie reizen jedoch gelegentlich die Haut.

Bienen und Wespen

Nach Bienen- oder Wespenstichen empfindet der Gestochene heftige, brennende Schmerzen. Die Haut schwillt an und kann jucken. Bei Imkern, die häufig gestochen werden, verlaufen diese Reaktionen oft milder, was man auf die Gegenstoffbildung (Antikörperbildung) zurückführt.
Bei einigen Menschen kommt es zu echten allergischen Reaktionen auf Bienen- oder Wespengift mit lebensbedrohlichen Kreislaufstörungen (anaphylaktischer Schock). In solchen Fällen empfiehlt sich heute eine besondere Behandlung mit gereinigtem Bienen- oder Wespengift. Nach einer solchen Behandlung bedeutet ein Stich für den Betroffenen keine Gefahr mehr. Diese „spezifische Hyposensibilisierung“ wird in Spezialkliniken oder bei besonders erfahrenen Allergologen durchgeführt.
Bei unkomplizierten Bienen- und Wespenstichen sind Antihistamingele oder mehrmaliges Auftragen einer Steroidcreme oder -lotion angezeigt. In schwereren Fällen sollte der Arzt zu Rate gezogen werden.

Zecken (Holzbock)

Durch den Biß der Zecke können Krankheitserreger (Bakterien, Viren) auf den Menschen übertragen werden.

An der Haut kann es dadurch zu verschiedenen Krankheitsbildern kommen, die sich entweder durch eine Rötung und Schwellung oder durch einen roten Fleck, der sich randwärts immer weiter ausbreitet, bemerkbar machen. Jahre später kann es sogar zu einer Verdünnung der Haut und zum Hervortreten von Hautgefäßen besonders an Armen und Beinen kommen.

In manchen Fällen wird das Nervensystem von bestimmten Viren befallen, und es entwickelt sich eine Hirnhautentzündung (Frühsommermeningitis). In einigen Teilen Bayerns und in Österreich werden Zeckenbisse häufiger beobachtet.

Aus den genannten Gründen ist es nötig, die Zecke gewissenhaft zu entfernen. Verschiedene Möglichkeiten werden empfohlen. So kann man die Zecke mit einem Öltropfen oder Vaseline bedecken, um die Luftzufuhr zu unterbinden. Sie krabbelt dann aus der Haut heraus. Auf keinen Fall darf man den Körper der Zecke abreißen und die Beißwerkzeuge in der Haut belassen. Führt keine Möglichkeit zum Erfolg, wird der Arzt die Zecke durch einen kleinen Eingriff beseitigen.

Seit einigen Jahren ist eine Impfbehandlung gegen Frühsommermeningitis durch Zeckenbiß möglich. Sie ist für Menschen, die sich häufig in oben genannten „Risikogebieten" aufhalten, zu empfehlen.

Haut und Allergie

Was ist eine Allergie?

Den Begriff „Allergie" prägte der Wiener Kinderarzt CLEMENS VON PIRQUET. Er bedeutet lediglich „veränderte Reaktionsfähigkeit" des Organismus, womit sowohl eine verstärkte, wie auch eine abgeschwächte Abwehrreaktion (Immunreaktion) gemeint sein kann.
Im medizinischen Sprachgebrauch versteht man allerdings heute unter dem Begriff „Allergie" eine überschießende, krankmachende Immunreaktion des Körpers.
Grundsätzlich hat der Körper über sein Abwehrsystem (Immunsystem) verschiedene Möglichkeiten, um auf Einwirkungen von außen, etwa auf das Eindringen von Krankheitserregern (Bakterien, Viren, Pilze) oder auf chemische Substanzen zu antworten.
Er kann bei *normaler* Reaktionslage in einer sinnvoll gesteuerten Immunantwort durch bestimmte Abwehrzellen (Immunzellen) oder Gegenstoffe (Antikörper) die „Angreifer" unschädlich machen.
Er kann aber auch *zu schwach* oder gar nicht auf die Eindringlinge reagieren, beispielsweise wenn das Immunsystem durch Vorerkrankungen, z. B. Masern oder eine bösartige, kräftezehrende Geschwulst geschwächt ist oder durch eine notwendige Behandlung mit zellteilungshemmenden Medikamenten.
Schließlich kann der Organismus unangemessen *stark,* d. h. *überschießend* reagieren, z. B. auf das Einatmen von Gräserpollen mit einem heftigen Asthmaanfall. Diese zu heftige, krankmachende Reaktion des Körpers bezeichnen wir als allergische Reaktion.
Bei den allergischen Reaktionen handelt es sich um komplizierte Vorgänge, die nicht eintönig, sondern in verschiedenen Variationen ablaufen. So unterscheiden wir Allergologen 4 verschiedene Reaktionsabläufe an der Haut (Typ I–IV) und manche Wissenschaftler glauben schon 6 zu kennen.
Häufige und charakteristische Beispiele für eine Reaktion vom Typ I sind die allergische Quaddelsucht, der Heuschnupfen und das allergische Asthma. Bei diesen Haut- bzw. Schleimhauterkrankungen sind *zu viele Gegenstoffe* (Antikörper) vorhanden. Allergische Reaktionen

vom Typ I (sog. Soforttyp) können innerhalb von Minuten lebensbedrohliche Zustände auslösen, beispielsweise einen allergischen Schock oder einen Asthmaanfall.
Der klassische Vertreter einer Typ-IV-Reaktion (Spätreaktionstyp) ist das allergische Kontaktekzem der Haut, wie man es häufig bei Friseuren, Maurern oder in medizinischen Berufen findet.
Diese Reaktion wird durch eine vermehrte Zahl und Aktivität von *Abwehrzellen* (Immunzellen) und nicht, wie beim Typ I, durch zuviele Antikörper verursacht. Die Immunzellen patrouillieren durch die Haut wie die „Bobbies“ in der Innenstadt von London und machen jeden Eindringling, von dem sie einen Steckbrief bei sich tragen, unschädlich, aber nicht so zurückhaltend und dezent wie die Londoner Polizisten, sondern mit großem Getöse und riesiger Mannschaft. Diese unangemessen heftige „Polizeiaktion“, auch gegenüber nur wenigen Störenfrieden, führt nun zu einem unerwünschten Ergebnis:

Der Organismus erkrankt durch seine eigenen, überschießenden Abwehrmaßnahmen, es entsteht ein Ekzem!

Allerdings vergehen im Gegensatz zu Typ-I-Reaktion oft Stunden oder Tage, bis der Patient das Ekzem bemerkt. Zu diesem Zeitpunkt weiß er meistens gar nicht mehr, welche allergieverursachenden Substanzen er berührt hat. Denn leider tritt beim Kontakt mit der schädlichen Substanz kein warnendes Schmerzsignal auf wie bei einer Verbrennung oder einer Verletzung.
Das Herausfinden der auslösenden Ursache für das Ekzem ist also – um im Bild zu bleiben – einer kriminalistischen Fahndung vergleichbar, wobei sich der „Verbrecher“ unter vielen Tausenden von Kontaktsubstanzen verbergen kann.
Ob diese übersteigerte Abwehrreaktion nicht auch eine günstige Auswirkung hat, beispielsweise der Körper bei der Abwehr von Geschwulstzellen genau so „brutal“ vorgeht – mit anderen Worten bei Allergiepatienten seltener Krebs auftritt – wird diskutiert.
Auf weitere allergische Reaktionsformen möchte ich hier nicht eingehen, da ihre Besprechung für das Verständnis allergischer Hauterkrankungen nicht von Bedeutung ist.

Kontaktekzem

Das Kontaktekzem ist die häufigste Hauterkrankung. Es soll etwa 20–30% aller Hautkrankheiten ausmachen.
Wir unterscheiden 2 verschiedene Formen: das *allergische* Kontaktekzem und das *toxisch-degenerative.*
Während das erste nur bei einigen Patienten auftritt und auf einer spezifischen Überempfindlichkeit des Organismus (Typ-IV-Reaktion, s. oben) beruht, entsteht das letztgenannte durch reizende oder „giftige" Substanzen an der Haut eines jeden Menschen.

Allergisches Kontaktekzem

Für das Auftreten eines allergischen Kontaktekzems sind verschiedene Voraussetzungen ausschlaggebend:

- Eine gewisse *Ekzemneigung* des Patienten, die oft vererbt wird. So gibt es regelrechte Allergikerfamilien, deren Angehörige immer wieder an allergischen Erscheinungen der Haut oder Schleimhäute erkranken.
- Die *„Aggressivität"* des auslösenden Allergens. Eine Reihe von Stoffen verursacht besonders häufig Ekzeme: z. B. Benzolderivate oder Giftefeu. Das Dinitrochlorbenzol (DNCB) ruft fast bei jedem Menschen ein Kontaktekzem hervor. Andere Substanzen lösen nur sehr selten Allergien aus.
- Die *Berührung der Haut oder Schleimhaut* mit einer allergieverursachenden Substanz (= Allergen), z. B. mit Metallen (Ohrringe, Halskette, Uhr), mit Parfümölen (Kosmetika) oder dem Konservierungmittel in einer Salbe.

Oft gelangen die betreffenden Stoffe über lange Zeit auf die Haut ohne Schaden anzurichten. Plötzlich ist dann über Nacht die zuvor harmlose Substanz zum krankmachenden Allergen geworden.
Die meisten Patienten sind überrascht, wenn der Hautarzt ihnen mitteilt, daß ein seit Jahren gut vertragenes Achseldeodorant die Ursache für das plötzlich aufgetretene allergische Kontaktekzem darstellen soll. Ich erkläre dann, daß der Körper eine gewisse Mindestzeit benötigt (mindestens 14 Tage, oft Jahre) bis er überschießend Antikörper gebildet oder, wie hier bei der Ekzemreaktion, Immunzellen

aktiviert hat. Vergleichbar ist dieser Vorgang mit einem riesigen Faß, das erst überläuft, nachdem lange Zeit Wasser hineingeflossen ist.
Am leichtesten und schnellsten entwickelt sich ein allergisches Ekzem, wenn die Schutzmechanismen der Haut (Säuremantel, Fettmantel, intakte Hautoberfläche) bereits beeinträchtigt sind, beispielsweise im Rahmen einer ererbten Empfindlichkeit der Haut (s. auch: „Neurodermitis“) oder nach Anwendung scharfer Reinigungsmittel. Die Barrierefunktion der Haut ist dann gestört, und die krankmachenden Substanzen können ungehindert in tiefere Schichten vordringen. Bestimmte Immunzellen prägen sich das Aussehen, d.h. den chemischen Aufbau des Antigens, ein und tragen für die Zukunft diesen „Steckbrief“ bei sich. Damit patrouillieren sie durch die Haut und machen unerwünschte Eindringlinge (= Antigene) unschädlich. Verläuft diese Abwehrreaktion zu heftig, so erkrankt die Haut an einem allergischen Kontaktekzem (s. oben).
Die *akute* allergische Ekzemreaktion zeigt sich an der Kontaktstelle als Rötung, Knötchen- und Bläschenbildung, als gelbliche Krusten und Borken. Der Patient verspürt Juckreiz oder Brennen.
So hat ein Patient wegen eines Unterschenkelgeschwürs jahrelang eine Salbe aufgetragen und gut vertragen. Plötzlich, „über Nacht“, bilden sich juckende Bläschen und Knötchen, das Geschwür und die umgebende Haut beginnen zu nässen.
Das *chronische,* bereits längere Zeit bestehende Ekzem ist durch eine Verdickung der Haut mit Vergröberung des Hautreliefs und durch eine vermehrte Schuppung charakterisiert. Beim chronischen Ekzem leidet der Patient unter starkem Juckreiz.
Ein Ekzem kann über den direkten Kontaktbereich hinaus „streuen“, d. h. es breitet sich in andere Körperbereiche aus oder „springt“. Der Patient mit einem Unterschenkelgeschwür empfindet dann plötzlich Juckreiz an den Armen oder im Gesicht, in schweren Fällen schwellen die Augenlider an. Gelegentlich beeinträchtigt die Streureaktion den Patienten stärker als das eigentliche Kontaktekzem.

Nachweis des allergischen Kontaktekzems

Der Arzt wird beim Verdacht auf ein allergisches Kontaktekzem sog. „Läppchenteste“ an der Haut durchführen. Dabei werden die verdächtigen Stoffe, entsprechend gelöst und verdünnt, unter kleinen „Läppchen“ auf dem Rücken aufgeklebt. Nach 24–48 Stunden entfernt der Arzt die Pflästerchen und liest den Test ab. Bei Bestätigung

des Allergieverdachtes zeigen sich Rötung, gruppierte Knötchenbildung und Juckreiz dort, wo das betreffende Pflaster saß. Nach 72 Stunden und evtl. später muß noch einmal abgelesen werden, um verzögerte Reaktionen nicht zu übersehen.
Hat der Arzt im Allergietest die „Übeltäter" erkannt, wird er einen Allergiepaß ausstellen, in den er die krankmachenden Allergene einträgt, damit der Patient sich in Zukunft vor ihnen schützen kann.

Vorbeugende Maßnahmen zur Vermeidung von Kontaktekzemen

Der Patient kann selbst einiges dafür tun, daß ein Ekzem nicht immer wieder auftritt. Er muß – soweit möglich – mit aller Konsequenz den Kontakt mit der allergieverursachenden Substanz meiden. Wenn beispielsweise ein Mädchen mit einer nachgewiesenen Allergie auf Nickelionen die Ohrringe oder den Modeschmuck nicht ablegt, wird es nie zu einer Abheilung kommen können. Im Gegenteil, die Hauterscheinungen werden sich im weiteren Verlauf noch verstärken.
Das wichtigste Prinzip in der Vorbeugung vor Ekzemen ist also das *Meiden des krankmachenden Allergens.*
Dabei reicht es oft nicht aus, beispielsweise von einem blaugefärbten Deodorant auf ein rosafarbenes überzugehen. Denn oft sind die gleichen chemischen Inhaltstoffe auch im Ersatzpräparat enthalten. Häufig liegen auch Unverträglichkeiten gegenüber mehreren Allergenen vor. Ist der Patient erst einmal gegenüber einer bestimmten Substanz allergisch geworden, dann ist der Schritt zur Allergie gegenüber weiteren Stoffen nicht mehr weit.
Ich betreue noch aus meiner Klinikzeit her eine Frau, die auf Metalle allergisch reagiert und über die Auslösemomente genauestens informiert ist. Nach jedem gesellschaftlichen Ereignis, zu dem sie ihr „Geschmeide" anlegt, tritt ein Rückfall ihres Kontaktekzems am Hals und im Gesicht auf. Meine Aufklärungsversuche und Ermahnungen scheiterten an ihrer entwaffnenden Antwort: Herr Doktor, bei solchen Anlässen bin ich nur schön, wenn ich meinen Schmuck trage.
Nach langen Jahren haben wir beide uns arrangiert. Ich errege mich nicht mehr über soviel Unvernunft, und die Patientin erträgt die Beschwerden ihres Ekzems jedesmal wieder mit großer Geduld.
Im privaten Bereich wäre es also manchmal ohne große Mühe möglich, das auslösende Allergen zu meiden. Viel schwieriger ist dies im beruflichen Umfeld. Metallionen (Kaliumdichromat, Nickelsulfat), Pflanzen, Hölzer und Kunststoffe sind hier die häufigsten Allergene.

Charakteristisch für das *berufsbedingte Ekzem* ist die Besserung der Hauterscheinungen übers arbeitsfreie Wochenende oder im Urlaub. Schon der Verdacht auf eine berufliche Bedingtheit muß der Berufsgenossenschaft gemeldet werden. Führt ein allergisches Kontaktekzem zu wiederholter Arbeitsunfähigkeit oder zur Berufsaufgabe, so liegt eine Berufskrankheit vor. Manchmal gelingt es durch einen Arbeitsplatzwechsel im Betrieb oder durch Umschulungsmaßnahmen den Patienten von den schädlichen Einwirkungen fernzuhalten.
Eine wichtige Rolle spielt in diesem Zusammenhang die Berufsberatung und die Jugendarbeitsschutzuntersuchung vor Beginn der Lehre. Wird dabei z. B. festgestellt, daß im Kindesalter eine Ekzemneigung (Neurodermitits, s. dort) bestanden hat, so rät der Arzt von bestimmten Berufen ab, die häufig Ekzeme verursachen (z. B. Friseur, Metallberufe, medizinische Berufe).
Da die Immunzellen ihr Gedächtnis nicht verlieren (sog. „memory cells"), kann die allergische Reaktion ein Leben lang immer wieder nach erneutem Kontakt mit dem krankmachenden Allergen auftreten. Der „Steckbrief" der krankmachenden Substanz wird sozusagen im Computer des Immunsystems lebenslang gespeichert.

Häufige Allergene, nach Erkrankungslokalisation geordnet

Etwa 25 verschiedene Allergene verursachen bei uns besonders häufig Allergien, darunter sind Nickelsalze (Schmuck, Uhr, Münzen), Chromationen (Zement, Leder), Gummichemikalien, Formalin (Desinfektionsmittel, Textilappreturen), Perubalsam (Kosmetika), Farbstoffe, Terpentin (Schuhputzmittel) aber auch Friseursubstanzen und Pflanzenallergene (Gärtner).
Im folgenden möchte ich – nach ihrer Lokalisation geordnet – einige Beispiele für häufige Kontaktallergien anführen.

- Behaarter Kopf: Haarfärbe- und -pflegemittel
- Stirn: Hutbänder
- Gesicht: Kosmetika, Rasierwasser, Rasierseife
- Ohrläppchen: Ohrringe bei Nickelallergie (Abb. **13**, Farbtafel **III**)
- Nase: Nasentropfen, Nasensalbe (Abb. **14**, Farbtafel **IV**)
- Lippen und Bereich um den Mund herum: Zahnpasta, Mundwasser, Zitrusfrüchte, Lippenstift, Lippensalben
- Hände: Wasch-Reinigungs-Mittel, Zement, Pflanzenallergene
- Körper: Dusch-Bade-Zusätze, Kleidung, Massagemittel
- Achselhöhlen: Deodorantien, schweißhemmende Präparate

- Bauch: Jeansknöpfe, Hosen
- Genitale: Intimhygienemittel, empfängnisverhütende Präparate
- Bein: Strümpfe (Stoff und Farben), Salben zur Behandlung von Geschwüren
- Füße: Deodorantien, Pilzmedikamente.

Behandlung des allergischen Kontaktekzems

Ziel der Behandlung ist es, das Ekzem zur Abheilung zu bringen, und durch konsequentes Meiden der schädlichen Stoffe eine weitere Therapie unnötig zu machen. Keinesfalls darf die Behandlung dazu dienen, den gedankenlosen weiteren Allergenkontakt erträglicher zu gestalten.
Sind die Hauterscheinungen erheblich, so wird der Arzt kurzzeitig nicht ohne eine vorsichtig dosierte, äußerliche Hormonbehandlung auskommen.
Im erscheinungsfreien Intervall sollte die Haut in angemessener Weise gepflegt werden (s. „Reinigung und Pflege der Haut").

Vorbeugung vor Rückfällen

- Bei entsprechender Ekzemneigung, die sich schon im Kindesalter als Milchschorf geäußert hat, sollte der Heranwachsende keine Berufe ergreifen, die erfahrungsgemäß häufig zu Ekzemen führen (s. oben).
- Die Haut sollte nicht mit gewöhnlicher Seife, sondern mit einer milden, alkalifreien Seife (Syndet) gewaschen werden. Diese darf aber nicht zu stark entfetten oder durch ihren waschaktiven Inhaltsstoff die Haut direkt reizen.
- Zusätzliche Schädigungen der Haut durch brutale Reinigungsmaßnahmen mit organischen Lösungsmitteln („Tri", Terpentin, Terpentinersatz, Benzin oder Verdünnung) müssen vermieden werden.
- Nach dem Waschen sollte ein mildes Pflegepräparat aufgetragen werden, das die Haut rückfettet. Oft sind diese Pflegemittel durch Zugabe von Milchsäure oder Zitronensäure auf den Säuremantel der Haut eingestellt.
- Wenn es gelungen ist, das auslösende Allergen zu finden, sollte der Patient in Zukunft – wenn irgend möglich – weitere Kontakte vermeiden.

Nichtallergisches Kontaktekzem (toxisch-degeneratives Ekzem)

Das nichtallergische Kontaktekzem, treffend auch *Abnutzungsekzem* genannt, wird durch eine Vielzahl von schädigenden Einflüssen verursacht, die von außen auf die Haut einwirken. Je „giftiger" die reizenden Stoffe sind, um so früher und stärker setzt auch die Schädigung der Haut ein. Aber auch schwach reizende Substanzen können auf die Dauer zu einem Ekzem führen.

Zu den auslösenden Schadstoffen gehören alle möglichen Substanzen: Putz- und Scheuermittel für Fußboden, Toilette oder Badewanne, Spül- und Waschmittel, aber auch Lacke, pflanzliche Stoffe, unter Umständen sogar stark entfettende „medizinische" Seifen oder Desinfektionsmittel.

Häufig erkranken disponierte Personen, die bereits in der Kindheit unter einem Ekzem, z. B. unter einer Neurodermitis (s. dort), gelitten haben. Meistens ist bei diesen Patienten die Fähigkeit der Haut, den schützenden Fett- und Säuremantel zu reparieren, gemindert.

Ist das Ekzem *akut,* zeigen sich Rötung, Bläschenbildung, Nässen, gelbliche Krusten und Borken. Der Patient empfindet mehr oder weniger heftigen Juckreiz, vor allem aber ein manchmal starkes Brennen der Haut.

Ist das Ekzem *chronisch* geworden, so überwiegen Hautverdickung, Vergröberung des Faltenreliefs (Lichenifikation) und Schuppung. Der Juckreiz ist beim chronischen Ekzem oft quälend. Eine derart geschädigte Haut, die durch Zerstörung von Fett- und Säuremantel und durch kleine Verletzungen der Hornschicht schutzlos geworden ist, kann ihre Barrierefunktion für den Organismus nicht mehr erfüllen. Durch die „offenen Schleusentore" dringen schädliche chemische Moleküle oder Erreger (besonders Bakterien) in die Tiefe. Zusätzlich zum degenerativen Ekzem kommt es dann gelegentlich noch zu einem echten allergischen Kontaktekzem oder zur Vereiterung der Haut. Die unspezifische Hautschädigung wirkt also als Schrittmacher für weitere Hauterkrankungen.

Manche Schadstoffe können sowohl hautreizend, wie auch allergieverursachend wirken, z. B. Zement. Einerseits wird durch die alkalische Reaktion der Säuremantel zerstört, andererseits können die in ihm enthaltenen Chromationen zur Kontaktallergie führen.

Bei Frauen entsteht ein toxisch-degeneratives Ekzem häufig nach der Heirat, wenn vermehrt Hausarbeit anfällt. Manchmal wirken dann auch ganz neue Schädigungen auf die Haut ein: Baden des Säuglings,

Umgang mit Desinfektionsmitteln für Babyflaschen. Häufig beginnt das Ekzem unter dem Fingerring, da sich hier Waschmittel ansammelt.

Dieses *Hausfrauenekzem* ist ein typisches Beispiel für das degenerative Ekzem.

Arbeiten im feuchten Milieu mit Seife, Kinderbadzusätzen, Kontakt mit Spülmitteln, Waschmitteln, Aufwischwasser, scharfen Wannen- und Fußbodenreinigungsmitteln, Desinfektionsmitteln (Babyflaschen) trocknen die Haut der Hände und Unterarme aus und machen sie rauh und spröde. Oft kann die Haut die Schädigungen eine gewisse Zeit kompensieren, bis nach Monaten oder Jahren das Ekzem auftritt. Durch die Entzündung verursacht es brennende Schmerzen und Juckreiz.

Häufig ist das toxisch-degenerative Hausfrauenekzem eine Zwischenstation auf dem Weg zum allergischen Kontaktekzem. Gelegentlich können Bakterien durch kleine Einrisse der Oberhaut in tiefere Hautschichten eindringen und zur Vereiterung führen.

Nicht nur die massive Hautschädigung, beispielsweise bei der Badewannenreinigung ohne Schutzhandschuhe ist in diesem Zusammenhang ausschlaggebend, sondern gerade die vielen kleinen Handgriffe zwischendurch. So wird der große Abwasch mit der Spülmaschine durchgeführt, der eine Teller aber mal gerade mit der Hand abgewaschen. „Bis ich die Handschuhe angezogen habe, ist der Abwasch schon fertig." Die scheinbar geringe Hautschädigung reicht aber aus, um für die nächsten 14 Tage das Ekzem „aufbrausen" zu lassen. Übrigens können Spülmittel nicht nur die Haut, sondern auch die Nägel schädigen. Sie werden dann brüchig und splittern.

In diesem Zusammenhang muß man festhalten, daß eine Hausfrau schlechter dran ist als eine berufstätige Frau. Denn:

- Das Hausfrauenekzem wird nicht als Berufskrankheit anerkannt, da die Hausfrauen nicht in einer Berufsgenossenschaft versichert sind.
- Die Hausfrau kann nicht durch Umschulung oder berufsfördernde Maßnahmen ohne weiteres aus dem schädlichen Umfeld heraus.
- Sie ist möglicherweise wegen eines Kleinkindes nicht in der Lage, krank zu feiern und die Hände für 14 Tage „in die Hosentaschen zu stecken".
- Die Hausfrau muß oft auch noch im Urlaub kochen und saubermachen.

Diagnosestellung

Der Arzt wird durch Allergieteste (Läppchenteste) und Pilzuntersuchungen andere Ursachen ausschließen, auch Funktionsproben der Oberhaut (sog. Alkaliresistenzprüfung) durchführen. Nach Sicherung der Diagnose wird er gezielt behandeln und Ratschläge geben, wie sich der Patient in Zukunft vor dem Einfluß schädlicher Stoffe schützen kann.

Vorbeugende Maßnahmen

Wenn die Zusammenhänge, die zum degenerativen Ekzem geführt haben, klar geworden sind, sollte der Patient alle Möglichkeiten der Vorbeugung nutzen. Von der Regelmäßigkeit vorbeugender Maßnahmen hängt der Behandlungserfolg ab.

– Grundsatz: Wann immer möglich, direkten Hautkontakt mit den schädigenden Stoffen vermeiden.
– Auf vorschriftsmäßige Konzentration der Spül-, Reinigungs- und Waschmittel achten, nicht zu häufig Wasserkontakt.
– Konsequent Baumwollhandschuhe unter die Gummihandschuhe ziehen, auch wenn nur mal gerade ein Teller abgespült werden soll. Direkt auf der ekzematisierten Haut werden Gummihandschuhe nicht vertragen.
– Die Schutzhandschuhe sollten heil und ausreichend lang sein, d. h. sie müssen bis auf den Unterarm reichen.

Merke: *Das Anziehen der Handschuhe dauert 1 Minute, das Ekzem 14 Tage bis 3 Wochen.*

– Bei Unverträglichkeit gegenüber Flaschendesinfektionsmitteln ist Auskochen der Babyflaschen besser als Desinfizieren.
– Im erscheinungsfreien Intervall und während einer eventuellen Therapie ist eine rückfettende Hautpflege mit milden Pflegepräparaten nötig (s. Abschnitt „Reinigung und Pflege der Haut“).

Besondere Ekzemformen

Neurodermitis (atopisches Ekzem)

Die Neurodermitis (Abb. **15**, Farbtafel **IV**) wird auch als endogenes Ekzem, als Neurodermitis atopica oder Neurodermitis constitutionalis bezeichnet, im angloamerikanischen Sprachgebrauch als „atopic dermatitis".

Es handelt sich dabei um eine *anlagebedingte* Neigung zum Ekzem, die in 11% gleichzeitig mit Heuschnupfen und in 17% mit allergischem Asthma im Rahmen einer sogenannten atopischen Diathese verbunden sein kann.

Die familiäre Komponente ist nicht zu übersehen: Kinder erkranken in einer statistischen Häufigkeit von etwa 30% an einer Neurodermitis, wenn ein Elternteil unter dieser Hautkrankheit leidet. Ist bei beiden Elternteilen ein endogenes Ekzem aufgetreten, so erkranken etwa 60% der Kinder.

Wenn auch in den letzten Jahren neuere Erkenntnisse über die Neurodermitis gewonnen wurden, so ist der entscheidende Schritt zur Aufklärung dieses Krankheitsbildes doch noch nicht gelungen.

Grundsätzlich kann man zwei verschiedene Gruppen von Atopikern unterscheiden: Solche Patienten, bei denen eine anlagebedingte Blockade bestimmter Empfängerorgane (sogenannter Betarezeptoren) festzustellen ist und eine andere Patientengruppe, bei denen eine starke Überproduktion eines bestimmten Antikörpers (IgE-Antikörper) vorliegt. Keinesfalls aber sind die Hauterscheinungen des Neurodermitikers einfach nur allergische Reaktionen auf beispielsweise ein Nahrungsmittel oder Pollen. Andererseits sind aber bei gleichzeitig auftretenden Schleimhautbeschwerden eines Heuschnupfens oder einer spastischen Bronchitis bei den Allergietesten meist Pollen, Hausstaub, Tierhaare oder andere Allergene als auslösende Ursache für die Schleimhautreaktionen nachzuweisen.

In neuerer Zeit haben vor allem finnische Forscher festgestellt, daß Kinder, die lange gestillt worden sind, seltener an Neurodermitis erkranken als solche, die nur kurz oder gar nicht gestillt wurden. Man erklärt sich dies durch die Übertragung spezieller Antikörper (sogenannter IgA-Antikörper) durch die Muttermilch auf das Kind. Dadurch wird eine Stabilisierung der Darmschleimhaut bewirkt, und so gelangen weniger ekzemverursachende Substanzen in den Orgnismus hinein.

Verlauf

Wenn es sich bei der Neurodermitits auch um ein chronisches Krankheitsbild der Haut handelt, so ist sie doch im Kindes- und Jugendalter besonders „aggressiv", da in diesem Lebensalter plötzliche Verschlechterungen und die Neigung zu Komplikationen besonders häufig festzustellen sind.

Meist beginnt die Neurodermitis im Säuglingsalter als *Milchschorf* (sogenannte Crusta lactea) mit dicken, borkigen Schuppenauflagerungen am behaarten Kopf (Abb. **16**, Farbtafel **IV**), an den Wangen, aber auch am übrigen Körper. Die Haut ist trocken und kann schuppen. Im Bereich des Gesäßes kommt es oft zur Ekzematisierung, vor allem, wenn Plastikwindeln verwandt werden (s. „Windeldermatitis") (Abb. **17**, Farbtafel **V**).

Im Spiel- und Schulalter erfolgt häufig ein Übergang zum sogenannten *Beugenekzem* (Eczema flexurarum), wobei Ellenbeugen (60%) und Kniekehlen (40%) bevorzugt betroffen sind.

Im 3. und 4. Lebensjahrzehnt zeigen sich die neurodermitischen Hauterscheinungen oft als sogenannte *Prurigoknoten:* heftig juckende Knoten auf trockener Haut, die erst dann ihren starken Juckreiz verlieren, wenn ihr Zentrum mit dem Fingernagel herausgekratzt worden ist. Diese Prurigoform der Neurodermitis ist nach Professor KORTING der „Abgesang" der Neurodermitis, bevor sie letztlich abklingt. Nach dem 30. Lebensjahr haben nur noch 3 von 10 Patienten Beschwerden, die im Kindesalter unter neurodermitischen Hauterscheinungen gelitten haben. Meistens heilt jedoch die Neurodermitis bereits vorher ab.

Keinesfalls ist mit dem Abklingen des Ekzems jedoch die gesamte Problematik für den Patienten bereits beseitigt. Denn einerseits können sich Schleimhautbeschwerden wie Heuschnupfen und Asthma in der Zwischenzeit entwickelt haben, andererseits bedarf die neurodermitische Haut auch nach Abklingen der Ekzematisierung einer ganz besonderen Pflege, da es sonst zu Rückfällen kommen kann (s. S. 195).

Diagnose

Besonders schwierig ist die Neurodermitis zu erkennen, wenn nur *diskrete* Hautveränderungen vorliegen und auch bei der Erhebung der Vorgeschichte keine familiäre Belastung zu erfragen ist. Oft sieht der

Hautarzt neben einer trockenen, gelegentlich kleieförmig schuppenden Haut nur eine Schrunde am Ohrläppchenansatz oder am Mundwinkel, aber auch diskrete Ekzeme im Lidbereich, senkrechte Einrisse einer Lippe oder rote, schuppende Herde im Bereich der Großzehen oder Finger. Diese Zehenveränderungen werden unkorrekt auch als „neurodermitische Winterfüße" bezeichnet, obwohl sie besonders häufig im Frühjahr auftreten. Diese Veränderungen werden oft als Pilzerkrankung mißdeutet. Der Hautarzt wird durch entsprechende Untersuchungen unter dem Mikroskop und im Brutschrank die Pilzerkrankung ausschließen.

Einfacher ist die Diagnose, wenn typische Ekzematisierungen in den großen Gelenkbeugen oder am Hals vorliegen, besonders dann, wenn eine Vergröberung des Hautreliefs besteht. Vorgeschichte (Neurodermitis, Asthma oder Heuschnupfen in der Familie), Allergieteste und IgE-Antikörperbestimmung tragen zur Klärung bei.

Komplikationen

In seltenen Fällen kann im Rahmen einer Neurodermitis eine *Linsentrübung* des Auges auftreten.

Häufiger sind Komplikationen durch Vermehrung von Erregern auf der ekzematisierten Haut, die hier besonders günstige Lebensbedingungen vorfinden. So kommt es durch Bakterien, meist Staphylokokken oder Streptokokken, zu einer *Vereiterung,* besonders im Sommer.

Bei Befall der ekzematisierten Haut mit Herpes-simplex-Viren kann es zum *Eccema herpeticatum* kommen, einer mit hohem Fieber einhergehenden schwerwiegenden Komplikation, deren Heilungsverlauf sich manchmal über Wochen erstrecken kann.

Besonders häufig treten bei der Neurodermitis sogenannte *Dellwarzen* (s. oben) auf, die vor allem in den Gelenkbeugen durch Kratzen streifenförmig aufschießen können.

Früher war das sogenannte *Eccema vaccinatum* eine gefürchtete Komplikation. Es handelte sich dabei um eine Vermehrung von Pockenviren auf der ekzematisierten Haut, entweder bei versehentlich Geimpften oder durch Übertragung von Geimpften auf den Neurodermitiker. Diese Komplikation verlief in etwa 30% tödlich.

Vorbeugung – was der Patient selbst tun kann

Welche vorbeugende Maßnahmen kann der Betroffene nun selbst ergreifen, um Juckreiz und Hautveränderungen in Grenzen zu halten oder ein Wiederaufflackern der Neurodermitis zu verhindern? Bei der Besprechung dieser wichtigen Maßnahmen orientieren wir uns an einigen Stichwörtern:

1. **Reinigung der Haut.** Die Haut des Neurodermitikers ist grundsätzlich trocken, sie kann sogar schuppen. Häufiges Duschen und Waschen, vor allem mit scharfen Dusch- oder Badezusätzen ist ungünstig, da hierbei der spärlich gebildete Hauttalg aus der Haut herausgespült wird. Rückfettende Badezusätze, bei starkem Juckreiz auch mit Teer- oder Ichthyolzusatz, sind günstig. Dabei sollte jedoch berücksichtigt werden, daß der Hauttalg, der ein kompliziertes Emulsionssystem darstellt, nicht einfach durch Oliven- oder Sojabohnenöl vollwertig ersetzt werden kann.
Neben der *Entfettung* der Haut kann durch Waschen mit gewöhnlicher Seife zusätzlich eine *Alkalischädigung* eintreten, da die Hautoberfläche im Gegensatz zur alkalischen Seifenlösung im sauren Bereich liegt (Säuremantel der Haut). Der Hautarzt wird zur Reinigung ein medizinisches Ölbad, z. B. Balneum Hermal (mit Teer), Sulfo-Ölbad Cordes oder andere empfehlen.
Gelegentlicher Schwimmbadbesuch, z. B. Schulschwimmen ist sicherlich zu vertreten, nicht jedoch tägliches Schwimmtraining. Denn hierbei kommt es fast immer zu einer Verschlechterung der Hauterscheinungen und des Juckreizes. Dabei steht nicht, wie von den Patienten oft angenommen, eine allergische Reaktion auf desinifizierende Wasserzusätze im Vordergrund, sondern die Schädigung der sowieso eingeschränkten Schutzfunktionen der Haut.
Auch im erscheinungsfreien Intervall sollte die trockene Haut durch rückfettende Präparate *gepflegt* werden. Eine allgemeingültige Empfehlung für jeden Neurodermitis-Patienten kann jedoch wegen unterschiedlicher Empfindlichkeiten an dieser Stelle nicht gegeben werden. Bewährt haben sich pH5-Eucerin, Linola-Fett, Unguentum leniens oder ähnliche Präparate.
Um keine Mißverständnisse aufkommen zu lassen, möchte ich betonen, daß es bei der Empfehlung, nicht zu häufig zu duschen und zu waschen, nicht darum geht, der Unsauberkeit das Wort zu reden. Es geht vielmehr darum, den Neurodermitiker mit seiner trockenen Haut zu veranlassen, seinem besonderen Hautzustand im täglichen Leben Rechnung zu tragen.

2. **Ernährung.** Nach neueren Erkenntnissen, die oben bereits angesprochen wurden, empfiehlt man neurodermitischen Müttern bereits in der Schwangerschaft nicht übermäßig Nahrungsmittel zu sich zu nehmen, die häufig Allergien verursachen, z.B. Hühnereier, Kuhmilch, Zitrusfrüchte, Nüsse, Spinat. Aber auch der Kontakt mit Haustieren: Hund, Katze, Hamster, Wellensittich ist in dieser Zeit zu meiden. Nach der Geburt sollten die Mütter nach Möglichkeit längere Zeit stillen (ca. 6 Monate, s. oben).
Gelegentlich verschlechtern sich die neurodermitischen Hauterscheinungen nach Genuß von Zitrusfrüchten, nach Hühnereiweiß oder Kuhmilch, aber auch manchmal nach Gewürzen, Genußgiften. Eine spezielle, allgemeingültige Neurodermitisdiät kann der Hautarzt aber nicht empfehlen, da jeder Patient anders reagiert. Im Zweifelsfall müssen Allergieteste durchgeführt werden, die sich besonders auf Nahrungsmittelallergene, aber auch auf Inhalationsallergene wie Pollen und ganzjährige Antigene wie Hausstaub, Hausstaubmilbe, Tierhaare, Bettfedern konzentrieren werden. Man mutet den Kindern diese Teste erst im Alter von 5–6 Jahren zu, kann sie aber auch schon früher durchführen.
Läßt sich im Allergietest eine Sensibilisierung gegenüber einem Nahrungsmittel nachweisen, so sollte das betreffende Allergen gemieden werden.
Wie auch bei anderen juckenden Hauterkrankungen ist eine Verminderung der Kochsalzzufuhr günstig.

3. **Kleidung.** Da die erkrankten Hautpartien vermehrt schwitzen, muß die Abdunstung des Schweißes ermöglicht werden, am besten durch Baumwollkleidung. Kunstfasertextilien (Schweißhemmung) oder Schafwollkleidung werden von Neurodermitikern meist nicht toleriert. Oft besteht sogar eine echte allergische Reaktion gegenüber Schafwolle und anderen Tierhaaren. Wenn möglich, sind Klimazonen mit niedriger Luftfeuchte zu bevorzugen, wenigstens in der Urlaubszeit.

4. **Klimatherapie.** Erfahrungsgemäß heilen die Hautveränderungen beim Aufenthalt im Hochgebirge über 1500 m, in der Westwetterlage der Nordsee (in ca. 70%), vor allem auch im südlichen Meeresklima oft ohne weitere eingreifende Behandlung ab. Etwa 30% der Patienten geben allerdings eine Verschlechterung beim Aufenthalt an der Nordsee an.

Diese günstigen klimatischen Einflüsse sollte der Patient im Urlaub nach Möglichkeit nutzen, auch wenn das Ekzem innerhalb einiger Tage oder Wochen nach der Rückkehr zum Heimatort wieder auftreten kann. Gerade Kinder, die wegen des nächtlichen Juckreizes morgens in der Schule unausgeschlafen und unaufmerksam sind, blühen in diesen Wochen regelrecht auf.
Manchmal ist auch die Umsiedlung eines Neurodermitis-Patienten in ein Reizklima (Hochgebirge, Nordsee) möglich, wobei allerdings der günstige Effekt häufig nach einer Gewöhnungszeit geringer wird.

5. **Berufswahl.** Die Berufswahl stellt für den neurodermitischen Jugendlichen und für den Hautarzt ein besonderes Problem dar. Oft sind die Hauterscheinungen nach der Pubertät abgeklungen, der Juckreiz verschwunden, die Haut nur noch trocken. Viele Neurodermitiker glauben nun irrtümlich, daß jetzt die Haut wieder normal belastet werden kann, was oft zu einer erneuten Ekzematisierung führt.
Auf jeden Fall ist es besser, gefährdende Berufe von vornherein gar nicht erst zu erlernen, als nach einigen Jahren durch Umschulung eine zweite Ausbildung beginnen zu müssen.
Für den Neurodermitiker sind Berufe problematisch, die die Haut chemisch, physikalisch oder mechanisch reizen: Friseur, medizinische Berufe, Raumpflegerin, Spülerin, Maurer, Schlosser, Textilarbeiter, Landwirt, Steinmetz, Bäcker und andere.

Behandlung der Neurodermitis

Leider gibt es kein Medikament, das die anlagebedingte Ekzemneigung für immer beseitigt. Die Hauterscheinungen können aber durch eine auf den Einzelfall abgestimmte vorsichtige Behandlung gelindert oder zur Abheilung gebracht werden. Aber auch nach Abheilung sollte der Patient bedenken, daß jederzeit ein Rückfall, vor allem nach Erkältungskrankheiten oder schädlichen äußeren Einwirkungen (s. oben) möglich ist, und daß die Haut anders gepflegt werden muß als beim Gesunden.

Ein ganz persönliches Wort:
Gerade bei diesem chronischen, immer wieder erneut rückfälligen und evtl. durch Heuschnupfen und Asthma komplizierten Krankheitsbild unterliegen die verzweifelten Eltern neurodermitiskranker Kinder immer wieder der Versuchung, jede nur denkbare Behandlungsmöglichkeit zu nutzen, um ihrem Kind zu helfen. Oft geraten sie dabei in die Hände von Therapeuten, die den Eltern eine völlige Heilung

versprechen (die gar nicht vorherzusagen ist), dafür aber ein Vermögen fordern. Im Zweifelsfall sollte der Patient beim Arzt seines Vertrauens oder bei der Krankenkasse vorher Erkundigungen einholen.
Wie bei anderen Krankheiten auch, liegt die ärztliche Kunst in der Behandlung dieser Ekzemneigung darin, durch eine möglichst vorsichtige Medikation die Haut erscheinungsfrei zu bekommen. Dabei wird der Arzt bei geringfügigen Hauterscheinungen besonders mild, bei starkem Juckreiz und ausgeprägten Hauterscheinungen auch einmal kräftiger behandeln müssen.

Für Hautarzt und Patient gilt der Merksatz:
Behandeln nur, wenn man muß, und pflegen, solange man kann.

Welche Behandlungsmöglichkeiten gibt es nun? Grundsätzlich unterscheiden wir drei Behandlungswege:

1. die äußerliche Behandlung,
2. die innerliche Behandlung und
3. die Allgemeinbehandlung.

Die äußerliche Behandlung beginnt mit pflegerischen Maßnahmen, die bereits weiter oben besprochen worden sind. Beim Neurodermitiker ist die gewissenhafte Pflege der Haut bereits Therapie.
Bei chronischen Ekzemherden, vor allem bei solchen, die mit Vergröberung des Hautreliefs (Lichenifikation) und stärkerem Juckreiz einhergehen, sind *teer- und ichthyolhaltige* Präparate angezeigt. Der Steinkohlenteer hat jedoch den Nachteil, daß er die Haut gegenüber dem Sonnenlicht empfindlich macht. Daneben stört der unangenehme Geruch.
Abschuppende, meist *salicylsäurehaltige* Präparate können günstig wirken, aber gelegentlich die Haut auch reizen.
Kurzzeitig und nur im Ekzemschub angewandt, sind *äußerliche Corticosteroidpräparate* durchaus angezeigt. Bei langfristiger, konzentrierter und unsachgemäßer Anwendung können sie jedoch eine Verdünnung der Oberhaut, Streifenbildung, Aussprossen von kleinen Gefäßen, Hautausschlag und allgemeine Nebenwirkungen, gerade bei Kindern hervorrufen (s. unten).
Alle Ärzte und Wissenschaftler, die sich intensiv mit der Neurodermitis beschäftigen, sind sich aber darüber einig, daß bei sinnvoller und sachgemäßer Anwendung die äußerlichen Glucocorticoidpräparate aus der Behandlung der Neurodermitis nicht wegzudenken sind. Nach

Prof. STÜTTGEN (Berlin) sollte eine unberechtigte Verteufelung von Corticoiden das Leiden von Kindern nicht erhöhen.
Schließlich spielen bei der äußerlichen Behandlung der Neurodermitis gelegentlich auch einmal *antibiotische* Salben oder Kombinationspräparate aus Antibiotika und Glucocorticoiden eine Rolle, wenn eine Vereiterung der Ekzemherde eingetreten ist.
Die *innerliche Behandlung* der Neurodermitis bleibt schweren Fällen vorbehalten.
So kann die Gabe von *antiallergischen* Medikamenten, wie Antihistaminpräparaten bei starkem nächtlichen Juckreiz notwendig werden, beispielsweise dann, wenn Schulkinder nachts wegen des heftigen Juckreizes nicht schlafen und morgens in der Schule wegen Übermüdung dem Unterricht nicht folgen können. Leider können die meisten dieser Präparate empfindliche Patienten auch wiederum etwas müde machen.
Wenn irgend möglich, wird der Arzt auf die Verordnung innerlicher Glucocorticoidmedikamente verzichten oder sie nur bei schweren Ekzemschüben kurzzeitig für einige Tage anwenden, sozusagen als Notmedikation. Die Nebenwirkungen einer langzeitigen und unsachgemäßen Glucocorticoidtherapie haben diese Behandlungsmethode in Verruf gebracht. Als Hautarzt, der sehr häufig Nebenwirkungen einer unsachgemäßen Glucocorticoidbehandlung zu Gesicht bekam, und wann immer möglich, gegen die kritiklose Anwendung von Glucocorticoiden, äußerlich oder innerlich, zu Felde zog, habe ich heute den Eindruck, daß wir von dem einen Extrem der kritiklosen Anwendung ins andere Extrem der Verteufelung dieser Präparategruppe gefallen sind. Der richtige Weg im Umgang mit dieser Medikamentengruppe dürfte in der Mitte liegen.
Was die *Allgemeintherapie* der Neurodermitis betrifft, so bin ich bereits auf die *Klimatherapie* weiter oben eingegangen. Als neuen und vielversprechenden Weg in der Behandlung der Neurodermitis möchte ich die *Lichttherapie* ansprechen, die zunächst wie bei der Schuppenflechte mit der selektiven UV-Therapie (SUP-Therapie) durchgeführt wurde. Diese Behandlungsart ist von dem Physiker SAALMANN bereits vor mehr als 10 Jahren für die Behandlung der Schuppenflechte entwickelt worden und gilt heute als klassische Behandlungsmethode bei der Behandlung ausgedehnterer Formen der Schuppenflechte.
Bei den Behandlungsversuchen der Neurodermitis mit dieser SUP-Behandlung kam es jedoch in den ersten 4–6 Wochen zunächst zu

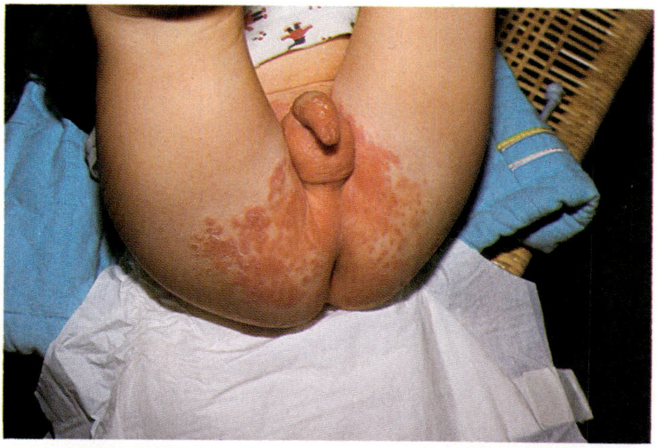

Abb. **17** Windeldermatitis durch Hefepilze

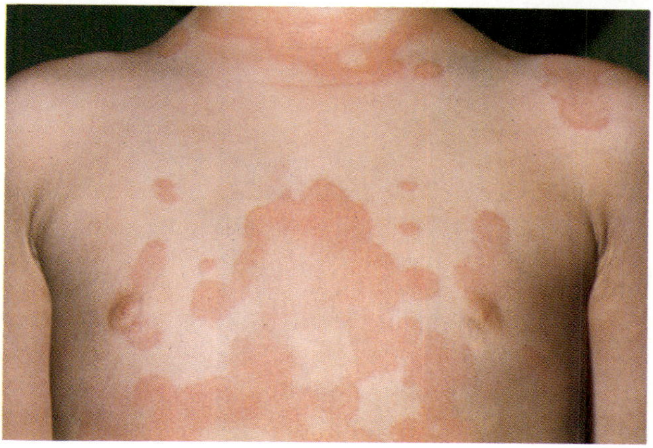

Abb. **19** Allergische Quaddelsucht (Urtikaria)

Farbtafel VI

20

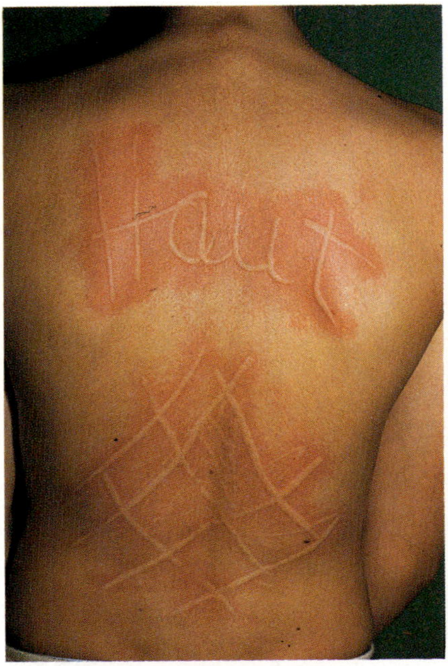

24

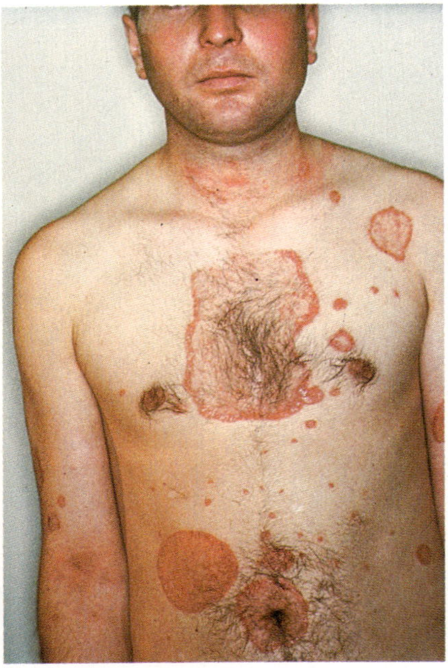

25

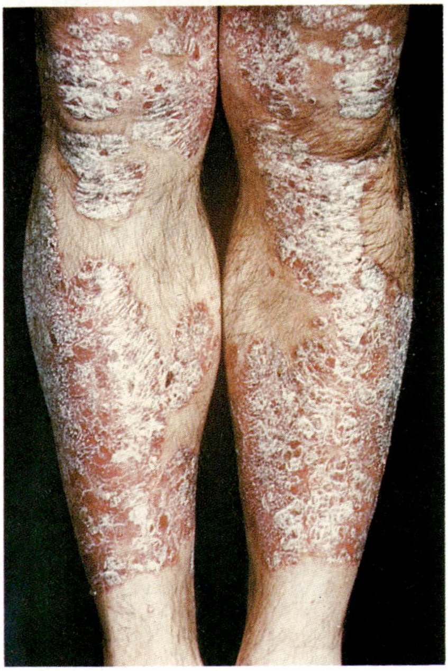

Abb. **20** Urticaria factitia

Abb. **24** Schuppenflechte (Psoriasis)

Abb. **25** Schuppenflechte

einer Zunahme des Juckreizes, ja, manchmal sogar zu einer Verschlechterung der Hauterscheinungen, bevor durch die „Umstimmung des Organismus" eine Besserung eintrat. Diese „Durststrecke" bei der Behandlung ist durch die *UVAPUR-Behandlung,* bei der nur langwelliges UVA-Licht aus einer speziellen Röhre abgestrahlt wird, jetzt so abgeschwächt, daß der Patient sich dadurch kaum noch belästigt fühlt. Die Behandlungsergebnisse mit dieser Therapieform sind in vielen Fällen sehr günstig.
Solarien, die ebenfalls UVA-Strahlen abgeben, sind für die Behandlung der Neurodermitis nicht ausreichend wirksam.

Austrocknungsekzem („Trockenflechte")

Häufig erkranken Menschen mit trockener, empfindlicher Haut an einem nicht allergisch bedingten Austrocknungsekzem: ältere Leute, Ekzempatienten (Neurodermitiker), Kleinkinder. Aber auch die normal gefettete Haut kann betroffen sein, wenn sie zu intensiv oder zu häufig mit aggressiven Reinigungspräparaten gewaschen wird.
Besonders befallen sind die talgdrüsenarmen Hautbezirke an den Armen, Beinen und seitlichen Rumpfpartien. Hier zeigen sich sogar mit bloßem Auge erkennbar, deutlicher unter der Lupe, Einrisse der Oberhaut, die an die gesprungene Glasur einer Vase erinnern oder an einen feuchten Sumpf, bei dem durch die Sonnenhitze die Erdkruste aufgebrochen ist.
Der Patient verspürt ein Brennen und oft quälenden Juckreiz, besonders nach dem Baden, Duschen oder nachts im Bett. Übermäßiges Duschen scheint sich noch ungünstiger auszuwirken als ein Vollbad, da beim Abbrausen das Hautfett im Ausguß verschwindet.
Das Austrocknungsekzem tritt meistens in der kühlen Jahreszeit auf, nur selten einmal im Sommer. In der Wärme und mit Schweiß breitet sich der Talg besser auf der Haut aus, er „spreitet" dann besser.
Das Austrocknungsekzem entsteht dadurch, daß der spärlich gebildete Hauttalg bei relativ zu häufigem Waschen oder Duschen übermäßig stark aus der Haut herausgespült wird. Bis zur nächsten Waschung (= Entfettung) gelingt es nicht, den „Fettmantel", der noch durch die vorausgegangene Reinigungsmaßnahme „zerrissen" ist, wieder zu reparieren. Durch diesen „durchlöcherten Regenmantel" prasselt dann schon wieder das nächste Duschbad hindurch. Paradoxerweise kommt es also durch zu intensive Anwendung von Wasser zu einer

Austrocknung der Haut. Dies ist verständlich, da ja der Hauttalg über ein kompliziertes Emulsionssystem Wasser aus der Umgebung aufnehmen kann. Durch warmes oder heißes Wasser wird der Haut mehr Fett entzogen als durch kaltes Wasser.
Besonders verheerend wirkt sich bei diesen Patienten die übertriebene Anwendung von entfettenden Dusch- oder Badezusätzen aus. Manche Firmen liefern Ölbadezusätze, die die Haut beim Waschen rückfetten. Sie verhindern jedoch das Austrocknungsekzem nicht in jedem Fall. Keinesfalls können die in derartigen Badezusätzen enthaltenen Öle (z. B. Sojabohnenöl, Olivenöl) den vorher ausgespülten Hauttalg vollwertig ersetzen.
Beim Austrocknungsekzem kommen also die Rückfettungsmechanismen der Haut der Entfettung nicht mehr nach. Ich möchte dies an zwei Beispielen noch weiter erläutern:

- Die Talgproduktion nimmt mit zunehmendem Lebensalter immer mehr ab. Behält ein älterer Mensch nun die Waschgewohnheiten aus der Jugend auch im Alter bei, so kommt es – obwohl früher niemals Hautprobleme auftraten – zum Austrocknungsekzem. Wird er mit seiner trockenen Haut beispielsweise wegen eines Ischiassyndroms mit Unterwassermassagen behandelt, entsteht über Nacht die „Trockenflechte“.
- Gelegentlich erkranken Kinder oder alte Menschen auf Pflegestationen, wenn die Waschvorschriften gewissenhaft durchgeführt werden. So gesehen stellt das Austrocknungsekzem ein Qualitätsmerkmal für die betreffende Pflegeeinrichtung dar.

Am Beispiel des Austrocknungsekzems zeigt sich eindrucksvoll, wie sehr der Mensch bei der Reinigung und Pflege der Haut seiner individuellen Hautbeschaffenheit Rechnung tragen muß. Ein Patient mit fetter Haut kann sich unbekümmerter und häufiger waschen als der mit einer trockenen Haut (s. auch Kap. „Reinigung und Pflege der Haut“).
Ich möchte nicht mißverstanden werden; es geht hier nicht um die Sauberkeit! Daß man sich waschen muß ist selbstverständlich. Die Hautreinigung sollte aber unter Berücksichtigung der Besonderheiten der eigenen Haut erfolgen. Ein farbiger Wollpullover wird schließlich auch anders gewaschen als ein Leinenbettuch.
Kompliziert wird dieses Problem noch durch die Tatsache, daß bei ein und demselben Menschen gleichzeitig Hauterscheinungen durch eine zu fette (seborrhoisches Ekzem an der Stirn, s. unten) und eine zu trockene Haut („Trockenflechte“ an den Wangen) bestehen können.

In letzter Zeit beobachtet der Hautarzt gelegentlich verstärkten Juckreiz und Austrocknungserscheinungen nach Bräunungsbestrahlungen in Solarien.
Eine leichtere Ausprägung dieser Ekzemform stellt auch die aufgesprungene Haut über den Fingerknöcheln im Winter bei Rad- oder Mopedfahrern dar, die ohne Handschuhe fahren.
Auch bei Autofahrern entstehen gelegentlich trockene, juckende Herde an den Händen, wenn die Fahrzeugheizung längere Zeit voll aufgedreht war.
Häufig sieht man eine leichte Ausprägung des Austrocknungsekzems auch unter der Nase nach Erklältungskrankheiten.

Vorbeugende Maßnahmen

- Häufigkeit und Intensität der Reinigungsmaßnahmen sollten sich nach dem Verschmutzungsgrad der Haut und dem Hauttyp (trokken, fett, normal gefettet) richten (s. „Die Reinigung der Haut").
- Bei trockener Haut sollten rückfettende Dusch- und Badezusätze bevorzugt werden.
- Zum Duschen und Waschen ist kühleres Wasser, das weniger Talg aus der Haut herausschwemmt, geeigneter als warmes oder heißes. Allzu kräftiges Rubbeln mit dem Frotteehandtuch ist ungünstig.
- Nach dem Reinigen muß die trockene Haut regelmäßig mit einer milden Fettcreme rückgefettet werden.
- Schwimmbad- oder Saunabesuche sind für die körperliche Ertüchtigung und das Wohlbefinden so wichtig, daß man sie bei trockener Haut nur dann einschränken sollte, wenn ein Ekzem auftritt. Ansonsten ist auf regelmäßige Hautpflege zu achten.
- Die richtige Reinigung und Pflege der Haut stellt beim Austrocknungsekzem gleichzeitig auch die beste Vorbeugung und Therapie dar. Nur bei ausgeprägten Hautveränderungen wird der Hautarzt zu Beginn der Behandlung für einige Tage eine milde Cortisonsalbe verordnen.

Seborrhoisches Ekzem

Das seborrhoische Ekzem zeigt sich am behaarten Kopf, an den Augenbrauen, seitlich an der Nase aber auch in der vorderen und hinteren Schweißrinne als braunrote, schuppende Herde. Es kann einer Schuppenflechte sehr ähnlich sein. Professor STEIGLEDER aus Köln

meint, daß Übergangsformen zur Schuppenflechte existieren („Seborrhiasis").
Oft empfinden die Patienten mehr oder weniger starken Juckreiz.
Die eigentliche Ursache ist unbekannt. Man erörtert eine gestörte Talgproduktion oder auch hormonelle Faktoren.
Die Behandlung erfolgt mit Schwefel- und Teerpräparaten, kurzzeitig und vorsichtig auch einmal mit Steroidcremes.

Säuglings- und Kinderekzeme

Bei den Säuglings- oder Kinderekzemen handelt es sich nicht um ein einheitliches Krankheitsbild. Verschiedene Ekzemformen können an der meist trockenen und besonders empfindlichen kindlichen Haut auftreten.

1. Der sog. *„Milchschorf"* stellt die Frühform der Neurodermitits (atopisches Ekzem) im Säuglingsalter dar. Dabei ist die Kopfhaut gerötet und schuppt. In ausgeprägten Fällen ist auch die Haut im Gesicht und am Körper trocken, gerötet und schuppt (s. auch „Neurodermitis").

2. Das *seborrhoische Ekzem* (s. oben) zeigt sich vor allem im ersten Lebensvierteljahr. Man nimmt an, daß unter dem Einfluß der bei der Geburt „mitgegebenen" mütterlichen Sexualhormone die Talgbildung in den ersten Wochen gesteigert abläuft.
Im Gegensatz zum seborrhoischen Ekzem des Erwachsenen überziehen die Hauterscheinungen beim Säugling gelegentlich große Hautflächen. Manchmal ist die Körperoberfläche insgesamt gerötet und schuppt. Dieses Säuglingsekzem klingt nach etwa 3 Monaten ab.

3. Das *Austrocknungsekzem* entsteht vor allem bei neurodermitischen Kindern mit trockener Haut. Zu häufiges Baden kann auslösend wirken (s. oben). Man findet es auch unter Plastikwindeln, wobei die Begrenzung des Ekzems oft mit den „Bündchen" an Bauch und Oberschenkeln abschließt (s. „Windeldermatitis").
Die Mütter kennen die Besonderheiten der Haut ihrer Kinder sehr genau und baden sie nicht häufiger als 2mal/Woche mit einem rückfettenden Badezusatz. Dabei werden natürlich Gesäß und Genitalbereich regelmäßig auch zwischendurch gereinigt und gepflegt.

4. An der Auslösung der *Windeldermatitis* sind verschiedene Ursachen beteiligt (s. Abb. **17**, Farbtafel **V**):

- chemische Reizung durch den alkalischen Urin (Ammoniak).
- Aufweichung und Quellung der Oberhaut durch feuchte Wärme, besonders unter Plastikwindeln.
- Verbesserung der Wachstumsbedingungen für krankmachende Erreger, besonders für Hefepilze.
- Austrocknung der Gesäßhaut.

Durch Wärme- und Feuchtigkeitsstau entwickelt sich unter Plastikwindeln eine subtropische Brutkammeratmosphäre. Besonders Hefepilze (s. Kapitel „Hefepilzerkrankungen") und Bakterien finden hier ideale Wachstumsbedingungen vor. Um es sehr drastisch auszudrükken, der Kinderpopo „schmort" unter dem oft auch noch durch enge „Bündchen" abgedichteten Plastik im „eigenen Saft". Ein mir bekannter Kinderarzt empfiehlt den Müttern, die „Bündchen" einzuschneiden.
Damit keine Mißverständnisse auftreten, möchte ich betonen, daß die meisten Kinder Plastikwindeln gut vertragen. Aus dermatologischer Sicht jedoch sind Stoffwindeln evtl. mit Plastikhöschen etwas günstiger.
Das eigentliche Problem der Windeldermatitis ist allerdings wohl weniger ein Problem der Windelart als vielmehr des *Windelwechsels.* Werden die Windeln möglichst bald nach dem Einnässen gewechselt, können Urin und Stuhl die empfindliche Gesäßhaut des Säuglings gar nicht erst schädigen.
Der Vollständigkeit halber möchte ich anführen, daß nach einer neueren Untersuchung die Professoren H. TRONNIER, Dortmund, G. J. SCHMITT und J. M. PACHLER, München, keine nachteiligen Wirkungen von Wäscheweichspülmitteln, Waschtemperatur und Einmalhöschenwindeln an der kindlichen Haut gesehen haben.

5. *Allergisches Kontaktekzem:* Nur sehr selten tritt im Kindesalter einmal ein echtes allergisches Kontaktekzem auf (s. oben).

Anmerkung:
Bei der Behandlung kindlicher Ekzeme ist der Arzt mit Steroidsalben ganz besonders vorsichtig, da diese die kindliche Haut leichter als beim Erwachsenen durchdringen und deshalb allgemeine Auswirkungen denkbar sind.

Unterschenkelekzeme

Auch das Unterschenkelekzem ist keine einheitliche Hauterkrankung. Es kann als *Stauungsekzem* bei einer chronischen Venenfunktionsstörung auftreten. Dabei zeigen sich neben den juckenden Ekzemherden zusätzlich Beinschwellung, Gewebsverhärtung, braune und schmerzhafte weiße Flecken, oft auch ein Geschwür oberhalb des Innenknöchels. Bei der Behandlung wird der Arzt neben äußerlichen Maßnahmen zur Kompressionstherapie (elastische Verbände, „Gummistrümpfe“) raten (s. unter chronische Venenfunktionsstörung).
Das allergische *Kontaktekzem* am Unterschenkel entsteht oft nach langjähriger Salbenbehandlung wegen eines Unterschenkelgeschwürs. Dabei entwickelt sich die Allergie um so häufiger, je mehr verschiedene Salben, Puder oder andere Lokaltherapeutika im Laufe der Zeit auf die Haut aufgetragen worden sind (s. oben).
Auch das *Austrocknungsekzem* kann am Unterschenkel auftreten, da die Haut dort wenig Talgdrüsen aufweist.

Allergische Quaddelsucht (Urtikaria)

Die allergische Urtikaria ist ein typisches Beispiel für eine allergische Hautreaktion vom *Soforttyp (Typ I)*. Innerhalb von Minuten nach Aufnahme eines unverträglichen Medikamentes, Nahrungsmittels oder auch einer anderen allergieauslösenden Substanz kommt es zur Freisetzung von Histamin und anderen ähnlich wirkenden Stoffen aus bestimmten Zellen, den sog. Mastzellen (Abb. **18**). Die ausgeschütteten Wirkstoffe führen zu Gefäßerweiterung (= Hautrötung), Flüssigkeitsaustritt aus dem Gefäß ins Gewebe (= Schwellung) und zu Juckreiz.
Es zeigen sich rote Quaddeln, manchmal am ganzen Körper, deren Einzelherde wie Insektenstiche aussehen, jedoch ohne Einstichstelle in der Mitte (Abb. **19**, Farbtafel **V**).
In besonders schweren Fällen sind auch tiefere Hautschichten betroffen. Die Hautrötung ist dann weniger eindrucksvoll. Juckreiz besteht in diesen Fällen kaum. Lippen, Augenlider, ja sogar der Kehlkopf können bei dieser Form der Quaddelsucht sehr stark anschwellen. Diese glücklicherweise seltene Variante bezeichnen wir als *Quincke-Ödem*.

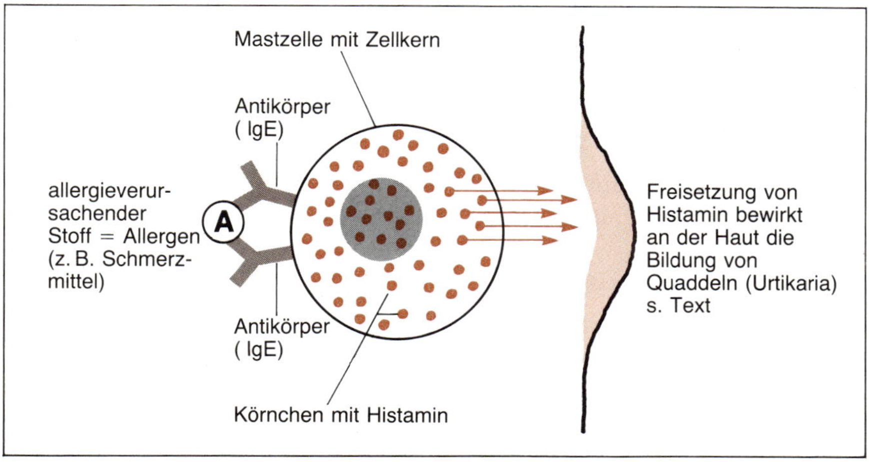

Abb. **18** Freisetzung von Histamin aus den Mastzellen bei einer allergischen Reaktion vom Typ I (z. B. bei der allergischen Quaddelsucht – Urtikaria)

Medikamente, besonders Schmerzmittel, Rheumamittel, fiebersenkende Präparate, Antibiotika, vor allem Penicillin, Schlaf- und Beruhigungsmittel, aber auch eine Unzahl weiterer Substanzen können die Urtikaria auslösen. Auch Nahrungsmittel, Zusatzstoffe in Nahrungsmitteln wie Konservierungsmittel oder Farbstoffe, Obst, besonders Zitrusfrüchte, kurz gesagt, fast jede Substanz, die in den Organismus hineingelangt, kann eine Quaddelsucht hervorrufen.

Die Suche nach dem auslösenden Allergen ist mit einer kriminalistischen Fahndung nach einem Bankräuber vergleichbar. Tausende von Verdächtigen kommen als Übeltäter in Frage. Ohne Mithilfe von Zeugen – hier des Patienten – ist ein Fahndungserfolg nicht möglich. Denn nur der Patient weiß, welches Medikament oder Nahrungsmittel er zu sich genommen hat. Er sollte nicht die Geduld verlieren, wenn der Arzt mehrfach im Verlauf eines Gespräches nach verdächtigen Substanzen fragt.

Ich möchte ein Beispiel aus meiner Sprechstunde schildern: Ein Geschäftsinhaber erkrankte alle 3–4 Wochen an einer jedesmal stärkeren Quaddelsucht. Immer wenn ich ihn nach Medikamenten fragte, wurde er ärgerlich und winkte ab. Beim letzten Ereignis bekam er keine Luft mehr und drohte zu ersticken. Nachdem es ihm besser ging, sagte ich ihm auf den Kopf zu, daß er Medikamente einnehmen würde, denn die Hauterscheinungen sprächen eine eindeutige Sprache.

Es stellte sich dann heraus, daß er alle paar Wochen einmal eine Schmerztablette einnahm. Da er dies schon seit Jahren tat, hielt er es für völlig ausgeschlossen, daß die allergischen Erscheinungen dadurch hervorgerufen wurden. Im Allergietest bestätigte sich dann der Verdacht. Seitdem er das Mittel nicht mehr einnimmt, ist er beschwerdefrei. Bei leichten Kopfschmerzen macht er kalte Umschläge, sind sie stärker, nimmt er ein verträgliches Ausweichpräparat mit anderer Zusammensetzung ein.

Das Argument: „Dieses Medikament oder jenes Kosmetikum kann die Allergie nicht hervorrufen, denn ich verwende es schon seit Jahren" hört der Allergologe sehr häufig. Doch je länger ein Präparat verwendet wird, um so größer ist die Gefahr einer Allergisierung!

Wie ist das zu erklären? Der Organismus benötigt bei entsprechender Neigung zu allergischen Reaktionen manchmal Jahre oder Jahrzehnte, bis er überschießend Antikörper gebildet hat. Der Ablauf ist mit einem großen Faß vergleichbar, das erst nach langer Zeit überläuft.

Ich darf hier gleich einen weiteren Irrtum ausräumen. Nehmen wir einmal an, im Allergietest sei nachgewiesen worden, daß der Patient auf einen bestimmten Inhaltstoff in einem Schmerzmittel allergisch reagiert, z. B. auf Phenacetin. Er läßt von jetzt an das bisherige Schmerzmittel weg, da er ja weiß, daß er es nicht verträgt. Er holt sich nun statt des Medikamentes mit dem Namen X das Präparat Y und wiegt sich in Sicherheit. Innerhalb weniger Minuten nach der ersten Einnahme kommt es erneut zur Quaddelsucht. Warum? Bei dem neuen Medikament war nur der Handelsname anders, Phenacetin aber auch enthalten.

An diesem Beispiel wird deutlich, daß es lebenswichtig sein kann, dem Arzt oder Apotheker den Allergiepaß vorzulegen, in dem das Allergen eingetragen ist. Man sollte als Patient auch immer den Beipackzettel des verordneten Medikamentes überprüfen, auf dem die Inhaltsstoffe angegeben sind.

Ähnlich verhält es sich, wenn man beispielsweise auf ein anderes Achseldeo oder Kosmetikum überwechselt. Auch wenn das Präparat jetzt nicht mehr grün, sondern blau oder rot aussieht und anders duftet, können die gleichen Allergene enthalten sein, die zuvor die allergischen Reaktionen verursacht haben. Leider sind bei den meisten Kosmetika die Inhaltsstoffe nicht wie bei den Arzneimitteln deklariert.

Tips für Allergiepatienten

- Werden Sie nicht ungeduldig, wenn ihr Arzt sie mehrmals nach verdächtigen Substanzen fragt. Intensives Befragen zeigt das gewissenhafte Bemühen, die Ursache Ihrer Beschwerden herauszufinden.
- Unterstützen Sie den Arzt in seinem Bemühen. Schauen Sie in der Hausapotheke, im Nachttisch nach Medikamenten, auch nach solchen, die Sie schon lange oder nur ganz selten einmal einnehmen.
- Notieren Sie genau, was Sie an Nahrungsmitteln zu sich nehmen. Wir haben einmal 3 Monate gesucht, bis wir die Erdnüsse gefunden hatten, die bei einem 9jährigen Jungen die Quaddelsucht auslösten. Wenn die Mutter nicht gewissenhaft notiert hätte, daß der Junge bei einem Zoobesuch Erdnüsse gegessen hatte, wäre die Ursache erst später aufgedeckt worden.
- Solange die Quaddelsucht nicht ausgeheilt ist, sollte Alkohol gemieden werden. Oft tritt sie am Wochenende auf, wenn die Dünndarmschleimhaut durch Alkoholgenuß gereizt ist. Möglicherweise ist dieses Phänomen dadurch zu erklären, daß durch die „geöffneten Schleusentore" einer gereizten Darmschleimhaut mehr und größere allergieverursachende Stoffe hindurchgelangen können, als dies bei intakter Barriere möglich ist.

Diagnosestellung

Nach Abklingen der Hauterscheinungen wird der Arzt Allergieteste durchführen, um das krankmachende Allergen zu finden. Ist es erkannt, stellt er einen Allergiepaß aus, damit der Patient die entsprechende Substanz in Zukunft meiden kann. Der Paß sollte bei jedem Arzt- und Apothekenbesuch vorgelegt werden. Wenn der Patient die krankmachende Substanz meidet, ist er geheilt.

Oft ist die Suche nach dem auslösenden Allergen sehr langwierig und bleibt ohne Mithilfe des Patienten ohne Erfolg. Je länger die ersten Beschwerden zurückliegen, um so geringer ist die Chance das Allergen zu finden.

Behandlung

Der Arzt wird dem Patienten einen Diätplan mitgeben, auf dem Nahrungsmittel aufgelistet sind, die selten Allergien verursachen (s. unten).

Fasten für einige Tage, salzhaltige Abführmittel werden empfohlen, um den Magen-Darm-Kanal zu reinigen und die Quaddelsucht „auf den Darm abzuleiten".

Antiallergische Medikamente wie Antihistaminika (Vorsicht: Beeinträchtigung der Fahrtüchtigkeit möglich!), nur in schweren Fällen einmal kurzzeitig Cortisonpräparate, können angezeigt sein.
Manchmal schwelen chronische Bakterienherde im Körper, z. B. eine chronische Mandelentzündung, eine Zahnwurzelvereiterung, eine chronische Gallenblasenentzündung und unterhalten die Urtikaria. Diese Bakterienherde verursachen oft außer der allergischen Reaktion keine erkennbaren Beschwerden. Bei immer wieder auftretenden Quaddelschüben wird der Arzt den Patienten in der Klinik durchuntersuchen lassen, damit solche versteckten Herde erkannt werden.

„Allergenarme" Nahrungsmittel (Beispiele)

Brot (jeder Art)
Kartoffeln
Reis
Haferflocken
Butter
Maisöl
Zucker und Salz
Mageres Fleisch, gegrillt oder gekocht (*außer Geflügel*)
Spargel
Junge Erbsen und Bohnen
Tee dünn, immer die gleiche Sorte
Mineralwasser

Diese Diät ist zunächst für 14 Tage gewissenhaft einzuhalten. Danach gibt man schrittweise weitere Nahrungsmittel hinzu, beispielsweise an einem Tag Milch, am folgenden Eier und wartet ab, ob Quaddeln auftreten.
Während dieser Zeit sollte der Patient alles protokollieren, was er zusätzlich ißt.

Andere Formen der Quaddelsucht

Urtikaria factitia

Zunehmend häufiger stellen sich in der Sprechstunde Patienten vor, die unter einer besonderen Form einer nicht allergisch bedingten Quaddelsucht leiden, der Urtikaria factitia.

Sie ist durch das Auftreten von heftig juckenden Quaddeln im Bereich von Scheuerstellen der Haut gekennzeichnet. Es kommt beispielsweise im Gürtelbereich, unter den BH-Trägern, an den seitlichen Halspartien, in schweren Fällen auch an den Handflächen und Fußsohlen zu streifigen, roten, stark juckenden Quaddeln. Manchmal ist dem Patienten die vorausgegangene mechanische Reizung der Haut gar nicht erinnerlich. Die Hauterscheinungen verschwinden nach ungefähr ½–¾ Stunde, um möglicherweise schon an anderer Stelle wieder aufzutreten.

In leichteren Fällen sind nur die seitlichen Halspartien (Scheuern des Kragens) oder die Oberschenkelinnenseiten betroffen. Der Arzt sieht dann oft nur eine leichte Rötung, während der Betroffene intensiven Juckreiz verspürt. Diese leichten Formen der Urticaria factitia sind schwer zu diagnostizieren und werden leicht mit einer allergischen Quaddelsucht verwechselt.

Je mehr der Patient reibt und scheuert, um so stärker wird der Juckreiz. Wärmeeinwirkung verstärkt den Juckreiz, Kälte wird als angenehm empfunden. So wird beispielsweise die Aufwärmphase in der Sauna als unangenehm bemerkt, das kühle Tauchbad danach aber als angenehm. Gegen Abend nimmt der Juckreiz zu, manchmal stehen die Patienten nachts auf und lassen kaltes Wasser über die juckenden Hautpartien laufen. Auch Alkoholgenuß verschlechtert die Beschwerden.

Meistens sind intelligente, sensible, zartbesaitete Menschen betroffen, die sich alles sehr zu Herzen nehmen, Menschen also, die nicht gerade eine „Elefantenhaut“ haben. Ihnen geht im wahrsten Sinne des Wortes alles „unter die Haut“. Oft klagen sie gleichzeitig über Magenbeschwerden oder „Herzstiche“, ohne daß der Internist einen krankhaften Organbefund erheben kann. In diesen Fällen sind die Herz- und Magenbeschwerden, so wie die Hauterscheinungen, Hinweise oder Warnsignale des Körpers, mit denen er auf die Unruhe im vegetativen Nervensystem aufmerksam macht.

Der Patient mit einer Urticaria factitia ist beruflich „gestreßt“, verrichtet häufig auch Wechsel- oder Nachtschicht. So habe ich 2 Journalisten in Betreuung, die nach einigen Tagen Urlaub jedesmal ohne weitere Therapie völlig beschwerdefrei sind. Kurz nach der Rückkehr an den Arbeitsplatz, wo der spätabendliche Redaktionsschluß das Arbeitstempo bestimmt, treten die Quaddeln wieder auf.

Man könnte überspitzt formulieren, daß der Organismus bei der Urticaria factitia durch den heftigen Juckreiz im Scheuerbereich den Patienten informieren möchte, daß er überfordert wird. Die Haut ist bei diesem unangenehmen Krankheitsbild – poetisch gesprochen – das Spiegelbild des Nervenkostüms: So unruhig wie „drinnen" sieht es auch außen an der Hautoberfläche aus.

Diagnostestellung

Wenn der Arzt den Verdacht auf eine Urticaria factitia hat, wird er den sog. Faktitiatest durchführen. Dabei streicht er mit einem Holzspatel oder einem anderen Gegenstand unter Druck über die Haut und wartet ab, ob nach einigen Minuten eine streifige Quaddelbildung auftritt (Abb. **20**, Farbtafel **VI**).

Bei Allergietesten kann diese übersteigerte Hautreaktion die Ergebnisse verfälschen. Der Allergologe kann aber durch bestimmte Blutuntersuchungen (sog. RAST-Teste) Fehlbeurteilungen vermeiden.

Behandlung

Der Hautarzt würde dem Patienten am liebsten Urlaub rezeptieren. Am besten an einem Ort, wo dieser abwechselnd in kühlem Wasser schwimmen und sich danach der wärmenden Sonne aussetzen kann. Dieses Wechselbad von Kälte und Wärme, zu Hause auch als Wechseldusche, Wechselbad oder Kneippsche Güsse durchgeführt, lindert die Beschwerden nach kurzer Zeit. Thermalbäder verschlechtern dagegen die Beschwerden.

Grundsätzlich ist alles günstig, was das vegetative Nervensystem beruhigt und ausgleicht.

Der Patient sollte das Warnsignal des Körpers richtig deuten und seine Lebensführung – soweit möglich – darauf einrichten. Häufiger Schlafentzug, übermäßiger Alkoholgenuß, rastloser Aktivismus müssen vermieden werden.

In schweren Fällen wird der Arzt anfangs milde Antihistaminika verordnen, die die Ausschüttung des juckreizverursachenden Histamins verhindern. Die abendliche Dosis sollte direkt nach dem Abendessen eingenommen werden, also bevor der Patient zum gemütlichen Feierabend übergeht. Hat nämlich das vegetative Nervensystem erst einmal von der „Arbeitsphase" auf die abendliche „Erholungsphase" umgeschaltet, dann ist für die nächste Zeit der Juckreiz kaum noch zu beeinflussen.

Schwierigkeiten bei der Therapie ergeben sich bei Schichtarbeitern, die einen anderen Schlaf-Wach-Rhythmus aufweisen. In besonderen Fällen wird man für einige Tage noch ein Beruhigungsmittel hinzugeben.

Weitere Formen der Quaddelsucht, z. B. nach körperlicher Anstrengung, Wärme- oder Sonneneinwirkung, sollen hier nicht näher besprochen werden. Sie sind sehr selten.

Auf die *Kälteurtikaria,* die häufigste Ursache des plötzlichen Badetodes werde ich im Abschnitt „Hauterkrankungen durch physikalische Einwirkungen“ eingehen.

Schleimhaut und Allergie

Heuschnupfen (Pollinosis) und allergisches Asthma

Der Heuschnupfen ist das klassische Beispiel für eine allergische Schleimhautreaktion. Nasen- und Rachenschleimhaut, Augenbindehaut und oft auch die Bronchialschleimhaut (allergisches Asthma) sind betroffen (Abb. 21).

Beim allergischen Schnupfen handelt es sich – wie bei der Quaddelsucht – um eine allergische Reaktion vom Soforttyp (Typ 1). Das bedeutet, daß bereits wenige Minuten nach dem Pollenkontakt die Beschwerden einsetzen.

Der Pollenkranke leidet während der Pollenflugzeit vom Frühjahr bis zum Spätherbst unter Niesreiz, Fließschnupfen, behinderter Nasenatmung, Augenjucken, Rötung der Augenbindehaut, in späteren Stadien auch unter Husten im Rahmen einer allergischen Bronchitis.

In schweren Fällen kann sich ein allergisches Asthma entwickeln. Die Bronchialwand verkrampft sich und bildet einen zähen, glasigen Schleim, der nur schwer abzuhusten ist. Der Patient bekommt kaum Luft.

Pollenallergische Kinder sind während der Pollenflugzeit unausgeschlafen und lassen häufig in ihren Schulleistungen nach.

Oft leiden die bedauernswerten Patienten gleichzeitig unter juckenden Hauterscheinungen einer Neurodermitis (s. dort), die ihnen zusätzlich die Nachtruhe rauben.

Da die Pollen (Abb. 22) bei schönem, sonnigen Wetter mit dem Wind fortgetragen werden, sind die Beschwerden draußen und gerade dann, wenn es die Menschen hinaus „in die Natur zieht", besonders ausgeprägt. Im Haus geht es ihnen bei verschlossenen Fenstern und Türen besser. Der Pollenkranke „igelt" sich deshalb während der schönsten Zeit des Jahres zu Hause ein. Er geht nur aus dem Haus, wenn es unbedingt sein muß. An Regentagen atmet er im wahrsten Sinne des Wortes auf.

Heuschnupfen rufen vor allem windbestäubte Pflanzen mit leichten Pollen hervor. Pflanzen mit schweren Pollenkörnern, die sich selbst

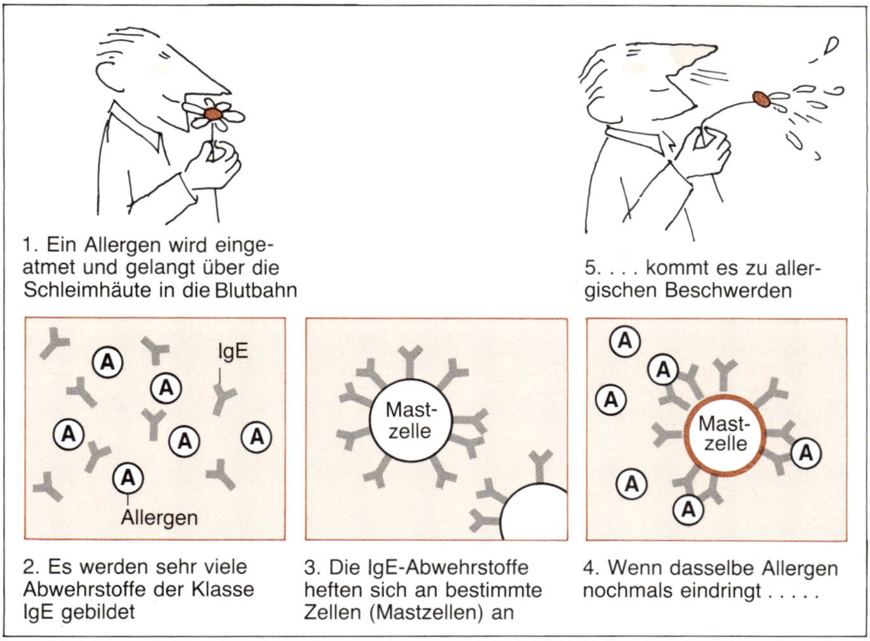

Abb. **21** Wie entsteht ein allergisch bedingter Schnupfen?

Abb. **22** Pollenkörner unter dem Elektronenmikroskop

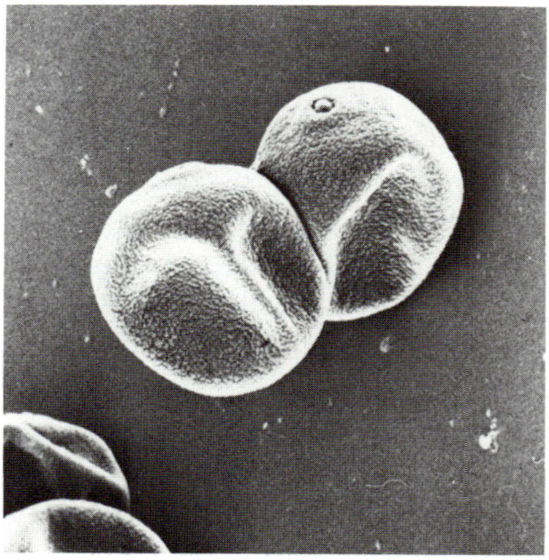

bestäuben, lösen nur unter bestimmten Voraussetzungen eine allergische Schleimhautreaktion aus, z. B. wenn jemand direkt neben einem Weizenfeld wohnt oder ein Kind beim Spielen durch das Feld krabbelt.

Die leichten Pollenkörner werden durch den Wind sehr weit fortgetragen, manchmal über 100 km. Selbst auf entlegenen Inseln wie Helgoland lassen sich geringe Mengen von Pollen nachweisen, die vom Festland stammen.

In unseren Breiten werden Heuschnupfen und Pollenasthma vor allem durch die Pollen von Gräsern, Roggen, Bäumen, Kräutern verursacht. In anderen Ländern sind es andere Pollen, je nachdem, welche Pflanzen dort wachsen.

Nicht pollenbedingte, allergische Schleimhautreaktionen

Grundsätzlich können so ziemlich alle Stoffe, die in der Luft „herumschwirren" allergische Schleimhautreaktionen hervorrufen.

Wenn ein allergischer Schnupfen oder ein allergisches Asthma außerhalb der Pollenflugzeit oder das ganze Jahr über Beschwerden bereiten, ohne sich im Frühjahr und Sommer zu verstärken, können Pollen nicht ausschlaggebend sein. Dann liegt häufig eine Hausstaub-, Hausstaubmilben-, Bettfedern- oder Tierhaarallergie (Hund, Katze, Schafwolle) vor.

Dabei kommt der Allergie gegenüber der *Hausstaubmilbe* (Abb. **23**) eine ganz besondere Bedeutung zu. Es handelt sich bei der Hausstaubmilbe um ein kleines Insekt, das mit bloßem Auge nicht zu erkennen ist. Sie ernährt sich von den Schuppen der menschlichen Haut und ist vor allem im Schlafzimmer und dort in den obersten 2 cm der Matratze und unter dem Bett anzutreffen. Erst vor einigen Jahren wurden die Stoffwechselprodukte der Hausstaubmilbe als das wichtigste Allergen des Hausstaubes von holländischen Wissenschaftlern entdeckt. Die Erforschung ihrer Lebensbedingungen hat zur Empfehlung besonderer Verhaltensregeln für Allergiker geführt, die wir als „Hausstaubsanierung" (s. unten) bezeichnen. Die konsequente Durch-

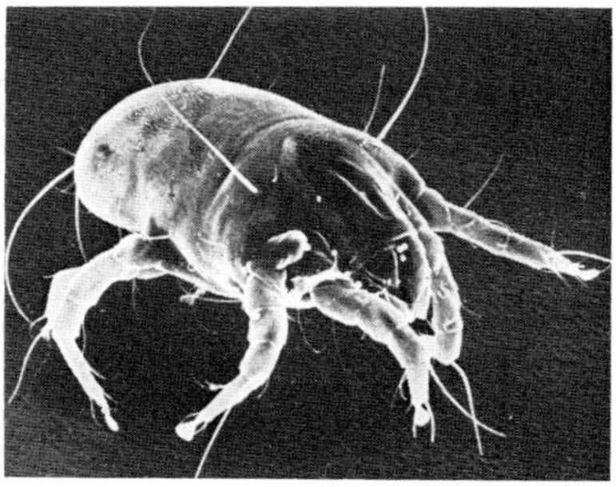

Abb. **23** Hausstaubmilbe unter dem Elektronenmikroskop (Aufnahme Fa. Bencard)

führung dieser Maßnahmen ist besonders für den Asthmakranken mit einer Hausstaubmilbenallergie von Bedeutung.
Jahreszeitlich ähnlich auftretende Beschwerden wie bei den Pollen können auch durch *Schimmelpilze* hervorgerufen werden. Während jedoch der Höhepunkt der Pollenbeschwerden im Frühjahr und Sommer liegt, bei manchen frühblühenden Pflanzen wie Haselnuß, Erle, Esche, Weide sogar schon im Februar, treten die Schimmelpilzbeschwerden besonders im Spätherbst auf.

Diagnosestellung

Wenn der Arzt den Verdacht auf allergische Schleimhautbeschwerden hat, wird er Allergieteste durchführen oder veranlassen. Dabei werden die verdächtigen Allergene in die Haut geritzt oder gestochen (sog. *Prick-* und *Intrakutantest*). Reagiert der Patient allergisch, so zeigen sich an der Teststelle Rötung und Quaddelbildung wie bei einem Insektenstich. Die Quaddel ist manchmal größer als ein 5-Markstück und kann in schweren Fällen zungenförmige Ausläufer aufweisen. Der Patient empfindet dabei für einige Minuten Juckreiz.
Kann im Hauttest keine Klarheit über das auslösende Allergen gewonnen werden, oder kann man ihn nicht durchführen, so ist der sog. RAST-Test angezeigt. Dabei werden im Blut des Patienten spezifische Gegenstoffe (Antikörper) gegenüber den verdächtigen Allergenen nachgewiesen.
In besonders gelagerten Fällen sind „*Provokationsteste*" nötig. Der Arzt bringt unter entsprechenden Vorsichtsmaßnahmen, bei denen er Vorkehrungen für die sofortige Behandlung einer eventuellen allergischen Reaktion trifft, das verdächtige Allergen auf die Schleimhaut und wartet ab, ob Schnupfen, Niesreiz, Augenjucken oder ein Bronchialkrampf auftreten. Der Provokationstest an der Bronchialschleim-

haut wird fast ausnahmslos in der Klinik durchgeführt, da er nicht ungefährlich ist (Gefahr des Asthmaanfalls).
Der erfahrene Arzt wird die Diagnose nicht allein durch die Testergebnisse begründen. Er wird versuchen, Beschwerden, Krankheitsvorgeschichte, Hautteste und – falls nötig – die Blutuntersuchungen und Provokationsteste in Übereinstimmung zu bringen.

Vorbeugung und Behandlung des Heuschnupfens und anderer allergischer Schleimhautreaktionen

Allergische Beschwerden können sich gelegentlich von allein zurückbilden. So klingt der Heuschnupfen in der Pubertät bei etwa 30% der Betroffenen ohne Behandlung ab.
Aber auch das Umgekehrte kann eintreten. So untersuchte ich einmal einen Herrn, der mit 73 Jahren zum ersten Mal einen Heuschnupfen bekommen hatte.
Da man den individuellen Verlauf im Einzelfall nicht vorhersagen kann, sollte die Behandlung rechtzeitig begonnen werden. Ansonsten kann im Laufe der Jahre ein „Etagenwechsel" eintreten, wobei die Beschwerden von den oberen Schleimhautregionen (Augen, Nase, Rachen) auf die tiefer gelegenen Atemwege (Bronchien) absteigen, und dann ein allergisches Asthma die Folge ist.
Im folgenden sollen die vorbeugenden und therapeutischen Maßnahmen besprochen werden.

Allergenkontakt meiden! („Allergenkarenz")

Die Grundlage jeder Allergiebehandlung stellt die sog. „Allergenkarenz" dar. Darunter versteht man alle vorbeugenden Maßnahmen, die der Patient selbst oder seine Angehörigen durchführen können, um die Kontaktmöglichkeiten mit den allergieverursachenden Stoffen einzuschränken oder – wann immer möglich – ganz zu unterbinden.
Nachdem das auslösende Allergen durch den Allergietest festgestellt worden ist, stellt die *Allergenkarenz das oberste Gebot für jeden Allergiker* dar.
So wird man das Federbettzeug durch ein Kunstfaserbett austauschen, wenn eine Federallergie nachgewiesen worden ist. Die Roßhaarmatratze wird durch eine Schaumstoffmatratze ersetzt.
Schwieriger ist es schon, wenn ein Kind auf Tierhaare allergisch reagiert. Ich kann nachempfinden, wie schwer es manchem Patienten fällt, sich von einem liebgewordenen Haustier zu trennen. Aber auch in diesen Fällen wird schließlich die Vernunft siegen. Es geht um die Alternative: Tier oder asthmakrankes Kind.

Sind für die Beschwerden Pollen oder Hausstaub ausschlaggebend, so ist ein vollständiges Meiden der Allergene nicht möglich.
In vielen Fällen einer Hausstauballergie kann die sog. Hausstaubsanierung eine Besserung der Beschwerden bringen. Stichwortartig möchte ich die wichtigsten Punkte anführen:

Maßnahmen der Hausstaubsanierung

– Wohnräume, vor allem das Schlafzimmer, möglichst staubfrei halten. Feucht staubwischen, um den Staub nicht aufzuwirbeln. Staubwischen und Staubsaugen möglichst häufig und gründlich, jedoch in Abwesenheit des Patienten.
– Staubfänger wie Gardinen, Teppiche, Teppichboden, Polstermöbel, Bücher sollten aus dem Schlafzimmer entfernt werden. Keine Stoff- oder Felltiere im Kinderschlafzimmer, keine Haustiere ins Schlafzimmer lassen.
– Kein Federbettzeug, sondern Bettzeug aus Kunstfasern benutzen. Jede Woche die Bettwäsche waschen. Bettzeug öfters reinigen lassen.
– Da sich die Hausstaubmilben in den obersten 2 cm der Matratze aufhalten und sich dort von den menschlichen Hautschuppen ernähren, sollten die Matratzen wöchentlich abgesaugt werden. Günstig sind Schaumstoffmatratzen, die mit einer Plastikfolie umhüllt sind, darüber 2 Kunstfaserdecken, obendrauf das Bettlaken. Die Folie sollte beim Bettenmachen feucht abgewischt werden. Decken alle 2 Wochen waschen.
– Die Luftfeuchtigkeit sollte im Schlafzimmer möglichst niedrig gehalten werden (höchstens 50%), da sich die Hausstaubmilben bei hoher Luftfeuchtigkeit schnell vermehren. Keine Luftbefeuchter, keine Pflanzen im Schlafzimmer, häufig lüften.
– Bitte überprüfen Sie: Wo schläft das Kind wirklich, im sanierten Kinderschlafzimmer oder bei der Mutter oder Großmutter?

Oft reichen die besprochenen Karenzmaßnahmen jedoch allein nicht aus, um eine völlige Beschwerdefreiheit des Patienten zu erreichen. Dann muß der Arzt mit Medikamenten behandeln. Aus den vielen antiallergischen Präparaten wird er diejenigen auswählen, die bei bestmöglicher Wirkung die geringsten Nebenwirkungen haben.

Behandlung der Symptome

Die Behandlung der Symptome erfolgt mit verschiedenen Präparaten. Einige wichtige möchte ich hier anführen. (Lassen Sie sich bitte nicht durch die unaussprechlichen Namen irritieren! Sie werden die Namen auf den Beipackzetteln ihrer Medikamente wiederfinden.)

- *Dinatriumchromoglycicum:* Diese Substanz ist gut verträglich, deshalb besonders für Kinder geeignet. Das Mittel muß bei Beschwerden regelmäßig mehrmals täglich angewandt werden. Es ist als Nasenspray, Augentropfen und als Pulver zum Inhalieren im Handel. Seit einiger Zeit existiert auch eine Tablettenform für die Behandlung der Nahrungsmittelallergie.
- *Antihistaminika* als Saft, Tropfen, Tabletten oder Spritzen blockieren die Ausschüttung des Histamins aus den Mastzellen (s. oben). Sie können müde machen und die Fahrtüchtigkeit beeinträchtigen. Schulkinder sind nach Antihistamingaben oft leistungsgemindert. Allein oder in Verbindung mit anderen Medikamenten werden sie bei leichteren bis mittelstarken allergischen Erscheinungen angewandt.
- *Glucocorticoidhormone* als Spray, Lösung, Tabletten oder Spritze werden nur kurzzeitig und in schweren Fällen angewandt, da sie über längere Anwendungszeit zu Nebenwirkungen führen. Mehr als 1 bis 2 Hormoninjektionen im Jahr wird der Arzt wegen eines Heuschnupfens nicht verabfolgen wollen. Anders ist die Beurteilung bei schweren Formen des Asthma.

Die bisher aufgezählten Medikamente können für die Dauer ihrer Wirkung die allergischen Beschwerden lindern oder beseitigen. Sie wirken aber nur gegen die Symptome, nicht gegen die eigentliche Ursache. Läßt ihr Effekt nach, dann treten, wenn die auslösenden Allergene weiter auf die Schleimhäute gelangen, auch die Beschwerden wieder auf.
Ein anderer Weg bei der Behandlung allergischer Beschwerden ist die sog. „spezifische Hyposensibilisierung“.

Spezifische Hyposensibilisierung

Das Prinzip der spezifischen Hyposensibilisierung beruht darauf, daß man den Patienten mit den krankmachenden Allergenen in niedriger, langsam steigender Dosis behandelt und ihn so dagegen unempfindlich macht. Man therapiert also nicht die Symptome, sondern führt die übersteigerte Immunantwort des Körpers auf ein normales Maß zurück. Man treibt sozusagen „den Teufel mit dem Beelzebub aus“.
Die Erfolgsquote dieser Behandlungsart liegt bei der Pollen- und Hausstauballergie bei etwa 80%. Sie ist angezeigt, wenn der Patient die

krankmachenden Allergene nicht meiden kann, die Beschwerden erheblich sind, längere Zeit im Jahr bestehen oder bereits Asthmaanfälle auftreten. Sie sollte rechtzeitig begonnen werden.
Der Arzt wird die Behandlung bei der Pollenallergie vom Spätherbst bis zum Frühjahr, bei der Stauballergie ganzjährig über mindestens 3 Jahre hinweig durchführen. In dieser Zeit erhält der Patient anfangs alle 7 bis 14 Tage eine Injektion, nach Erreichen der individuellen Höchstdosis alle 4 Wochen.
Der Vollständigkeit halber sei angemerkt, daß es auch von diesem Schema abweichende Behandlungswege gibt, auf die ich hier nicht im einzelnen eingehen möchte.
Auch wird der Arzt bei länger bestehendem Asthma genau überlegen, ob die Behandlung sinnvoll ist, da dann die Allergie oft nur eine Teilursache der asthmatischen Beschwerden darstellt.
Bei den heutigen, langsam ihre Allergene freisetzenden Behandlungslösungen sind allergische Nebenwirkungen wie Quaddelbildung am ganzen Körper, Asthmaanfälle oder Kreislaufreaktionen (Schockzustände) sehr selten geworden. Sie können allerdings noch vorkommen. Gelegentlich tritt eine Armschwellung mit Rötung und Juckreiz an der Einstichstelle am Oberarm auf.
Obwohl also schwere allergische Reaktionen bei der Hyposensibilisierung heutzutage sehr selten geworden sind, werden die Vorsichtsmaßnahmen noch genauso gewissenhaft durchgeführt wie früher. So wird der Arzt die Injektionen selbst durchführen und den Patienten nach jeder Injektion noch ½ Stunde in der Praxis auf unerwünschte Reaktionen beobachten.
Vor Beginn der Behandlung wird er dem Patienten ein Merkblatt aushändigen, auf dem alles Wissenswerte über die spezifische Hyposensibilisierungsbehandlung vermerkt ist.

Echte und scheinbare allergische Reaktionen an der Mundschleimhaut

Allergische Reaktionen an der Mundschleimhaut sind sehr selten. Sie äußern sich in Rötung und Schwellung, die auf die Gesichtshaut, besonders auf die Lider, übergreifen können. Der Patient empfindet dabei ein Brennen an der Schleimhaut und auf der Zunge. In Ausnahmefällen kommt es zur Quaddelsucht (s. dort).

Zungenbrennen

Zungen- oder Lippenbrennen tritt häufiger bei seelischen Störungen (depressiven Verstimmungszuständen) als durch eine echte allergische Reaktion auf. Professor HORNSTEIN (Erlangen), ein Kenner der Schleimhauterkrankungen, weist immer wieder auf diese psychischen Zusammenhänge hin.

Sehr viel seltener können Vitaminmangelzustände (B-Vitamine), Eisenmangel oder verminderte Funktion der Schleimdrüsen des Mundes ausschlaggebend sein. Auch eine Zuckerkrankheit, eine Nahrungsmittelallergie, eine Überempfindlichkeit auf Prothesenmaterialien oder Zahnfüllungen können gelegentlich Zungen- oder Lippenbrennen auslösen.

Zahnfüllungen und Prothesen

Seltene allergische Reaktionen auf Inhaltsstoffe von Zahnfüllungen werden meistens durch Metallionen oder Formalin hervorgerufen. Nach 14 Tagen soll eine Amalgamfüllung so fest sein, daß sie keine Allergene mehr freisetzen kann.

Bei Zahnprothesen können auch Kunststoffe Überempfindlichkeiten hervorrufen. In solchen Fällen sind ihre Bausteine (sog. Monomere) von entscheidender Bedeutung. Zahnarzt oder Zahntechniker kochen dann die Prothesen aus oder weichen – wenn möglich – auf andere Materialien aus, beispielsweise auf Keramik.

Hautkrankheiten durch physikalische Einwirkungen

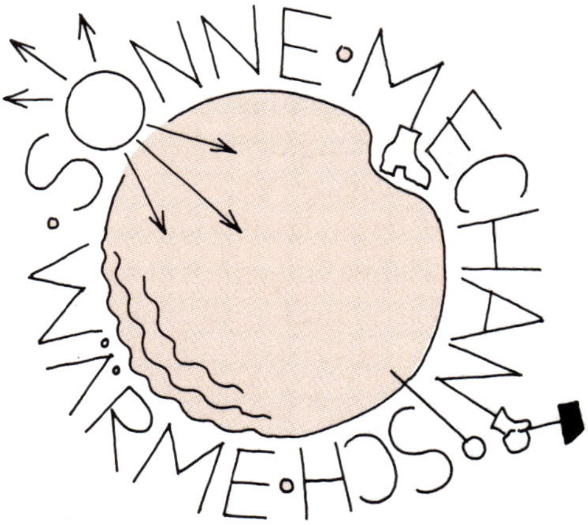

Mechanische Einwirkungen

Längerdauernde mechanische Einwirkungen wie Reiben oder Druck rufen bei manchen Menschen eine *Braunfärbung* der Haut hervor, beispielsweise unter Trägern und Gürteln.
Bei ungewohnten Verrichtungen, wie handwerklichen Tätigkeiten von Heimwerkern oder sportlichen Akvititäten nach längerer Pause (Tennisspielen, Windsurfen), können *Blasen* an den überlasteten Hautstellen auftreten.
Auf die Verdickung der Hornschicht durch mechanische Einwirkungen und auf die *Schwielenbildung* wurde bereits im Abschnitt „Schutzfunktionen der Haut" eingegangen.
Hühneraugen sind schmerzhafte Schwielenbildungen mit einem zentralen Hornpfropf, die an den Füßen auftreten. Sie kommen durch andauernden Druck, beispielsweise durch zu enges Schuhwerk (spitze Damenschuhe) zustande.
Eine besonders schwerwiegende Folge der Druckeinwirkung auf die Haut stellt das *Druckgeschwür (Dekubitus)* dar. Es tritt vor allem am

Gesäß, über Hüftknochen und Kreuzbein nach längerem Krankenlager bei Querschnittslähmungen, nach Unfällen oder Schlaganfällen auf. Auch unter Gipsverbänden kann es entstehen. Durchblutungsstörungen z. B. bei einer Zuckerkrankheit verschlechtern den Befund. Komplikationen können durch Vereiterung des umgebenden Gewebes entstehen.

Behandlung

Kleine *Blasen* nicht eröffnen. Größere, straffe Blasen werden steril abpunktiert. Die Blasendecke („körpereigener Verband") sollte nur bei Vereiterung abgetragen werden.

Bei *Hühneraugen* weichen heiße Fußbäder die verdickte Hornschicht auf, die dann mit einem Hühneraugenhobel abgetragen werden kann. Aufweichende Pflaster, druckmindernde Hühneraugenringe sind günstig. Fehlstellungen des Fußes erfordern orthopädische Maßnahmen. Enges Schuhwerk muß vermieden werden.

Die Behandlung des *Druckgeschwürs* beginnt bei der Vorbeugung: Häufiges Umlagern, spezielle Dekubitusmatratzen, vorsichtige Klopfmassagen der Haut und Hautpflege mit Salben oder Sprays sind wichtig. Die Geschwürbehandlung wird der Arzt nach dem aktuellen Befund durchführen.

Sonne

Ultraviolette Strahlen haben unterschiedliche Wirkungen an der Haut. Erwünscht sind die Vitamin-D-Bildung, nach dem aktuellen Modeempfinden in breiten Bevölkerungskreisen auch die Hautbräunung. Aus hautärztlicher Sicht unerwünscht und bedenklich, sind der akute Sonnenbrand und der chronische Lichtschaden („Seemannshaut", „Landmannshaut", „Altershaut").

In der Medizin hat es sich eingebürgert, die ultravioletten Strahlen in UVA-, UVB- und UVC-Strahlen einzuteilen.

UVA-Wellenlängen bewirken vor allem die Bräunung der Haut, UVB-Strahlen erzeugen den Sonnenbrand, während UVC normalerweise nicht durch die Atmosphäre bis zur Erdoberfläche gelangt.

Neben der Bräunung (Pigmentierung, s. dort) stellt die Verdickung von Oberhaut und Hornschicht (Lichtschwiele) einen weiteren Schutzmechanismus der Haut gegenüber schädlichen Sonnenstrahlen dar.

Akuter Lichtschaden – Sonnenbrand, Sonnenstich

Zum *Sonnenbrand* kommt es, wenn die Haut weder durch eine ausreichende Pigmentbildung noch durch eine genügende Verdickung der Hornschicht der Oberhaut („Lichtschwiele") auf zu intensive Besonnung vorbereitet war.

Daneben spielt auch die individuelle Lichtempfindlichkeit des einzelnen Menschen eine wichtige Rolle. So erkranken blonde, blauäugige Menschen leichter an einem Sonnenbrand als dunkle. Aber auch ein Neger kann einen Sonnenbrand bekommen, wenn er lange nicht in der Sonne war, da dann die Hornschicht nicht ausreichend schützt. Menschen aus dem Ruhrgebiet, wo die „Dunstglocke" sonnenbranderzeugende Strahlen (UVB-Strahlen) ausfiltert, sind im Hochgebirge oder an der See besonders gefährdet (Reflektion der Strahlen durch Schnee, Wasser, Sand).

Beim Sonnenbrand ist die Haut gerötet, geschwollen und brennt, in schweren Fällen können Blasen und Fieber auftreten. Tückischerweise machen sich diese Erscheinungen erst nach etwa 5–6 Stunden bemerkbar, der Höhepunkt ist nach 12–24 Stunden erreicht. Tritt schon während der Besonnung eine Rötung der Haut auf, so ist diese durch die Wärmestrahlen (Infrarotstrahlen) verursacht.

In seltenen Fällen kommt es durch Hirnhautreizung zu Kopfschmerzen, Übelkeit, Schwindel oder sogar Kollaps. Wir sprechen dann vom *Sonnenstich.*

Chronischer Lichtschaden, Altershaut

Die beim Sonnenbrand auftretenden Schäden an den Zellkernen (Nucleinsäuren) werden normalerweise durch bestimmte Wirkstoffe (Enzyme) wieder repariert (sog. „Reparaturmechanismus"). Bei nur leichtem Sonnenbrand mit langen, bestrahlungsfreien Erholungsphasen im Winter mag diese Reparatur noch einigermaßen gelingen. Bei andauernder und intensiver Lichtbestrahlung über Jahre und Jahrzehnte hinweg kann sie aber nicht mehr ordnungsgemäß ablaufen. So wie sich auf einem Sparbuch das Geld häuft, wenn regelmäßig kleine und größere Beträge eingezahlt werden, addieren sich an der Haut alle Lichtschäden. Es entsteht als Summationseffekt im Laufe der Jahre ein *chronischer Lichtschaden* mit frühzeitiger Alterung der Haut. Er zeigt sich eindrucksvoll in einer vorzeitigen Faltenbildung, in gelblichen Knötchen, Verhornungsstörungen. In schweren Fällen entsteht aus diesen Verhornungsstörungen ein Hautkrebs (s. auch

Kap. „Bösartige Hautgeschwülste“). Namhafte Wissenschaftler (Prof. IPPEN, Prof. BRAUN-FALCO) führen die Zunahme der bösartigen Hautgeschwülste in den letzten Jahren auf den Sonnenkult des „modernen“ Menschen zurück.

Bei Hochgebirgsbauern, Seeleuten, Landwirten, also bei Berufen, die mit intensiver und langdauernder Besonnung verbunden sind, ist der chronische Lichtschaden besonders häufig. Wahrscheinlich werden die besprochenen Lichtschäden bei den zunehmenden Freizeitaktivitäten (Tennis, Golf, Surfen, Segeln) in den kommenden Jahren weiter anwachsen.

Vorbeugende Maßnahmen

In den sonnenreichen Ländern meiden die Einheimischen intensive Sonnenbestrahlung. Sie halten sich während der heißen Tageszeit im Hause auf, tragen bedeckende Kleidung (Kopfbedeckung, Umhang, Schleier).

Wer Sonnenexposition nicht vermeiden kann oder will, sollte auf jeden Fall ein Sonnenschutzpräparat mit hohem Lichtschutzfaktor auf die freigetragene Haut und die Lippen auftragen. Der Lippenschutz dient gleichzeitig zur Vorbeugung der sog. „Lippenbläschen“ (Herpes der Lippen).

Intensiver Lichtschutz ist an der See, im Gebirge, vor allem über Mittag besonders angezeigt. In einer trockenen Klimazone reagiert die Haut auf Sonne reizbarer als in einer feuchten.

Die lichtgeschädigte „Altershaut“ bedarf einer besonders gründlichen Pflege (s. „Sinnvolle Reinigung und Pflege der Haut“).

„Sonnenallergie“

Unter diesem Begriff versteht der Laie alle Hautveränderungen, die nach Sonnenbestrahlung an der Haut auftreten und jucken. Für den Hautarzt verbergen sich jedoch dahinter verschiedene Krankheitszustände: lichtallergische Hautreaktionen, toxische Hautschäden, die nach innerlich und äußerlich angewandten Substanzen in Verbindung mit der Lichteinwirkung entstehen.

Bei manchen Menschen kommt es jeweils im Frühjahr nach den ersten Sonnenbestrahlungen zu juckenden Quaddeln oder Knötchen. Besonders oft sind der obere Brustbereich, die Arme und das Gesicht betroffen. Diese Hauterkrankung bezeichnen wir als „polymorphe Lichtdermatose“. Ihre Ursache ist unbekannt. Vorbeugend empfehlen sich „Abhärtungsbestrahlungen“ mit therapeutischen Bestrahlungsgeräten.

Intensiver Lichtschutz, langsame Gewöhnung an die Sonne und bedeckende Kleidung sind angezeigt. Wenn die Hauterscheinungen ausgeprägt sind und in jedem Urlaub stärker werden, wird der Arzt zusätzlich Medikamente verordnen.
Manche innerlich und äußerlich angewandten Medikamente verursachen in Verbindung mit dem Sonnenlicht Hautschäden, beispielsweise gewisse bakterien- oder pilzabtötende Substanzen. Aber auch Duftwässer und Kosmetika enthalten gelegentlich Parfümstoffe (Furocumarine, Bergamotteöl), die Hautverfärbungen, ja sogar Blasen verursachen können.

Die Lichtbehandlung

Eine Reihe von Hauterkrankungen bessern sich unter Sonneneinwirkung: die Schuppenflechte, psoriasisähnliche Erkrankungen, manche Ekzeme. Diese günstigen Wirkungen macht sich die *Lichttherapie* von Hautkrankheiten zu Nutze, die zunächst mit der Höhensonne, dann mit der PUVA-, der SUP- und zuletzt mit der UVA-Behandlung große Fortschritte erzielt hat (s. auch unter Schuppenflechte, Neurodermitis).
Allerdings werden einige Hauterkrankungen durch Sonnenbestrahlung auch verschlechtert oder regelrecht „hervorgelockt", z. B. die „Lippenbläschen" (Herpes labialis, s. oben), die Rosacea (s. dort) und manche Bindegewebserkrankungen (Erythematodes).

Kosmetische Hautbräunung

Solarium. Kritisch betrachtet der Hautarzt übermäßige Bräunungsbestrahlungen in *Solarien.* Sicherlich ist gegen eine gelegentliche, kurzzeitige Bräunungsbestrahlung nichts einzuwenden. Sie kann auch einmal sinnvoll sein, etwa bei der „weißfleckigen" Form der Kleieflechte oder als „Abhärtungsmaßnahme" bei Patienten mit „Sonnenallergie" (polymorphe Lichtdermatose, s. dort). Doch wie bei allen Dingen schadet auch hier das Übermaß.
Früher setzte man sich im Sommerurlaub für einige Wochen der Sonne aus. Die Lichtschäden konnten dann in den folgenden Monaten bis zum nächsten Urlaub wieder repariert werden. Bei ununterbrochener Solariumbestrahlung fehlt diese Reparaturzeit.
Bei den therapeutischen Geräten, die in der Arztpraxis zur Behandlung der Schuppenflechte, der Neurodermitis und anderer Hauterkrankungen verwandt werden, ist die Bestrahlungsintensität wohl größer als bei Solarien. Jedoch dienen diese Strahler, die unter ärzt-

licher Aufsicht so kurz wie möglich zum Einsatz kommen, zur Behandlung von Krankheiten und nicht der dekorativen Kosmetik.

Selbstbräunungscremes verfärben nur die Hornschicht der Oberhaut. Sie bräunen jedoch nicht immer gleichmäßig, so daß trotz ihrer Unschädlichkeit der kosmetische Effekt nicht in jedem Fall zufriedenstellt.

β-Carotin (Betacarotin) ist der Farbstoff der Karotten (gelbe Rüben, Möhren). Aus ihm bildet der Organismus Vitamin A. Selbst bei Aufnahme größerer Mengen β-Carotin kommt es nicht zu einer Überdosierung von Vitamin A, da der Organismus nur soviel davon aufsagt und umwandelt, wie er benötigt. Bei Leberschäden darf β-Carotin allerdings nicht in höherer Dosierung eingenommen werden.
β-Carotin färbt die Haut gelbbraun. Wir kennen die Farbe von der Haut mancher Säuglinge, die viel Karottensaft bekommen.
Die gelbliche Pigmentierung der Hohlhände und des Stuhls, die bei längerer Einnahme auftritt, könnte manche Anwender stören.
Neben der Pigmentierung der Haut verfügt das β-Carotin auch über eine lichtschützende Wirkung, die beispielsweise bei der Weißfleckenkrankheit (s. dort) und bei manchen Lichtkrankheiten (z.B. der polymorphen Lichtdermatose und bei einer Form der sog. Porphyrie) medizinisch genutzt wird.
Kosmetisch befriedigender färben Präparate, die neben dem β-Carotin noch einen zweiten, mehr rosabraunen Farbstoff enthalten, das Canthaxanthin.
Die in letzter Zeit in der Netzhaut des Auges nachgewiesenen goldgelben Ablagerungen nach langdauernder und hochdosierter Einnahme solcher kombinierter Bräunungspräparate führen die Wissenschaftler auf den Canthaxanthinanteil zurück. Aus diesem Grund wurden canthaxanthinhaltige Bräunungsmittel bei uns aus dem Handel gezogen. Die jetzt erhältlichen Bräunungspillen sind canthaxanthinfrei (Bellacarotin N, Weimer, Rastatt).

Wärme

Verbrennungen und Verbrühungen

Nur selten einmal stellen sich Patienten mit Verbrennungen oder Verbrühungen beim Hautarzt vor. Dann sind meist kleinere Hautbezirke betroffen oder es liegen narbige Spätzustände vor, die einer funktionellen oder kosmetischen Korrektur bedürfen.

Verbrennungen bei Kindern ereignen sich vor allem im Sommer, wenn Gartengrills mit Spiritus entzündet werden (Stichflamme!), Verbrühungen eher im häuslichen Bereich durch Herunterreißen von Töpfen.

Je nach Dauer und Intensität der Hitzeeinwirkung werden 3 verschiedene Schweregrade unterschieden:

Grad 1: Rötung der Haut, subjektiv Brennen und Schmerz, auch eine Schwellung kann auftreten.
Grad 2: Blasenbildung.
Grad 3: Gewebsuntergang (Nekrose).

Übrigens stellt auch der Sonnenbrand eine Verbrennung 1. oder 2. Grades dar.

Die Übergänge zwischen den verschiedenen Stadien sind fließend. Oft liegen unterschiedliche Schweregrade gleichzeitig vor. Für den medizinischen Laien ist es nicht zu erkennen, welcher Grad der Verbrennung vorliegt. Im Zweifelsfall sollte er sich beim Arzt vorstellen.

Sind mehr als 10% – beim Säugling mehr als 5% – der Hautoberfläche betroffen, so ist eine stationäre Behandlung, evtl. auf einer Intensivabteilung nötig (Schockgefahr). Bei großflächigen Verbrennungen ist die Infektionsgefahr besonders groß.

Behandlung kleinerer Verbrennungen 1.–2. Grades

Es wird empfohlen, so schnell wie möglich den betroffenen Hautbezirk für 10–15 Minuten unter fließendes, kaltes Wasser zu halten. Anschließend ist eine Schüttelmixtur oder kurzzeitig eine Steroidcreme angezeigt.

Kleine Blasen sollten nicht eröffnet werden, da die Blasendecke einen körpereigenen, sterilen Verband darstellt.

Größere, straffe Blasen werden steril abpunktiert und die Blasendecke, solange keine Entzündung vorliegt, belassen. Die Schmerzen sind für den Patienten dann auch geringer.

Größere und tiefreichende Verbrennungen oder Verbrühungen müssen in der Klinik, evtl. auf einer Intensivabteilung oder in speziellen Verbrennungszentren behandelt werden.

Netzartige Braunfärbung der Haut

Wärme bewirkt an der Haut eine Erweiterung von Blutgefäßen (Hautrötung) und die Absonderung von Schweiß (s. oben).
Manchmal kommt es nach stundenlanger Wärmeeinwirkung zu einer *netzartigen Braunverfärbung* der Haut an der Stelle, wo die Wärmflasche oder das Heizkissen gelegen haben, am Gesäß beim Ischiassyndrom, am Oberbauch bei Gallenblasenbeschwerden oder am Rücken bei Nierenschmerzen.
Die intensive Wärmestrahlung der Heizgeräte erweitert dann die größeren Hautgefäße so sehr, daß rote Blutkörperchen ins Gewebe austreten können. Sie verursachen dann über eine Farbstoffbildung die streifige Braunfärbung.

Hautkrankheiten mit Verhornungsstörung

Schuppenflechte (Psoriasis)

In der Bundesrepublik leiden eine Million Menschen unter einer Schuppenflechte (Abb. **24**, Farbtafel **VI**). Jedes Jahr erkranken etwa 50 000 Bürger neu an dieser langwierigen und in ihrem Verlauf unberechenbaren Hauterkrankung.

Die Schuppenflechte kommt bei Männern und Frauen gleich häufig vor. Ihre Anlage wird vererbt. Ist ein Elternteil erkrankt, so werden durchschnittlich 8% der Kinder befallen, sind Vater und Mutter gleichzeitig betroffen, so erkranken 41% der Kinder (Prof. CHRISTOPHERS). Eigenartigerweise tritt die Psoriasis bei Bewohnern nördlicher Breitengrade häufiger auf als bei Südländern (Wärme? Sonne?). Bei Indios kommt die Psoriasis überhaupt nicht vor, offensichtlich ist der betreffende genetische Defekt in ihrem Erbgut nicht vorhanden.

Die *genetische Störung* führt beim Psoriasispatienten wahrscheinlich über eine komplizierte Beeinträchtigung der sog. Prostaglandinbildung zu den charakteristischen Hautveränderungen, die, unter dem Mikroskop betrachtet, durch eine Entzündung der Lederhaut und Verdickung und Schuppung der Oberhaut gekennzeichnet sind. Die Zellteilung in der Oberhaut ist erheblich gesteigert.

Verschiedene *Grade der Ausprägung* sind möglich: Die Psoriasis kann nur in der Erbanlage verankert sein und nie zum Ausbruch kommen. Die Haut kann nur so diskret betroffen sein, daß man nur unter dem Mikroskop, nicht aber mit bloßem Auge Hautveränderungen erkennt. Manchmal sind die Hauterscheinungen ganz unauffällig an wenigen Stellen, z. B. unter einem Nagel oder als kleiner Einzelherd am Kopf zu sehen. Schließlich kann die Schuppenflechte auch in klassischer Weise an Rumpf und Extremitäten in typischer Lokalisation und Ausprägung, allerdings in verschiedenen Variationen, auftreten (s. unten).

Am häufigsten beginnt sie zwischen dem 10.–30. Lebensjahr. 70 bis 80% der Betroffenen bemerken die Hauterscheinungen in dieser Zeit zum ersten Mal.
Die Schuppenflechte ist *keine ansteckende* Hautkrankheit. Dieser Irrtum in der Bevölkerung führt bei den bedauernswerten Patienten oft zu einem erheblichen seelischen Leidensdruck, der sich in depressiven Verstimmungszuständen, ja manchmal sogar in verzweifelten Kurzschlußhandlungen äußert. Nicht selten berichten Patienten, daß sie nach dem Scheitern einer Freundschaft oder nach Anpöbeleien am Badestrand schon einmal an Selbstmord gedacht haben (s. Abschnitt „Haut und Seele").
Hier ist für den Arzt und die Organisationen der Psoriasiskranken noch viel Aufklärungsarbeit zu leisten. Vielleicht sollte man einmal das Jahr der Psoriasiskranken propagieren und in großem Rahmen auf die Probleme dieser Patientengruppe hinweisen.

Risikofaktoren, die eine Schuppenflechte auslösen können

Wenn auch die eigentliche Ursache der Psoriasis, wie besprochen, im Erbgut verankert ist, so kennt der Arzt doch eine Reihe von Faktoren, die gelegentlich eine „ruhende" Schuppenflechte aus der Unsichtbarkeit mehr oder weniger heftig hervorlocken können. Das Phänomen, daß beispielsweise durch Verletzungen oder eine zu intensive Lichteinwirkung typische Herde einer Psoriasis auf zuvor gesunder Haut provoziert werden können, bezeichnen wir als „Köbner-Effekt". Für den Patienten ist die Kenntnis der Auslöse- bzw. Verschlechterungsmomente wichtig, da er sie in seiner Lebensführung berücksichtigen und so einen neuen Schub unter Umständen verhindern kann.

Äußere Auslösefaktoren:
- Mechanische Reize: Druck (Ellenbogen!), Reiben, Verletzungen, auch Operationen.
- Zu intensive Bestrahlung mit UV-Strahlen (Sonnenbrand!), Infrarot (Wärmestrahlen), Röntgenstrahlen.
- Klimaeinflüsse.
- Allergieverursachende Substanzen.
- Bakterielle und pilzbedingte Erkrankungen.
- Evtl. berufliche Einflüsse.

Innere Faktoren:
- Übermäßiger Streß, seelische Traumen, z. B. Nachricht vom Tod eines nahen Angehörigen.

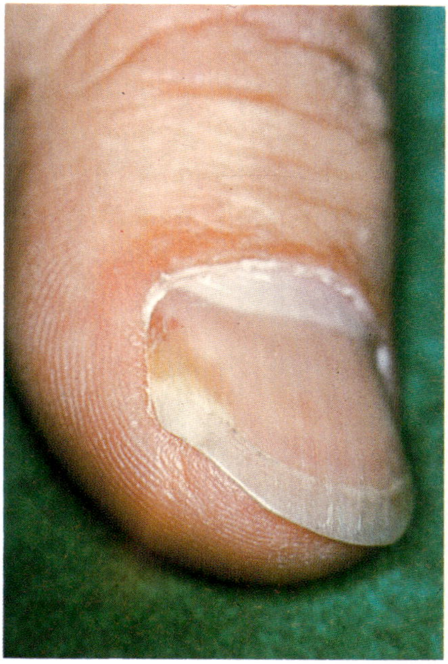

Abb. **26** Nagelveränderung bei einer Schuppenflechte (sog. „Ölfleck")

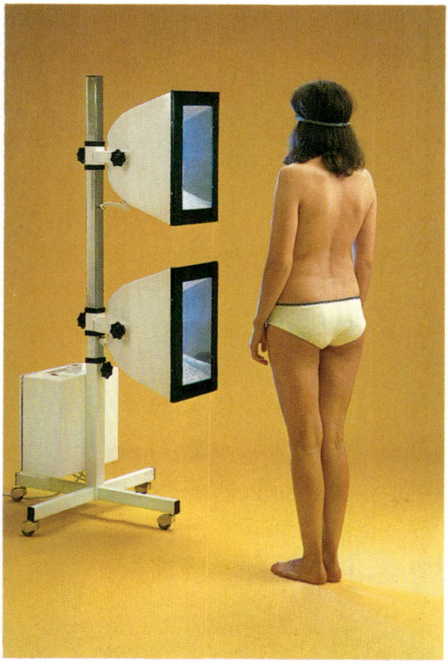

Abb. **27** SUP-Therapie (Saalmann-Gerät)

Abb. **28** Keloid

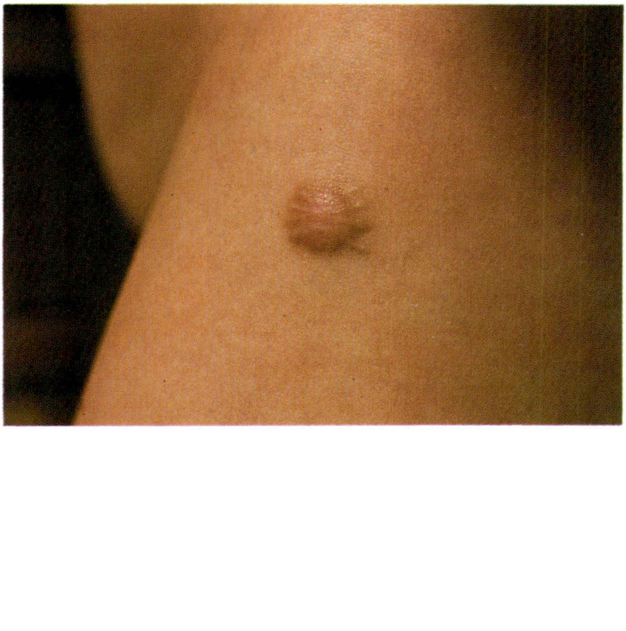

Farbtafel VIII

30

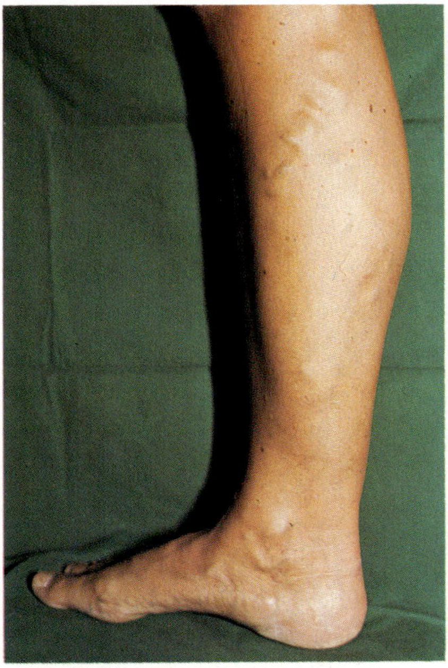

31

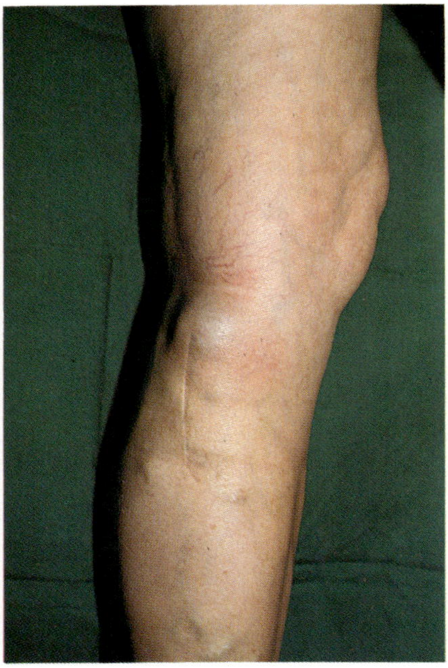

32

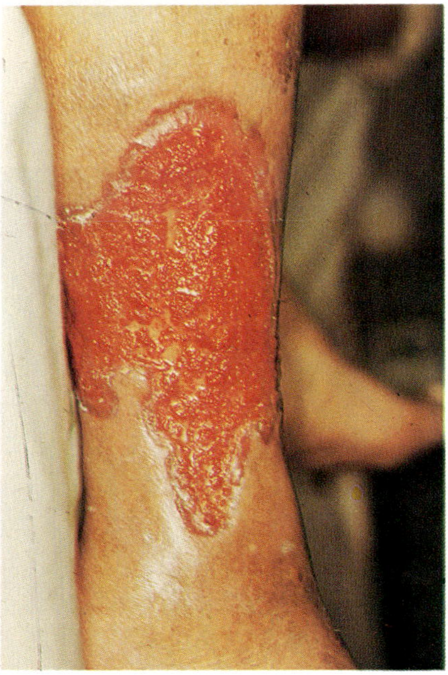

Abb. **30** Krampfadern (Varizen)

Abb. **31** Venenentzündung (Thrombophlebitis)

Abb. **32** Unterschenkelgeschwür (Ulcus cruris)

- Schwangerschaft.
- Alkohol!
- Innere Erkrankungen (z. B. Leberschaden durch übermäßigen Alkoholgenuß).
- Infektionen (beispielsweise Angina, besonders bei Kindern).
- Hohes Körpergewicht.
- Ernährung: Eiweißarm, schlackenreich, manchmal Nulldiät günstig. Alkohol meiden!
- Medikamente: β-Blocker (gegen bestimmte Herzerkrankungen), Resochin (gegen Malaria), Allopurinol (gegen erhöhte Harnsäure), Goldsalze (gegen Rheuma), Lithium (gegen psychische Erkrankungen), Jod, Brom.

Verlauf

Die Schuppenflechte kann unter den verschiedensten „Bildern" auftreten.

Oft ist sie auf die *Streckseiten* der Gliedmaßen, vorzugsweise über den Gelenken, z. B. Ellenbogen- oder Kniegelenksstreckseiten lokalisiert (Abb. **25**, Farbtafel **VI**). Hier zeigen sich charakteristische, umschriebene Herde mit einer silbrig glänzenden, „asbestartigen" Schuppung, die auf einem roten Fleck aufgelagert ist. Wenn man die silbrigen Schuppen abkratzt, lösen sich diese wie Kerzenwachs (Kerzenphänomen), kratzt man weiter, so löst sich ein zusammenhängendes Häutchen (Phänomen des letzten Häutchens) und es kommt zu einer tautropfenartigen, punktförmigen Blutung aus den Papillenspitzen der Lederhaut (Auspitz-Phänomen). Diese Zeichen sind für den Arzt bei der Diagnosestellung wichtig, und sie ermöglichen es ihm, die Schuppenflechte gegenüber anderen Hauterkrankungen abzugrenzen.

Neben dieser *umschriebenen* Form der Schuppenflechte, die sich vorzugsweise an den Gliedmaßen-Streckseiten ausprägt, können sich am ganzen Körper weitere, entsprechend aussehende Herde ausbilden, so daß man dann von einer *generalisierten Psoriasis* spricht. Besonders unangenehm ist der Befall des behaarten Kopfes, weil sich hier die Schuppen nur schwer lösen lassen und die Behandlung lästige Maßnahmen (s. unten) erfordert. Vor außerordentliche therapeutische Probleme sieht sich der Arzt gestellt, wenn die *Nägel* betroffen sind (s. „Erkrankungen der Nägel") (Abb. **26**, Farbtafel **VII**).

Als besonders schwere Varianten der Schuppenflechte gelten die, die mit Gelenkbeteiligung und generalisierter Rötung und Pustelbildung

einhergehen. Bei den Formen der Psoriasis arthropathica (*Gelenkbeteiligung*) sind vorzugsweise kleinere Gelenke, z. B. Fingergelenke befallen, die heftig schmerzen und sich nach Jahren verformen können. Es gibt namhafte Hautärzte und Orthopäden die meinen, daß jede Schuppenflechte mit Gelenkbeteiligung einhergeht, wenn auch nicht alle Patienten Gliederschmerzen empfinden.
Die mit *Pustelbildung* einhergehende Schuppenflechte kann den ganzen Körper überziehen oder vorzugsweise auf Handflächen und Fußsohlen begrenzt bleiben. Hier sind spezielle Behandlungsmaßnahmen angezeigt, ebenso bei einer weiteren, sehr schweren Form der Schuppenflechte, der psoriatrischen *Erythrodermie*. Hier ist der ganze Körper gerötet und schuppt.

Vorbeugung und Behandlung der Schuppenflechte

Verschiedene Behandlungsmethoden werden bei der Schuppenflechte angewandt:

1. äußerliche Behandlung,
2. innerliche Behandlung,
3. Allgemeintherapie.

Je nach Form und Ausprägung wird der Hautarzt das für den Patienten günstigste Behandlungsverfahren auswählen, welches die geringsten Nebenwirkungen aufweist. So wird er bei umschriebenen einzelnen Herden an den Streckseiten natürlich nicht intensiv innerlich behandeln, andererseits reicht eine äußerliche Behandlung bei schwersten Formen wie der Psoriasis arthropathica oder der Psoriasis pustulosa allein nicht aus.
Zur *Vorbeugung* ist das Vermeiden der oben beschriebenen Auslösefaktoren anzuraten.
Diätetische Maßnahmen, z. B. Fastenkuren, können die eigentliche Behandlung unterstützen. Da wie bereits oben erwähnt, übermäßiger Alkoholgenuß einen Schuppenflechtenschub regelrecht hervorrufen kann, sollte der Patient darauf verzichten. Auch abhärtende Maßnahmen als Infektionsprophylaxe und, wann immer möglich, Vermeiden unnötiger Streßsituationen sind günstig. Professor ROHDE (Hamburg) empfiehlt seinen Patienten, morgens kalt zu duschen. Das dabei aus den Nebennieren ausgeschüttete Cortison sei in der Lage, die Schuppenflechte „in Schach" zu halten.

1. Äußerliche Behandlung

Abschuppung: Am Anfang jeder Behandlung der Schuppenflechte steht die Entfernung der Schuppen, die meist durch salicylsäurehaltige Präparate, z. B. 3%ige Salicyl-Vaseline, erreicht wird. Am besten nimmt der Patient vor jedem erneuten Auftragen täglich ein Vollbad, z. B. mit einem medizinischen Ölbadzusatz. Durch Bürsten können während des Badens die Schuppenauflagerungen zusätzlich mechanisch abgelöst werden. Erst nach dieser mehrtägigen abschuppenden Vorbehandlung folgt dann die eigentliche örtliche Therapie.

Cignolin: Eine altbewährte Methode ist die Behandlung mit Cignolin (Dithranol), oft in Form von Cignolin-Vaseline. Die Wirkung dieses Präparates besteht darin, daß „die Schuppenflechte im Feuer der Entzündung", die durch das Cignolin hervorgerufen wird, „verbrennt". Es kommt dabei zu einer harmlosen Reizung der Haut mit Rötung und Braunverfärbung. Die Patienten empfinden ein Brennen, gelegentlich auch geringe Schmerzen im Bereich der eingeriebenen Stellen. Bei dieser Behandlung kann es zu einer Verschmutzung der Wäsche kommen. Die Flecken sind kaum zu entfernen.

Früher wurde die Behandlung im Krankenhaus so durchgeführt, daß die Schwester den Patienten morgens mit der Cignolin-Vaseline in steigender Konzentration einrieb und die Salbe über 24 Stunden auf der Haut belassen wurde. Diese altbewährte, aber wegen Hautreizung und Wäscheverschmutzung nur in der Klinik durchzuführende Behandlung hat in neuerer Zeit eine aktuelle Verbesserung erfahren: die *Cignolin-Kurzzeittherapie* (Prof. SCHÄFER, Prof. RUNNE, Prof. KUNZE). Das Prinzip beruht darauf, daß man die Cignolin-Vaseline nur einige Minuten (10 Minuten bis zu einer halben Stunde) auf der Haut beläßt (deshalb auch *Minutentherapie* genannt) und danach mit einem speziellen Waschmittel gründlich abduscht. Dadurch ist diese Behandlung *ambulant* durchführbar geworden, wenn man auch den Patienten darauf hinweisen muß, daß die Haut trotzdem gereizt werden kann. Braunverfärbungen an der Haut, ja gelegentlich sogar eine leichte Verfärbung der Haare bei der Behandlung des behaarten Kopfes können auftreten. Lidreizungen sind möglich, wenn das Präparat nicht zum Nacken, sondern nach vorne hin ausgewaschen wird.

Zudem kann die Badewanne fleckig werden, so daß intensive Reinigungsmaßnahmen, z. B. mit Domestos, Chlorix oder Napisan nötig werden.

Wenn der Hautarzt dem Patienten die Cignolin-Kurzzeit- oder Minutentherapie empfiehlt, wird er ihm ein Merkblatt mitgeben, auf dem praktische Hinweise für den Umgang mit dem Medikament vermerkt sind.
Diese Behandlungsart ist, was die Nebenwirkungen betrifft, sehr günstig. Allerdings erfordert sie bei sehr vielen Körperherden einen großen Zeitaufwand.

Steroidsalben: Angenehmer und einfacher in der Anwendung für den Patienten sind die *äußerlichen Glucocorticoidzubereitungen* (Steroidsalben). Diese sind allerdings durch unsachgemäße, unkritische Anwendung und manche, erst in den letzten Jahren bekanntgewordene Nebenwirkungen ins Zwielicht geraten. Sie können bei langdauernder Anwendung zu einer Verdünnung der Oberhaut, zu einer Rötung durch Aussprossung und Erweiterung von Gefäßen und zu einer leichten Verletzbarkeit der Haut führen. Auch allgemeine Nebenwirkungen können bei großflächiger, langdauernder Behandlung nicht ausgeschlossen werden (s. Kap. „Cortison-Nebenwirkungen an der Haut bei unsachgemäßer Anwendung").
Für die *kurzzeitige* und intensive Behandlung hartnäckiger Einzelherde haben die äußerlich anzuwendenden Nebennierenhormonpräparate aber auch weiterhin ihre Berechtigung.

Okklusiv-Behandlung: Bei *hartnäckigen* Extremitätenherden wird man mit dem einfachen Auftragen der Steroidsalbe nicht auskommen, sondern dem Patienten empfehlen, über die mit Salbe bedeckten Schuppenflechtenherde, z. B. am Unterschenkel, eine *Plastikfolie* (Haushaltsfolie) zu wickeln, damit überhaupt eine Wirkung eintritt. Am behaarten Kopf wird man eine Tinktur einer fettenden Salbe vorziehen.
Während der Therapie und nach Abklingen der Hauterscheinungen sollte der Patient mit einem rückfettenden Pflegepräparat, z. B. Eucerin cum aqua, Salicyl-Vaseline, Ölbädern oder entsprechenden Pflegepräparaten nachfetten (s. Abschnitt „Sinnvolle Reinigung und Pflege der Haut").

2. Innerliche Behandlung

Die innerliche *Glucocorticoidbehandlung* wird nur in generalisierten und schweren Fällen nach reiflicher Überlegung eingesetzt. So kann sie bei der Psoriasis arthropathica, Psoriasis pustulosa und psoriatrischen Erythrodermie durchaus einmal nötig werden. Der Hautarzt wird sehr genau abwägen, ob seltene, mögliche Nebenwirkungen, wie Beeinflussung des Blutdrucks und Blutzuckerspiegels, der Leber und der Nieren sowie der Magen- und Darmschleimhaut bei langdauernder Anwendung in einem günstigen Verhältnis zu den erwünschten Wirkungen stehen. Der Patient sollte sich hier auf das fachmännische Urteil des Arztes verlassen. Unter Umständen wird der Patient bei diesen schweren Formen der Psoriasis stationär eingewiesen.

In besonderen Fällen ist gelegentlich die Behandlung mit einer zellteilungshemmenden Substanz (Zytostatikum, z. B. Methotrexat oder Imurek) nötig. Diese *Zytostatika* sind manchmal die einzige Möglichkeit, einen Patienten mit einer Psoriasis pustulosa oder einer arthropatischen Form in einen lebenswerten Zustand zu bringen. Sie wirken über eine Hemmung der stark beschleunigten Zellerneuerung im Bereich der Schuppenflechtenherde. Bei Langzeitbehandlung können diese Präparate jedoch ebenfalls Nebenwirkungen, vor allem an der Leber (Leberfibrose oder Leberzirrhose) hervorrufen. Sie werden deshalb nur in Einzelfällen angewandt.

Bei der ausgedehnten und pustulösen Psoriasis ist das neue *aromatische Retinoid* (Tigason) angezeigt. Bei diesen schweren Formen hilft es auch am besten. Das Tigason ist ein Abkömmling des Vitamin A und stellt einen großen Fortschritt in der Psoriasistherapie dar.

Als Nebenwirkungen können bei dieser Behandlung Rötung, Schuppung der Haut, selten einmal Knochenschmerzen, gelegentlich rückbildungsfähiger Haarausfall und auch bei richtiger Dosierung Lippenentzündungen auftreten. Die Lippenentzündung ist geradezu ein Maßstab für die Wirksamkeit der Therapie. Nach ihr steuert der Arzt die Dosierung des Medikamentes.

Frauen im gebärfähigen Alter müssen während dieser Behandlung bis 2 Jahre nach Einnahme der letzten Tablette eine gewissenhafte Empfängnisverhütung durchführen, da Mißbildungen des Kindes nicht sicher auszuschließen sind. Die langsame Abklingquote des Medikamentes ist dadurch zu erklären, daß es im Fettgewebe und in der Leber gespeichert und auch noch nach 140 Tagen aus diesen Depots freigesetzt wird. Der Hautarzt wird dieses Präparat also vorzugsweise älteren Patienten verordnen.

Auch während der Behandlung wird er Blutfette und Leberwerte regelmäßig kontrollieren.

Diese neue Therapie eignet sich auch zur Kombination mit den verschiedenen Formen der Lichtbehandlung. Die Kombination hat den

Vorteil, daß der Behandlungserfolg früher eintritt, aber auch Bestrahlungszeit und -häufigkeit sowie die Medikamentendosis vermindert werden können.
Die Behandlungserfolge mit dem aromatischen Retinoid sind eindrucksvoll, übrigens nicht nur bei der Schuppenflechte, sondern auch bei anderen Hauterkrankungen.
Eine weitere neue Substanz zur Behandlung schwerer Psoriasisformen ist die *13-cis-Retinsäure*. Die bisherigen therapeutischen Erfahrungen sind günstig.

Lichttherapie (Fototherapie)
Zu den modernen Möglichkeiten bei der Behandlung der Schuppenflechte gehört die Lichttherapie (Abb. 27, Farbtafel **VII**). Dabei werden verschiedene Wellenlängen des Lichtes zur Behandlung genutzt, bei der selektiven UV-Therapie (SUP-Therapie), der für die Behandlung der Psoriasis besonders günstige Grenzbereich zwischen UVA und UVB (Prof. TRONNIER), bei der PUVA-Therapie (Psoralen-UVA-Therapie) vorzugsweise langwelliges UVA in Kombination mit einer lichtsensibilisierenden Substanz, dem Psoralen (8-Methoxypsoralen = Meladinine). Da bei der letztgenannten Variante neben den Lichtstrahlen auch ein Medikament zur Anwendung kommt, wird diese Behandlung auch als Fotochemotherapie bezeichnet.
Übrigens gelangen die verschiedenen Formen der Lichttherapie auch bei anderen Hautkrankheiten, beispielsweise bei der Akne, der Neurodermitis (s. dort), der Weißfleckenkrankheit wie auch bei manchen selteneren Dermatosen zur Anwendung.

SUP-Therapie: Die selektive UV-Therapie (SUP-Therapie) wurde von dem Physiker SAALMANN (Herford) entwickelt, der selbst unter einer Schuppenflechte litt und systematisch nach physikalischen Behandlungsmethoden gesucht hat. Nachdem seine Therapie zunächst wenig Beachtung fand, hat sie sich bei intensiver klinischer Nachprüfung seit Jahren durchgesetzt und ist aus der Behandlung der Schuppenflechte nicht mehr fortzudenken.
Ein großer Vorteil der SUP-Therapie liegt darin, daß man dem Patienten kein zusätzliches Medikament verordnen muß, das Haut und Augen gegenüber dem Licht empfindlich macht. Der Patient kann sich also nach der Bestrahlung genauso im Sonnenlicht bewegen wie vor der Bestrahlung und ist nicht, wie bei der Fotochemotherapie auf intensiven Lichtschutz und das Tragen einer Sonnenbrille angewiesen.

Außerdem können mit dieser Behandlungsart auch Kinder behandelt werden.
Die Wirkung ist gerade bei den ausgeprägten generalisierten Psoriasisformen gut. Der Hautarzt wird bei der „reizbaren" Psoriasis die Bestrahlungszeit nur langsam steigern, um keinen Psoriasis-Schub hervorzurufen (Köbner-Phänomen, s. oben).
Bei zu hoher Bestrahlungsdosis tritt ein Sonnenbrand auf. Langzeitnebenwirkungen sind bisher nicht bekannt geworden.
Eine andere Variante der Lichtbehandlung ist die *Balneofototherapie.* Hierbei geht der Bestrahlung mit SUP ein Vollbad in einer Salzlösung (Sole) voraus. Innerhalb von 2 Stunden nach diesem Bad sollte dann die Bestrahlung erfolgen.
Die Konzentration der Sole spielt nach Herrn Prof. TRONNIER dabei keine entscheidende Rolle. Er empfiehlt 1 Pfund gewöhnliches Kochsalz auf eine Badewanne voll Wasser. Salz aus dem Toten Meer sei nicht besser. Auch Wasser alleine genüge, aber die Anwesenheit von Sulfat- oder Halogenionen sei günstiger.
Durch das vorausgehende Bad kommt es zu einer Quellung der Hornschicht der Oberhaut und so zu einer besseren Transparenz für die Wellenlängen des Bestrahlungsgerätes. Möglicherweise spielt auch das Auskristallisieren des Salzes auf der Haut mit Prismeneffekt eine Rolle.
Eine Behandlung allein mit dem *Salz des Toten Meeres,* wie es in Apotheken angeboten wird, reicht nicht aus. Holländische Wissenschaftler haben keinen objektivierbaren Unterschied in der Wirksamkeit zwischen Leitungswasser, 4%iger Kochsalzlösung oder Wasser aus dem Toten Meer feststellen können.
Die Balneofototherapie wird in deutschen Heilbädern, z. B. Bad Bentheim, Bad Oeynhausen und anderen durchgeführt. Sie stellt eine Nachahmung der Behandlung am Toten Meer dar.
Dort werden im Zusammenwirken von Klima (Lage 395 m unterhalb des Meeresspiegels, besondere Wellenlängen des Lichtes, hohe Sauerstoffkonzentration der Luft, hoher Luftdruck) und hohem Salzgehalt des Wassers gute Behandlungsergebnisse erzielt.
Die deutschen Krankenkassen haben sich nicht generell dazu entschlossen, die Kosten für eine Behandlung am Toten Meer zu übernehmen.

Fotochemotherapie (PUVA = Psoralen-UVA): Die Fotochemotherapie sollte den schwereren generalisierten Formen der Psoriasis bei älteren Patienten (über 50 Jahre) vorbehalten bleiben. Der Patient

muß hierbei 2 Stunden vor der Bestrahlung ein Medikament einnehmen (8-Methoxy-Psoralen = Meladinine), das die Haut gegenüber den UVA-Wellenlängen empfindlich macht. Die Dosierung richtet sich nach dem Körpergewicht. Ein vorausgehendes Salz- oder Ölbad ist auch bei der PUVA-Therapie günstig.
Da dieses Medikament etliche Stunden im Körper verbleibt und sowohl Haut wie auch Augen gegenüber dem Licht (auch im Schatten!) empfindlich macht, muß der Patient am Bestrahlungstag bis zum Abend eine Spezialsonnenbrille mit seitlichem Augenschutz tragen. Diese Behandlung erfolgt am besten in sonnenarmen Jahreszeiten.
Regelmäßige Blutuntersuchungen (Leber- und Nierenfunktion) und zusätzlich augenärztliche Kontrollen vor, während und nach der Behandlung sind nötig, da man noch nicht genau weiß, ob dieses Medikament eine Linsentrübung bewirken kann. Die Fotochemotherapie wird nicht nur bei den schweren Psoriasisformen durchgeführt, sondern auch bei anderen Hauterkrankungen. Sie ist wie die SUP-Therapie mit dem Tigason kombinierbar.
Früher hat man Meladinine-Lösung auf die einzelnen Schuppenflechtenherde gepinselt und dann mit UVA bestrahlt. Dabei kam es zu einer fleckigen, leopardenartigen, langanhaltenden Braunfärbung der Haut, manchmal auch zu Verbrennungen mit Blasenbildungen, so daß man diese Bestrahlungsart und auch die andere Variante mit Meladinine-Bädern vor der UVA-Bestrahlung weitgehend wieder verlassen hat.
Als Nebenwirkungen der PUVA-Therapie werden Verbrennungen, besonders an Zehen und Fingern, Nagelablösung und Magenunverträglichkeit, verbunden mit Übelkeit beobachtet. Ein Stück Brot und ein Glas Milch vor der Tabletteneinnahme können die Magenbeschwerden verhindern. Bei Leberschaden oder in der Schwangerschaft wird der Arzt keine PUVA-Therapie durchführen. Anders als beim Tigason ist aber nach Beendigung der PUVA-Therapie keine Karenzzeit bis zum Eintritt einer Schwangerschaft nötig.
Jede Form der Lichttherapie sollte grundsätzlich unter *Aufsicht des Arztes* durchgeführt werden, der auch die erforderlichen Bestrahlungszeiten und Abstände vom Bestrahlungsgerät nach dem Hautzustand ausrichtet und die notwendige Behandlungsvorbereitung, die Pflege und Zusatzbehandlung während der Behandlung anordnet und überwacht. Üblicherweise kann der Patient 4–8 Wochen nach Bestrahlungsbeginn mit einem Behandlungserfolg rechnen. Nach Abheilung

der Schuppenflechtenherde wird der Hautarzt jedoch nicht immer die Behandlung sofort abbrechen, sondern manchmal die Bestrahlungshäufigkeit immer weiter reduzieren, um keinen Rückfall zu riskieren. Pflegerische Maßnahmen wie Rückfettung mit Fettcremes und Ölbädern sollten auch nach Behandlungsabschluß fortgeführt werden.

Der Wellenbereich und die Lichtintensität von *Solarien* ist für die Behandlung einer Schuppenflechte nicht günstig bzw. ausreichend, so daß Patienten, die sich ein derartiges Gerät angeschafft haben, oft enttäuscht sind.

Klimatherapie

Zum Schluß möchte ich auf die Klimatherapie eingehen. Sie wird im Meeres- oder Inselklima der Nordsee, im südlichen Meeresklima, aber auch als hochalpine Klimatherapie durchgeführt. Viele Psoriatriker haben im Laufe ihres Lebens die Erfahrung gemacht, daß nach Klimawechsel besonders im Sommer (Sonne!) die Hauterscheinungen abheilen. Wer diesen günstigen Einfluß festgestellt hat, sollte seine Urlaubsplanung darauf ausrichten.

Bei der Behandlung der Schuppenflechte sind in den letzten Jahren große Fortschritte erzielt worden, so daß es in vielen Fällen gelingt, die Haut erscheinungsfrei zu bekommen und bei regelmäßiger Überwachung und Therapie auch weitgehend erscheinungsfrei zu halten. Trotzdem muß ich darauf hinweisen, daß mit keiner Behandlungsmethode eine endgültige Heilung der Schuppenflechte möglich ist, *wenn man unter Heilung versteht: Verschwinden der Krankheitserscheinungen auch für die Zukunft.*

Allerdings haben sich durch die besprochenen modernen, vielfach ambulant durchführbaren Behandlungsmethoden in den letzten Jahren die Hautkliniken allmählich von Psoriasispatienten geleert.

Ratschläge für Psoriasispatienten

1. Hadern Sie nicht mit dem Schicksal. Versinken Sie nicht in Selbstmitleid nach dem Motto: „Man fliegt heute zum Mond, aber meine Schuppenflechte kann niemand heilen“. Diese Einstellung hilft Ihnen nicht weiter. Ziehen Sie sich nicht aus dem gesellschaftlichen Leben in die Isolation zurück. Schöpfen Sie – gemeinsam mit Ihrem Arzt – alle vorbeugenden und therapeutischen Möglichkeiten aus und machen Sie so das Beste aus Ihrer Situation.

2. Informieren Sie sich besonders eingehend über Ihr Hautleiden, ohne die Psoriasis zum einzigen Lebensinhalt zu machen. Verlassen Sie sich dabei auf gesichertes medizinisches Wissen. Nutzen Sie die Möglichkeiten der Information und des Gedankenaustausches im Psoriasisbund (Adresse im Anhang).

3. Vermeiden Sie – soweit möglich – innere und äußere Risikofaktoren, wie sie zu Anfang des Kapitels beschrieben wurden: negativen, vermeidbaren Streß, Erkältungskrankheiten (durch Abhärtung, Sport), Alkohol, zu intensive Sonnenbestrahlung oder mechanische Einwirkungen auf die Haut. Lernen Sie Entspannungsübungen, z. B. autogenes Training.

4. Nutzen Sie günstige Einflüsse, soweit sie Ihnen helfen: Klimawechsel im Urlaub (Hochgebirge, Meeres-Inselklima an der Nordsee oder südliches Meeresklima), Sonnenbestrahlung (Sonnenbrand vermeiden!), gesunde Lebensführung, evtl. Fastentage.

5. Vertrauen Sie Ihrem Arzt. Er ist Ihr Verbündeter. Aus der Vielzahl der Behandlungsmöglichkeiten wird er nach Ihrem augenblicklichen Hautzustand die geeignete auswählen. Führen Sie seine therapeutischen Anordnungen gewissenhaft durch. Fragen Sie ihn, wenn etwas unklar geblieben ist.
Verlangen Sie von ihm keine Behandlungsverfahren, deren Ergebnisse zweifelhaft sind. Sie wissen: Alle 10 Jahre gibt es das „neue Wundermittel“ gegen Krebs, alle 5 Jahre gegen die Psoriasis.

6. Nehmen Sie sich Zeit für Ihre Haut. Ohne Ihren persönlichen Einsatz kann die Schuppenflechte nicht abheilen. Nur alle paar Jahre einmal während einer Kur etwas für seine Haut zu tun, reicht nicht aus.
Pflegen Sie Ihre trockene Haut während der Therapie und in erscheinungsfreien Zeiten regelmäßig mit einem vom Arzt empfohlenen medikamentenfreien Pflegepräparat.
Wenn es auch noch kein Medikament gibt, das die Schuppenflechte vorhersagbar für immer beseitigt, so kann man sie doch heute besser behandeln als je zuvor. Die Fortschritte der Lichttherapie und der medikamentösen Behandlung ermöglichen in vielen Fällen eine Erscheinungsfreiheit bei ambulanter Behandlung.

Kopfschuppen

Hinter Kopfschuppen können sich verschiedene, harmlose oder auch ernstere Hauterkrankungen verbergen: einfache trockene Schuppenbildung, seborrhoisches Ekzem, Pilzerkrankungen, Kopfschuppenflechte mit dicken, asbestartigen Schuppenauflagerungen. Vom Friseur kommen die Patienten oft bereits mit der richtigen Diagnose zum Hautarzt.
Eine allgemein gültige Empfehlung zur Therapie der Kopfschuppen kann ich an dieser Stelle nicht geben, da die Behandlung einer Schuppenflechte am behaarten Kopf naturgemäß anders durchgeführt werden muß als die Behandlung eines seborrhoischen Ekzems oder einer diskreten, trockenen Kopfschuppung.
Allerdings kann man sagen, daß bei fetter Schuppenbildung Tinkturen mit Salicylsäure oder Resorcin geeignet sind. Bei einer trockenen Schuppung sollte die Tinktur rückfetten, während eine Pilzerkrankung oder die Schuppenflechte einer ganz besonderen Behandlung bedürfen.
Auf jeden Fall muß der Therapie die ärztliche Diagnose vorausgehen.

Reibeisenhaut (Keratosis pilaris)

Bei der „Reibeisenhaut" tastet man an Oberarmen, Oberschenkeln, in seltenen Fällen auch an Wangen oder seitlichen Augenbrauenpartien stachelige Verhornungen. Diese Hautveränderungen werden als Keratosis pilaris, im Volksmund als „Reibeisenhaut" bezeichnet. Es handelt sich um eine harmlose, vererbte Verhornungsstörung.
Die ausgeprägteste Form liegt vor, wenn neben Armen und Beinen auch die seitlichen Gesichts- und Augenbrauenbezirke gerötet und verhornt sind. Manchmal fallen die seitlichen Anteile der Augenbrauen aus.
Da es sich um eine vererbte Verhornungsstörung handelt, kann man nur vorübergehend eine Besserung erzielen.
Günstig wirken sich salicylsäurehaltige Präparate, seit neuerem auch Vitamin-A-Säure-Creme äußerlich oder Vitamin A innerlich aus. Die

meisten Therapeuten vermeiden bei diesen harmlosen Hauterscheinungen langzeitige Medikamentenanwendung und empfehlen Saunagänge (Aufweichen der Verhornungen) mit anschließendem kräftigen Abfrottieren oder Bürstenmassagen. Dadurch werden die Hornkegel von der Oberfläche abgerieben. Sie wachsen aber nach einigen Tagen wieder nach.

Gewebsschwund (Atrophie) der Haut und Narbenbildung

Altersschwund der Haut

Der *Altersschwund* der Haut tritt bei jedem Menschen auf. Allerdings können äußere Einflüsse wie langjährige, intensive Sonnenbestrahlung (s. oben) oder unsachgemäße Anwendung bestimmter Hormonsalben zu einem *vorzeitigen* Gewebsschwund führen.
Betrachtet man die *Oberhaut* des alten Menschen unter dem Mikroskop, so zeigt sie sich verdünnt, die Verzahnung zur Lederhaut ist flacher. Durch Druck oder Zug treten dadurch leicht Blasen auf. Im höheren Alter neigt die Oberhaut zu vermehrter Verhornung.
Die Bindegewebsfasern der *Lederhaut* sind teilweise zugrundegegangen, was zur Faltenbildung führt. Kleine Gefäße werden brüchig, Hautblutungen treten auf und zeigen sich als blutunterlaufene Altersflecken.
Die Gewebsspannung (Turgor) des *Unterhautfettgewebes* läßt im höheren Alter nach, so daß die Haut schlaff und faltig wird.

Schwangerschaftsstreifen, Pubertätsstreifen

In der Schwangerschaft bilden sich bei vielen Frauen am Unterbauch, über den Hüften und an den Brüsten *Schwangerschaftsstreifen* aus.
Sie sind nicht nur die Folge des Gewebszuges durch die Umfangszunahme der betreffenden Gewebspartien. Es spielen auch hormonelle Faktoren eine entscheidende Rolle.
Die *Pubertätsstreifen* treten besonders bei jungen Mädchen an den Hüften, Brüsten und am Gesäß auf. Sehr viel seltener kommt es am Rücken schlankwüchsiger Jugendlicher zu entsprechenden waagerechten Streifenbildungen.

Auch während der Pubertät dürften hormonelle Umstellungsreaktionen des Körpers im Vordergrund stehen. Übrigens können diese Streifenbildungen auch bei Geschwülsten der Nebenniere, aber ebenso bei der Behandlung mit Nebennierenrindenhormonen auftreten. Mechanische Einflüsse wie Zug oder Druck sollten nicht unterschätzt werden. Sie führen dazu, daß das Gewebe regelrecht zerreißt. So findet man beispielsweise nach operativen Eingriffen, bei denen die Haut unter Spannung genäht wurde, z.B. nach einer Operation wegen vermehrten Achselschweißes, im seitlichen Nahtbereich entsprechende Streifenbildungen. Sie entstehen auch bei Patienten, bei denen keine Hormonstörungen vorliegen.

Nach der Entbindung und nach der Pubertät werden die roten Streifen allmählich blasser, so daß man sie zum Schluß manchmal kaum noch erkennen kann.

Behandlungsmaßnahmen sind unergiebig. Massagen mit Ölen (Zupfmassagen) und Cremes werden empfohlen. Sie haben nur zweifelhaften Erfolg.

Narben

Keloide und verdickte (hypertrophische) Narben

Nach Verletzungen, besonders nach Verbrennungen, aber auch nach Entzündungen der Haut, z. B. bei der Akne und nach operativen Eingriffen kann es zu verdickten Narben kommen. Da nach operativen Eingriffen durch den Schnitt und die Stichkanälchen die Narben oft wie Krebse oder „Klauen" aussehen, bezeichnet man diese Narbenbildungen als Keloide (griechisch: „klauenähnlich") (Abb. **28**, Farbtafel **VII**).

Streng genommen trennt der Hautarzt das Keloid, welches nach jedem operativen Eingriff oder nach jeder Verletzung bei bestimmten Patienten auftritt, von der „verdickten Narbe" (hypertrophische Narbe) ab.

Das Keloid bildet sich nie von alleine zurück, wuchert oft stärker als die hypertrophische Narbe, die sich im Lauf von Monaten und Jahren auch ohne Behandlung zurückbilden kann.

Am Aussehen der Pockennarbe kann man mit einer gewissen Wahrscheinlichkeit ablesen, ob eine Operationsnarbe zum Keloid werden könnte oder nicht. Letztlich kann der Arzt vor einem operativen Eingriff jedoch nie vorhersagen, wie die Narbe aussehen wird.
Die Behandlung ist schwierig. Beim echten Keloid reichen Einreibungen mit speziellen Salben meistens nicht aus, so daß in schweren Fällen vierteljährliche Unterspritzungen mit Cortison-Kristallsuspension angezeigt sind. Nach 1–2 Jahren senkt sich unter dieser Behandlung die erhabene Keloidnarbe meist ins Hautniveau zurück. Die Narbe bleibt jedoch geweitet und nur mit einer zarten Oberhaut bedeckt.
Die *verdickte (hypertrophe) Narbe* bildet sich von allein zurück. Massagen mit entsprechenden Salben können die Rückbildung unterstützen.
Oft wünschen Patienten die *operative Entfernung* des Keloids. Davon wird der Erfahrene abraten, denn selbst ein plastisch-chirurgisches Vorgehen, bei dem die Naht spannungslos genäht wird, verhindert nicht ein neues, dann größeres Keloid. Auch eine nach der Operation durchgeführte Röntgenbestrahlung verhindert nicht mit Sicherheit das Wiederauftreten des Keloids.
Eine „Schleifung" (Dermabrasion) des Keloids bringt fast nie ein befriedigendes optisches Ergebnis.

Geweitete Narben

Werden Wunden unter Spannung genäht, so können sie sich nach dem Fädenziehen im Laufe von Monaten gelegentlich weiten. Zunächst erscheinen sie rot. Nach Wochen werden sie blasser. Die breiten Narben können optisch stören.
Narbenweitungen treten besonders an den Oberschenkeln, am Bauch oder Rücken auf.
Eine operative Korrektur kann zu günstigen Ergebnissen führen.

Erkrankungen der Venen (Blutadern)

Nach neueren Erhebungen von Professor FISCHER aus Tübingen leiden in der Bundesrepublik 5 Millionen Bürger unter Venenerkrankungen. Etwa 800 000 Menschen haben ein venös bedingtes Unterschenkelgeschwür (Tübinger Studie, 1981). Frauen, die ein oder mehrere Kinder geboren haben, sind häufiger und schwerer betroffen als Männer, ältere stärker als junge Menschen. Auch unterschiedliche Lebensbedingungen (stehende oder sitzende Tätigkeit) und Umwelteinflüsse sind neben erblicher Veranlagung in diesem Zusammenhang von Bedeutung. Übergewicht soll, entgegen früherer Annahme, keinen verschlechternden Einfluß auf Venenleiden haben.
Eine weitere Erkenntis dieser Untersuchung erlebt jeder praktizierende Arzt täglich in der Sprechstunde: Die wichtigste Behandlungsmethode in der Venenheilkunde, die Kompressionstherapie mit Binden oder Kompressionsstrümpfen, wird vom Patienten oft vorzeitig abgebrochen, vor allem im Sommer, wenn das Thromboserisiko am größten ist.
Hier ist es Aufgabe des Arztes, den Patienten so eingehend über seine Venenerkrankung und ihre möglichen Folgen aufzuklären, daß er die notwendigen Vorsorge- und Behandlungsmaßnahmen als sinnvoll erkennen kann. Denn nur dann wird er sie gewissenhaft befolgen.
Zum besseren Verständnis der Venenerkrankungen seien einige Vorbemerkungen über Aufbau und Funktion des Blutadersystems erlaubt:

Aufbau der Venenwand

Die Vene besteht aus 3 Wandschichten: der Innenhaut, der Muskelschicht und der äußeren Bindegewebsschicht.
Die *Innenhaut* ist normalerweise spiegelglatt. Nach Venenerkrankungen, z. B. nach einer Venenentzündung oder Thrombose, erfolgt von hieraus das „Aufsaugen" des Blutgerinnsels. Zurück bleibt eine narbige, rauhe Innenhaut, die bereits den Boden für die nächste Komplikation darstellen kann. Diesen Risikofaktor muß der Venenpatient kennen und lebenslang beachten (s. unten).

Die mittlere Schicht ist die *Muskelschicht,* die bei den Venen dünner ausgebildet ist als bei den Arterien (Schlagadern). Auch der Durchmesser einer Vene ist größer als der einer Schlagader. Weibliche Sexualhormone (Östrogene) führen zur Erschlaffung der Venenwand. Deshalb verschlechtern sich Krampfadern in der Schwangerschaft und während der „Pillen"einnahme.
Die dünne Muskelschicht der Vene hat zur Folge, daß sie sich nach Verletzungen nicht so schnell und kräftig einrollen und verschließen kann wie bei einer Arterie. Daher gehen Blutungen aus Venen oft mit einem größeren Blutverlust einher als arterielle Blutungen.
Die *äußere* Schicht der Vene ist eine Bindegewebsschicht, die als Verschiebeschicht zum umliegenden Gewebe dient. Die Venenwand bleibt nach einer Venenentzündung oder Thrombose narbig verdickt und starr und ist – wenn ein oberflächliches Gefäß betroffen war – noch lange als derber Strang zu tasten.

Das Venensystem am Bein

Während das Blut über die *Arterien (Schlagadern)* in das Bein hineinfließt, strömt es über die *Venen (Blutadern)* wieder zum Herzen zurück. Dazwischen erfolgt der Stoffaustausch in den feinen *Haargefäßen (Kapillaren).* Hier werden Nährstoffe und Sauerstoff an die Zellen abgegeben und „Stoffwechselschlacken" aus dem Gewebe aufgenommen.
Wir unterscheiden zwei verschiedene Venensysteme: das *oberflächliche und das tiefe.* Beide Venensysteme sind durch *Verbindungsvenen* miteinander verbunden. Die tiefen Venen, aber auch die Verbindungsgefäße und einige große oberflächliche Venen tragen *Klappen,* die das Blut ventilartig in eine Richtung, nämlich zum Herzen hin, fließen lassen. Nach einer Venenentzündung oder Thrombose werden diese Ventilklappen narbig-starr und schließen nicht mehr.
Der Rückstrom des Blutes erfolgt vornehmlich über die tiefen Venen (ca. 80–90%). Deshalb werden sie auch als tiefe Leitvenen bezeichnet. Ein Verschluß, beispielsweise durch eine Thrombose (Gerinnselbildung), beeinträchtigt also den Rückfluß des Blutes über die tiefen Venen erheblich stärker als der Verschluß einer oberflächlichen Vene von gleichgroßem Durchmesser. Außerdem besteht bei einer tiefen Venenthrombose immer die Gefahr einer Lungenembolie durch Verschleppung eines Blutgerinnsels. Dies ist bei einer oberflächlichen

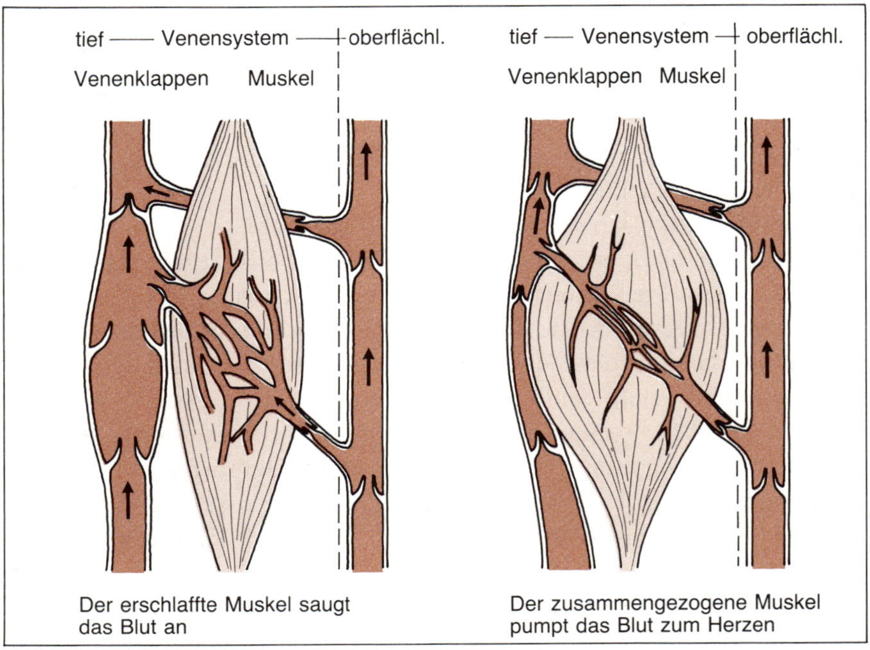

Abb. **29** Die Muskel-Venen-Pumpe

Thrombose nur ganz selten einmal unter bestimmten Voraussetzungen möglich (s. unten).

Funktion der Muskel-Venen-Pumpe (Abb. 29)

Beim kräftigen Ausschreiten oder Marschieren wird durch das Abfedern die sogenannte *Muskel-Venen-Pumpe* besonders intensiv betätigt: Die Muskulatur unter ihrer sehnigen Umhüllung preßt das Blut über die tiefen Venen herzwärts, saugt aber gleichzeitig aus den oberflächlichen Venen das Blut an. Im Augenblick der Erschlaffung der Wadenmuskeln füllen sich dann erneut die Muskelvenen und beim nächsten Abfedern wird das Blut wieder herzwärts transportiert. Wir haben hier das Prinzip einer Saugpumpe vor uns.

Die Funktion der Muskel-Venen-Pumpe ist in geordneten Bahnen nur dann möglich, wenn einerseits die Ventilfunktion der Venenklappen, zum anderen aber auch die Beweglichkeit im oberen Sprunggelenk, im Kniegelenk und im Hüftgelenk gewährleistet wird. Schließt eine Venenklappe nicht mehr richtig, wie es z. B. nach einer Thrombose

der Fall ist, so kann das Blut aus diesem Gefäßbereich nicht herzwärts transportiert werden. Es fließt dann in einem „Privatkreislauf", der dem Herzen zusätzliche Arbeitsleistung abverlangt, wieder in die oberflächlichen Gefäße zurück. Nach außen kommt es über der defekten Klappe zu einer Ausweitung der Vene, zu einem sog. Venenknoten, der die Haut etwas vorwölbt. Der erfahrene Arzt kann diese undichten Verbindungsvenen und ihre Gewebslücken tasten. Bei der Verödung oder Operation wird er ihnen ganz besondere Beachtung schenken. Durch einen exakt angelegten Kompressionsverband, aber auch durch einen gut sitzenden Kompressionsstrumpf können defekte Klappen für die Dauer der Therapie wieder ihre normale Funktion erfüllen (s. unten).
Ist der Patient wegen einer Gelenkversteifung oder eines Ischias-Syndroms nicht in der Lage kräftig auszuschreiten, so kann auch der Rückfluß des Blutes nicht zügig erfolgen. Das Risiko einer Thrombose oder Venenentzündung ist dann bei Krampfaderträgern besonders groß. Der Venenchirurg wird in dieser Situation mit dem Eingriff bis zur Besserung der Bewegungseinschränkung warten.

Warum Kompressionsbehandlung bei Venenerkrankungen?

Weshalb mutet der Arzt dem Venenpatienten eine scheinbar so lästige Behandlungsmethode wie die Kompressionstherapie mit Binden oder Strümpfen überhaupt zu?
Wie bereits besprochen, können Venenklappen, die nicht mehr richtig schließen, durch eine gewissenhafte Behandlung mit elastischen Binden oder exakt angemessenen Kompressionsstrümpfen wieder funktionsfähig gemacht werden, solange sie getragen werden. Bei Unterschenkelschwellungen sind diese vorbeugenden Maßnahmen zur Vermeidung von Komplikationen wie Venenentzündung, Thrombose, Unterschenkelgeschwür oder gar einer Lungenembolie unbedingt nötig. Dabei sollte man bedenken, daß, bevor die Beinschwellung erkennbar wird, sich die Menge der Gewebsflüssigkeit im Bein um 30% vermehrt haben muß.
Würden Patienten mit venenbedingten Beinschwellungen gewissenhaft wickeln oder Gummistrümpfe tragen, wären Unterschenkelgeschwüre praktisch immer zu verhindern.
Aber nicht nur zur *Vorbeugung,* sondern besonders auch zur *Behandlung* der genannten Komplikationen ist die Kompressionsbehandlung unverzichtbar.

Bestehen noch keine ausgeprägten Beinbeschwerden, wird sie oft als lästig oder unzumutbar empfunden. Manche Patienten äußern in der Sprechstunde: „Die Binden schnüren mir die Luft ab."
Nehmen die Beschwerden im Laufe der Monate und Jahre aber zu, so sind die Patienten für diese Behandlungsmöglichkeit dankbar und empfinden Binde oder Strumpf als nützlich und angenehm. Ja, manchmal „fehlt" ihnen geradezu etwas, wenn die Beine nicht gewickelt sind.
In manchen Fällen ist eine Kompressionsbehandlung allerdings nicht durchführbar, beispielsweise wenn ältere, allein lebende Personen mit rheumatischer Gelenkerkrankung oder Herzschwäche trotz guten Willens nicht wickeln können, oder wenn neben der Venenerkrankung noch eine Verschlußerkrankung der Schlagadern vorliegt. In diesem Fall würde der von außen wirkende Druck eine zusätzliche Verminderung der Durchblutung bedeuten. Doch diese Ausnahmefälle sind selten.
Professor SANTLER aus Wien sagte einmal auf einer Fortbildungsveranstaltung für Venenärzte: „Mit welchen Binden gewickelt wird ist gleichgültig, solange der Druck des Verbandes ausreichend groß ist und gleichmäßig von unten nach oben abnimmt." Wird z. B. unterhalb des Knies besonders kräftig gewickelt, tiefer am Bein aber lockerer, so kommt es sogar zur Verstärkung der Beinschwellung.
Je nach „Schule" und Ausbildung bevorzugen manche Ärzte den einfachen Verband, andere den sog. Pütter-Verband mit 2 gegenläufig gewickelten, kräftigen, textilelastischen Binden oder den Zinkleimverband. Wieder andere verwenden Schaumstoffbinden oder Idealbinden. Manche wickeln mit eingelegten Kompressen aus Verbandmull, Zahnarztröllchen, zugeschnittenen Schaumstoff- oder Lederplatten. Wickelanleitungen liegen zwar den Bindenpackungen bei, besser ist es jedoch, wenn der Patient sich das Anlegen des Verbandes in der Sprechstunde, evtl. sogar mehrmals, zeigen läßt. Dabei lautet die Grundregel: ausreichend straff, der Druck soll von unten nach oben langsam abnehmen.
Ist das Bein gewickelt, so kommt es wieder zu einer geordneten Venenfunktion und damit zu einer Normalisierung der Blutströmung, vor allem wenn die Patienten mit dem Verband kräftig marschieren. Sauerstoff- und nährstoffreiches Blut gelangt nun zum Gewebe. Die Haut erholt sich, das venöse Unterschenkelgeschwür kann abheilen.

Wirksam sind Verband oder Strumpf jedoch nur, wenn die Patienten sich viel bewegen. Spritzt man beispielsweise ein Kontrastmittel in die Venen und beobachtet die Blutströmung am Röntgenschirm, so sieht man das Kontrastmittel träge dahinströmen, nach einigen Zehenständen mit Verband ist es jedoch blitzartig abgeflossen.
Der *Kompressionsverband* ist bei akuten und weniger akuten Venenentzündungen, bei entzündlichen Stauungen des Beines, beim Zustand nach einer Thrombose und beim Unterschenkelgeschwür angezeigt.
Beim Unterschenkelgeschwür gilt: solange wickeln, bis die Haut über dem Geschwür kräftig zugewachsen ist. Danach kann der Patient auf einen Kompressionsstrumpf (Gummistrumpf) übergehen.
Der *Kompressionsstrumpf* wird heute nicht mehr aus Gummifäden, sondern aus synthetischen Fasern gewirkt. Er sollte für jedes Bein angemessen werden, wenn die Beinform die Verordnung sog. Konfektionsstrümpfe nicht ermöglicht. Dies geschieht üblicherweise im Sanitätsgeschäft oder beim Arzt, am besten morgens nach dem Aufstehen oder nach einer apparativen Lymphdrainage. Keinesfalls darf die Messung am geschwollenen Bein erfolgen.
Die Wirkung des Strumpfes am Venensystem entspricht der eines Verbandes, allerdings nur, solange er nicht in seiner Zugkraft nachgelassen hat. Etwa alle 6 Monate sollten neue Strümpfe verordnet werden. Dieser Zeitabstand wird von den Krankenkassen akzeptiert.
Sogenannte Stützstrümpfe reichen in ihrer Zugkraft zur Behandlung von Venenerkrankungen nicht aus.

Krampfadern (Varizen)

Als Krampfadern (Varizen) bezeichnen wir Blutadern, die sich verlängert und erweitert haben (Abb. **30**, Farbtafel **VIII**). Die Längenzunahme der Vene führt zur Schlängelung. Venen, die nur in ihrem Durchmesser erweitert sind, bezeichnen wir Ärzte nicht als Krampfadern, sondern als Venenerweiterungen (Venektasien). Den Patienten stören sie vor allem kosmetisch.
Varizen treten im Rahmen einer ererbten Bindegewebsschwäche auf – oft verbunden mit Hämorrhoiden und Senk-Spreiz-Füßen –, wobei

verschiedene äußere Faktoren verschlechternd wirken (s. unten). Sie können aber auch als Folgezustand nach einer tiefen Venenthrombose entstehen (sog. sekundäre Varikosis). In diesem Fall sind die Beschwerden oft erheblich stärker.
Lange Zeit herrschte in der Medizin ein Streit über die Herkunft des Wortes „Krampfadern". Am naheliegendsten war die Vermutung, daß der Grund für die Benennung in krampfartigen Wadenschmerzen liege, die man darauf zurückführte. Professor SANTLER aus Wien meint jedoch, daß das Wort Krampfadern eigentlich „Krummadern" bedeutet. Dies leuchtet ein, da Krampfadern ja tatsächlich einen geschlängelten Verlauf aufweisen. Professor MAY (Innsbruck) glaubte, daß Krampfadern niemals krampfartige Schmerzen verursachen. Fest steht jedoch, daß bei Varizen Schmerzen auftreten können.
Entweder imponieren sie als sog. „Berstungsschmerzen" oder auch als Schmerzen von dumpf-drückend-ziehender Färbung, vor allem nach langem Stehen bei warmem Wetter (Verkäuferinnen, Friseur).
Krampfadern sind für den Betreffenden ein Risikofaktor, den er grundsätzlich beachten muß, da sonst Komplikationen drohen. Solange die Patienten jung sind, empfinden sie meist keine wesentlichen Beschwerden. Ohne vorbeugende Maßnahmen und fachgerechte Therapie können aber Venenentzündungen oder Thrombosen auftreten, im Anschluß daran schwerwiegende Folgezustände wie chronische Venenfunktionsstörungen, Unterschenkelgeschwür oder gar Lungenembolie.

Behandlung der Krampfadern

Der Arzt wird je nach Ausprägung und Beschwerden die 4 Säulen der Krampfaderbehandlung einzeln oder kombiniert anwenden:

- Medikamente,
- Kompression,
- Verödung,
- Operation, ambulant oder stationär.

Bei *leichten* Beschwerden, z. B. Schmerzen bei längerem Stehen, geringfügiger Schwellungsneigung abends, können *Venenmittel,* die meist aus Roßkastanienextrakten oder in neuerer Zeit auch aus synthetischen Substanzen hergestellt werden, ausreichend sein.
Die Wirkung von *Venensalben* oder *-gelen* ist nicht unumstritten. Auf jeden Fall kühlt ein Venengel angenehm bei warmem Wetter.

Bei *stärkerer* Schwellungsneigung kommt man ohne einen Kompressionsverband oder Kompressionsstrümpfe („Gummistrümpfe“) nicht aus.
Aber nur durch die *Verödungsbehandlung* oder die *operative Entfernung* kann der Arzt Krampfadern letztlich ausschalten.
Bei der *Verödungsbehandlung* wird eine Lösung in die Vene eingespritzt, die die Innenschicht reizt und in Verbindung mit dem anschließend angelegten Kompressionsverband zu einem Verkleben der Vene führt. Die Venen verbleiben also im Bein, sie sind für das Blut aber nicht mehr durchgängig.
Gelegentlich können nach der Verödung harmlose Gerinnsel auftreten, die durch kleine Einstiche vom Arzt entfernt werden. Auch eine bräunliche Verfärbung der Haut über den betreffenden Venenabschnitten kann zurückbleiben. Gelegentlich kann sich das verödete Gefäß wieder ganz oder teilweise eröffnen.
Bei der *operativen Behandlung* werden in unterschiedlichen Techniken undichte Verbindungsvenen und Mündungsklappen unterbunden, und die Krampfadern – im Gegensatz zur Verödungsbehandlung – aus dem Bein entfernt.
Nach dem operativen Eingriff muß der Patient noch für einige Wochen oder Monate eine Kompressionsbehandlung durchführen. Die Zeitdauer dieser Nachbehandlung hängt zum Teil von der Ausdehnung der Operation ab.
Viele Patienten fragen, ob nach einer Verödung oder Operation nie mehr Krampfadern auftreten werden. Der Arzt wird dann erklären, daß im Rahmen der anlagebedingten Bindegewebsschwäche im Lauf der Zeit neue Krampfadern auftreten können. Deshalb sollten die Beine jährlich einmal nachuntersucht werden.

Oberflächliche Venenentzündung (Thrombophlebitis)

Bei der *oberflächlichen* Venenentzündung (Abb. **31**, Farbtafel **VIII**) kommt es fast immer zunächst zu einer Thrombosierung des Gefäßes, erst im Anschluß daran zur Entzündung. Diese nicht durch Bakterien verursachte Entzündung entsteht also erst an zweiter Stelle, wenn der Organismus beginnt, das Gerinnsel aufzusaugen.

Sehr selten sind dagegen Venenentzündungen, die durch Bakterien verursacht werden (sog. septische Venenentzündungen). Es gibt in Ausnahmefällen sogar Venenentzündungen, die im Rahmen innerer Erkrankungen auftreten, z. B. bei Geschwülsten.

Die oberflächliche Venenentzündung bereitet dem Patienten Schmerzen im betroffenen Venenabschnitt. Man sieht dort eine Rötung und tastet einen derben, schmerzhaften Strang. Dieser derbe „Strang" wird durch das geronnene Blut innerhalb des Gefäßes, aber auch durch die Entzündung aller Venenwandschichten verursacht.

Venenentzündungen treten *besonders häufig in Krampfadern* auf. Das ist verständlich, da die Strömungsgeschwindigkeit in den erweiterten Krampfadern langsamer ist als in einer gesunden Vene mit geringerem Durchmesser (s. oben). Oft ist die Innenhaut der Krampfadern auch durch vorausgegangene Entzündungen bereits geschädigt, so daß als zweiter begünstigender Faktor die Rauhigkeit der Venenwand die Venenentzündung auslöst.

Venenentzündungen entstehen besonders häufig, wenn Krampfaderträger, beispielsweise wegen einer Mandelentzündung oder einer anderen, auch geringfügigen Erkrankung *bettlägerig* geworden sind (verlangsamte Blutströmung).

Auch während der *Schwangerschaft* sind Venenentzündungen häufig: Einerseits lassen die weiblichen Hormone die Muskelschicht der Venenwand erschlaffen, andererseits, wenn auch in geringerem Ausmaß als gemeinhin angenommen, erfolgt eine Behinderung des Blutrückstroms durch Druck des wachsenden Kindes auf die Beckenvenen.

Auch Zwangshaltungen, wie bei *langen Autofahrten* ohne Pause, besonders bei warmem Wetter, oder während längerer Flugreisen (langes Sitzen mit angewinkelten Beinen) stellen einen Risikofaktor für Venenentzündungen und Thrombosen dar. *Wärmeanwendung,* z. B. in Thermalbädern (gut bei rheumatischen Erkrankungen), „Braten" in der Sonne, gefäßerweiternder Alkohol sind in dieser Hinsicht problematisch.

Bei einer oberflächlichen Venenentzündung, die man sehen und tasten kann, besteht kaum einmal die Gefahr einer Lungenembolie wie bei einer tiefen Venenthrombose. Von dieser Regel gibt es nur wenige Ausnahmen: wenn über Verbindungsvenen auch die tiefen Venen mitbetroffen sind oder die Mündungsabschnitte der großen oberflächlichen Venen thrombosiert sind.

Behandlung der oberflächlichen Venenentzündung

Wenn der Arzt eine oberflächliche Venenentzündung festgestellt hat, wird er dem Patienten einen *Kompressionsverband* anlegen und ihm raten, mit gewickeltem Bein viel und kräftig *auszuschreiten.* Durch diese intensive Betätigung der Muskel-Venen-Pumpe (s. oben) (= Beschleunigung der Blutströmung in den tiefen Venen) ist die Gefahr einer tiefen Thrombose oder gar einer Lungenembolie gebannt. Würde sich der Patient jedoch mit einer oberflächlichen Venenentzündung ins Bett legen, könnte die Entzündung nach oben und unten, aber auch in die tiefen Venen hinein „wachsen“, mit allen Gefahren, die dadurch möglich sind (s. „Thrombose“).

Ob der *Verband* mit elastischen Binden (möglichst doppelter Bindenverband) oder als Zinkleimverband angelegt wird, entscheidet der behandelnde Arzt.

Ich bevorzuge zusätzlich zum doppelten Bindenverband noch eine *selektive Kompression.* Dabei komprimiere ich die oberhalb und unterhalb der Venenentzündung gelegenen, noch nicht tastbar entzündeten Venenabschnitte gesondert mit Zahnarztröllchen oder zusammengerollten Kompressen. Auch der entzündete Venenstrang wird durch zwei zusammengeklappte Kompressen zusätzlich zusammengedrückt. Die Abheilung erfolgt auf diese Weise schneller, die Gefahr der Ausbreitung der Venenentzündung auf bisher nicht betroffene Venenabschnitte ist gebannt.

Neben Verband und Bewegungstherapie kommen *Medikamente* bei der Behandlung der Venenentzündung erst an zweiter Stelle. Der Arzt wird entzündungshemmende Medikamente oder Präparate, die das Zusammenballen der Blutplättchen hemmen, hinzugeben. Auch Blutegelsalben können lindern.

Tiefe Beinvenenthrombose

Einmal rief mich in der Urlaubszeit ein Krampfaderpatient wegen plötzlicher Wadenschmerzen von der Adria aus in der Praxis an. Er war bei warmem Wetter die ganze Strecke fast ohne Pause gefahren. Durch die Wärmeeinwirkung im Sommer und die fehlende körperliche Bewegung, möglicherweise auch durch die Rüttelbewegungen

beim Autofahren (Sedimentationseffekt der Blutzellen?) hatte sich bei ihm – wie sich bei den anschließenden Untersuchungen herausstellte – eine tiefe Venenthrombose entwickelt.
Unter *Thrombose* versteht der Arzt eine krankhafte Blutgerinnung innerhalb einer Ader, die zum teilweisen oder völligen Verschluß des betroffenen Gefäßes führt.
Fördernde Faktoren sind:

1. die Verlangsamung der Blutströmung,
2. eine Schädigung der normalerweise spiegelglatten Veneninnenhaut oder
3. eine verstärkte Blutgerinnung (Virchow-Trias).

Sitzt das Gerinnsel beispielsweise in einer tiefen Oberschenkelvene, so wird dadurch der Rückstrom des Blutes aus dem Bein zum Herzen beeinträchtigt: Es kommt zu einem Rückstau. Der Patient verspürt beim Auftreten heftige Schmerzen und kann nur noch humpeln. Das Bein ist angeschwollen und bläulich verfärbt. Die Venen vor der Schienbeinkante sind geschwollen.
In der Hälfte der Fälle sind die Beschwerden weniger stark ausgeprägt, so daß der Patient gar nicht merkt, daß in seinem Bein eine Thrombose abgelaufen ist. Er steht morgens auf, verspürt beim Auftreten ein kurzes Stechen in der Wade. Für einige Tage empfindet er gelegentlich Schmerzen im Bein. Die Knöchelgegend und der Unterschenkel schwellen etwas an. Manchmal stellt erst der Klinikarzt, der den Patienten wegen einer akuten Lungenembolie auf die Intensivabteilung bekommt, die Diagnose einer zuvor abgelaufenen tiefen Venenthrombose.
Im Gegensatz zur oberflächlichen Venenentzündung besteht bei der tiefen Thrombose die Gefahr einer *Lungenembolie*. Dabei löst sich das Gerinnsel oder ein Bruchstück von der Gefäßwand ab und wird in die Lunge verschleppt. Der Betroffene bemerkt je nach Größe des verschlossenen Lungengefäßes plötzlich mehr oder weniger heftige Schmerzen in der Brust, die Atmung ist behindert. Unter Umständen kann es zum augenblicklichen Kreislaufzusammenbruch kommen.
Gerade die Patienten, bei denen die Beschwerden nicht sehr ausgeprägt sind, bereiten dem Arzt die größten diagnostischen Schwierigkeiten. Im Zweifelsfall wird er durch entsprechende Untersuchungen (Ultraschalluntersuchung, Röntgendarstellung der Venen) die Verdachtsdiagnose sichern.

Behandlung der tiefen Venenthrombose

Im Gegensatz zur oberflächlichen Venenentzündung, bei der der Patient mit gewickeltem Bein kräftig ausschreiten soll, empfiehlt man Patienten mit einer tiefen Venenthrombose Bettruhe und „blutverdünnende“ Maßnahmen. Man geht davon aus, daß sich bei einer tiefen Thrombose Gerinnsel oder Bruchstücke davon lösen und in die Lunge gelangen könnten (Lungenembolie).

Es gibt in Deutschland aber auch eine Therapierichtung, bei der Patienten mit einer tiefen Venenthrombose dazu angehalten werden, mit einem Zinkleimverband kräftig auszuschreiten.

Ich persönlich halte den erstgenannten Weg für sicherer.

Aus dem Besprochenen ergibt sich, daß das Problem darin besteht, die Unterscheidung zwischen oberflächlicher und tiefer Venenentzündung bzw. Thrombose möglichst bald zu treffen. Erst danach werden die Weichen für die Behandlung gestellt.

Der erstbehandelnde Arzt vermeidet beim Verdacht auf eine tiefe Thrombose vor der Diagnosesicherung entzündungshemmende Medikamente oder Injektionen in den Muskel, da diese eine in der Klinik evtl. notwendige Blutverdünnung beeinträchtigen können.

Verhaltensregeln nach tiefer Venenthrombose

Nach einer tiefen Venenthrombose muß der Betroffene lebenslang Vorsichtsmaßnahmen treffen, um schwerwiegende Folgezustände wie dauernde Beinschwellung, Unterschenkelgeschwüre oder eine erneute Thrombose zu verhindern. Denn der Narbenzustand am Gefäß bedeutet – wie besprochen – ein Risiko für die nächste Komplikation.

Die vorbeugenden Maßnahmen bestehen vor allem in einer *lebenslangen Kompressionsbehandlung* zur Verhinderung der Beinschwellung, entweder mit Kompressionsstrümpfen oder Binden. *Denn die Beinschwellung ist das wichtigste Zeichen für die geschädigte Venenfunktion und der erste Schritt auf dem Weg zum Unterschenkelgeschwür.*

Der Grundsatz sollte lauten:

Keine Beinschwellungen aufkommen lassen.

Den Erfolg der Kompressionsbehandlung kann der Patient selbst am Rückgang der Beinschwellung erkennen. Nimmt die Schwellung jedoch zu, so wickelt er entweder zu schwach oder oben stärker als unten (s. Kap. „Kompressionsverband“).

Bei den Kompressionsstrümpfen ist auf ausreichende Zugkraft zu achten (mindestens Kompressionsklasse II – entspricht etwa 29 mm Quecksilbersäule Druck). Die Binden dürfen nicht überdehnt sein.

Die Kompressionsbehandlung in Verbindung mit kräftigem Ausschreiten oder Marschieren (Betätigung der Muskel-Venen-Pumpe) ist die wichtigste Maßnahme zur Vorbeugung des Unterschenkelgeschwürs. Nach einer gewissen Gewöhnungszeit empfinden die meisten Menschen die Kompression als angenehm und nützlich.

Solange die Kompressionsbehandlung konsequent durchgeführt wird, ist der Patient vor Venenkomplikationen weitgehend geschützt. Führt ein Patient diese Maßnahmen jedoch nicht oder nicht ausreichend gewissenhaft durch, so kommt es zu immer stärkerer Beinschwellung und durchschnittlich nach 6–8 Jahren zum Unterschenkelgeschwür knapp oberhalb des Innenknöchels.

Ein ganz besonderes Problem stellt die Behandlung der Folgezustände nach einer Thrombose dar, wenn zusätzlich auch eine Minderung des arteriellen Bluteinstroms besteht, beispielsweise im Rahmen eines Raucherbeines oder einer Zuckerkrankheit. Verständlicherweise ist dann eine kräftige Kompressionsbehandlung durch Binden oder Gummistrümpfe nicht möglich. Sie würde zu einer weiteren Beeinträchtigung des Bluteinstroms in das Bein führen.

Aufgabe des behandelnden Arztes ist es, den Patienten zu regelmäßiger Kompression und Bewegung anzuhalten und ihm die geschilderten Zusammenhänge zu erklären. Falls nötig, wird er zusätzlich ein Venenmittel oder ein mild entwässerndes Medikament verordnen.

Chronische Venenfunktionsstörung – Unterschenkelgeschwür

Der Unterschenkel ist bei einer chronischen Venenfunktionsstörung in charakteristischer Weise schwellungsbereit, geschwürsbereit und ekzembereit (Prof. HEITE) (Abb. 32, Farbtafel **VIII**).

Das *Unterschenkelgeschwür* tritt meist als Spätfolge nach einer tiefen Beinvenenthrombose auf. Es stellt die schwerste Form einer venösen Abflußstörung dar. Besonders häufig beobachtet man es bei Patienten, die keine regelmäßige Kompression durchgeführt haben.

Dem Geschwür gehen *Vorboten* voraus, die äußerlich sichtbare Zeichen der *chronisch gestörten Venenfunktion* darstellen:

- Unterschenkelschwellung als wichtigstes Zeichen des eingeschränkten Blutrückstroms zum Herzen.
- Evtl. ein Stauungsekzem, das heftig juckt.
- Bräunlich fleckige Verfärbung durch Austritt roter Blutkörperchen aus den gestauten Venen.
- Verhärtung eines ca. handtellergroßen Gewebsbezirkes und Schmerzhaftigkeit oberhalb des Innenknöchels.
- Schmerzhafte, netzartige, weißliche Verfärbungen der Haut und bläuliche Gefäßerweiterungen am inneren Fußrand.

Werden diese Warnsignale nicht beachtet, kommt es meist nach 6–8 Jahren zum Unterschenkelgeschwür an typischer Stelle: oberhalb des Innenknöchels. Dieses kann je nach Einschränkung der Durchblutung verschieden groß und tief, mehr oder weniger schmerzhaft sein. Es kann schmierig belegt oder frisch rosig aussehen. Die Umgebung kann durch Bakterien oder eine allergische Reaktion der Haut entzündet sein.

Wenn es sich um ein ausschließlich venenbedingtes Unterschenkelgeschwür handelt, erfolgt die *Behandlung* bis zur Abheilung am besten durch einen Kompressionsverband, sobald die Haut über dem ehemaligen Geschwür kräftig ist, durch Kompressionsstrümpfe ausreichender Zugkraft (Kompressionsklasse II, besser III). Nur so kann der Abheilungszustand auch erhalten bleiben.

Zusätzlich zur Kompressionsbehandlung wird der Arzt Salben, Cremes, Puder, Lösungen oder Farbstoffe verordnen, die die Abheilung fördern. Diese Präparate reinigen das Geschwür, einige durch enzymatische Auflösung schmieriger Beläge.

Sie führen zu einem Hochwachsen des manchmal tiefen Geschwürgrundes (Granulation) und fördern das Darüberwachsen der neuen Oberhaut (Epithelisierung). Bei der oft sehr langwierigen Geschwürbehandlung können gelegentlich Unverträglichkeitsreaktionen auftreten.

Manchmal sind auch innere Medikamente (z. B. Antibiotika, Sulfonamide, entwässernde oder Schmerzpräparate) angezeigt.

Trotz dieser notwendigen Medikamente sollte der Patient nicht vergessen, daß im Mittelpunkt der Venenbehandlung Kompression und Bewegung stehen.

Für den Patienten ist die Frage wichtig, ob er nach Abheilung des Unterschenkelgeschwürs auf Verband oder Strumpf verzichten darf. Die Antwort lautet: Nein!

Denn es würde nach Absetzen der Kompressionsbehandlung erneut zu einer chronischen Beinschwellung und anschließend zum Geschwür kommen. Nach einer tiefen Venenthrombose oder einem Venengeschwür ist also eine lebenslange vorbeugende Kompression nötig.

Grundregel:
Bei venöser Schwellung im Unterschenkelbereich entweder wickeln oder Kompressionsstrumpf tragen!

Auf symmetrische Beinschwellungen bei Erkrankungen innerer Organe, z. B. bei Herzschwäche, Nierenfunktionsstörung, Eiweißmangel, Leberschaden möchte ich an dieser Stelle nicht eingehen.

Lebensregeln für Venenkranke

Bewegung

Reisen:
Bei langen Autofahrten häufiger Pause machen und dabei kräftig ausschreiten. Bei Urlaubsfahrten in südliche Länder sollten Krampfaderpatienten sicherheitshalber wenigstens bis zur Ankunft am Ferienort die Beine mit einer elastischen Binde wickeln.
Zwangshaltungen wie ununterbrochenes Sitzen (z. B. im Flugzeug), langes Stehen auf der Stelle nach Möglichkeit vermeiden.

Kurz: SS = Sitzen und Stehen schlecht!

Spaziergänge:
Kräftiges Ausschreiten mit Betätigung der Venen-Muskel-Pumpe günstig, bei Unterschenkelschwellung mit Kompressionsverband oder -strumpf zur Vermeidung von Komplikationen (Venenentzündung, Thrombose, Unterschenkelgeschwür).
Evtl. Hund anschaffen, der zu regelmäßiger Bewegung auffordert.

Freizeitsport:
– Schwimmen in kühlem Wasser angeraten, Thermalbäder für rheumatische Beschwerden oder Verschleißerscheinungen an den Gelenken gut, nicht jedoch bei Venenerkrankungen (s. unten)!
– Langlauf, Trimmtrab,
– Fahrradfahren günstig,

– Fußballspielen weniger geeignet, auch wegen möglicher Wadenverletzungen.
– Sportarten, die mit plötzlichen Drucksteigerungen im Venensystem verbunden sind (z. B. Start beim 100 m Lauf, Gewichtheben) sollten vermieden werden.

Beingymnastik: 2mal täglich
10mal Zehenstand,
10mal Kniebeugen,
auf der Stelle gehen und hüpfen,
Gymnastik günstig.

Fußmuskulatur üben:
barfuß gehen, Kneipp-Sandalen tragen.

Vermeidung von Wärmeeinwirkung

Wärmeeinwirkung auf den Körper, auch dann, wenn die Beine nicht direkt erwärmt werden, führt zu einer Venenerweiterung und bedeutet wegen der verlangsamten Blutströmung ein Thromboserisiko. Ein Masseur wird beispielsweise Rotlichtbestrahlungen oder Fangopakkungen bei Venenkranken vermeiden. „Braten" in der Sonne, Thermalbäder, Sauna – hier jedoch nur die Aufwärmphase, das anschließend kühle Tauchbad ist günstig – sind ebenfalls in diesem Zusammenhang zu nennen.

Tip für die Sauna: nicht ganz oben sitzen, Beine nicht hängenlassen.

Anstelle langer Sonnenbäder am Strand sind ausgiebige Spaziergänge barfuß im knöcheltiefen Wasser zu empfehlen. Durch den Kältereiz des Wassers werden dabei die Blutgefäße reflektorisch verengt, was zu einer Beschleunigung der Durchblutung führt.

Anmerkung: Alkohol kann durch Venenerweiterung die Blutströmung verlangsamen.

Auswirkungen der weiblichen Sexualhormone auf die Venen

Die Einnahme von „Antibabypillen", vor allem von östrogenbetonten, führt durch Erschlaffung der Venenwand zur Ausweitung und Verlängerung dieser Gefäße. Die Patientinnen klagen deshalb während der Pilleneinnahme oft über Schweregefühl, nächtliche Wadenkrämpfe und Neuauftreten von Krampfadern.

„Pille" und Rauchen gilt als besonderes Gefäßrisiko.

In der *Schwangerschaft* sind die hormonellen Verhältnisse ähnlich wie bei der Einnahme der „Antibabypille“. Leidet eine Schwangere unter Krampfadern, so sollte sie bis zur Entbindung eine spezielle Schwangerschaftsstrumpfhose tragen, wenn vom behandelnden Arzt nicht noch weitere therapeutische Maßnahmen vorgeschlagen werden. Sofort nach der Entbindung muß die junge Mutter mit gewickelten Beinen kräftig ausschreiten, damit das freudige Ereignis nicht durch eine Beckenvenenthrombose oder gar eine Lungenembolie überschattet wird.
Wie nach Entbindungen wird auch nach jeder Operation in der Klinik eine Thrombosevorbeugung durch zusätzliche Bewegungsübungen im Bett und evtl. durch spezielle „Thromboseprophylaxestrümpfe“ durchgeführt. Die Maßnahmen der Thrombosevorbeugung haben den Sinn, für eine schnellere Durchströmung der tiefen Venen zu sorgen und damit das Risiko einer Gerinnselbildung zu mindern.

Unbedingt Beinschwellungen verhindern

Beinschwellungen treten beim Krampfaderleiden und als wichtigstes Symptom nach tiefen Venenthrombosen auf. Zur Vermeidung eines gewöhnlich nach Jahren auftretenden Unterschenkelgeschwürs ist eine gewissenhafte Kompressionsbehandlung mit Binden oder Kompressionsstrumpf lebenslang nötig.
Mittags sollten die Beine mindestens ca. 20 Minuten hochgelegt werden (Unterschenkel gleich hoch wie 2. Pyjamaknopf, Prof. MAY).
Der Arzt wird die Bemühungen des Patienten evtl. durch mild entwässernde Medikamente unterstützen.

Auf das Körpergewicht achten, den Stuhlgang regulieren

Hohes Körpergewicht bedeutet für das Venensystem eine zusätzliche Belastung, wenn auch der verschlechternde Einfluß nach Untersuchungen von E. VAN BERG, Hannover, nicht nachgewiesen werden konnte. Deswegen werden übergewichtige Krampfaderpatienten erst nach Gewichtsabnahme operiert. Verstärktes Pressen bei Verstopfung (Bauchpresse) erhöht ebenfalls den Veneninnendruck.

Abschnürung an den Beinen vermeiden

Strumpfbänder, Sockenhalter oder gar – wie früher auf dem Lande üblich – Einweckringe unterhalb des Knies, behindern den Blutrückfluß und stellen einen Risikofaktor für das Venensystem des Unterschenkels dar. Sie sind glücklicherweise aus der Mode gekommen.

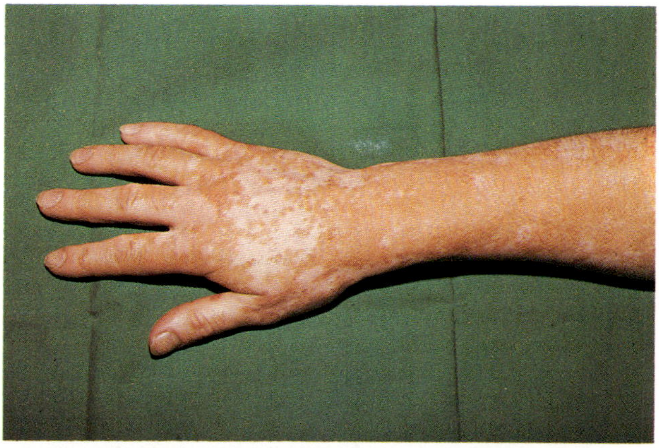

Abb. **33** Weißfleckenkrankheit (Vitiligo)

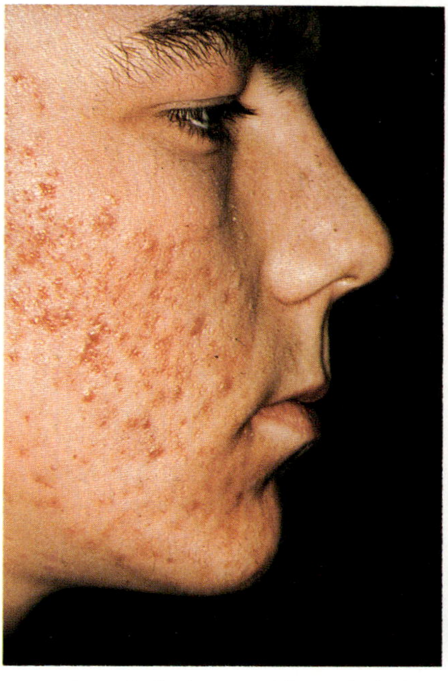

Abb. **34** Knötchen und Pusteln bei einer Akne

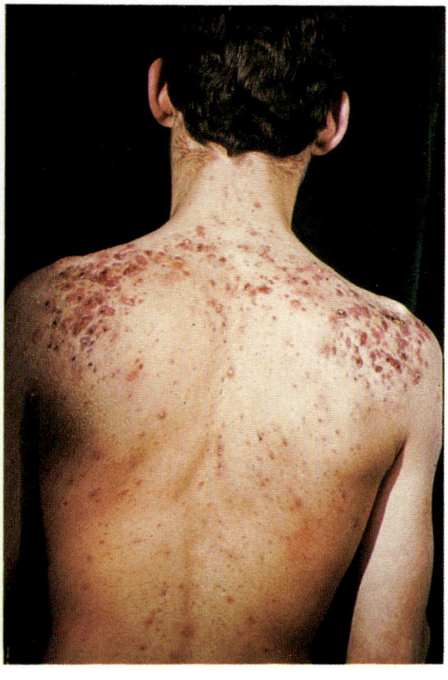

Abb. **35** Ausgeprägte Akne (Acne conglobata)

Farbtafel X

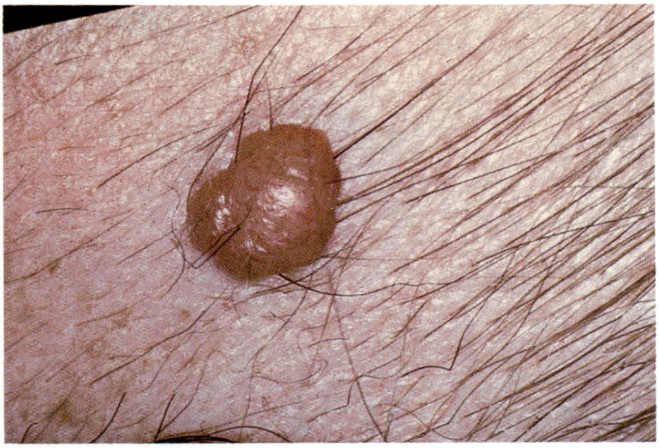

Abb. **37** „Muttermal" (Naevuszellnaevus)

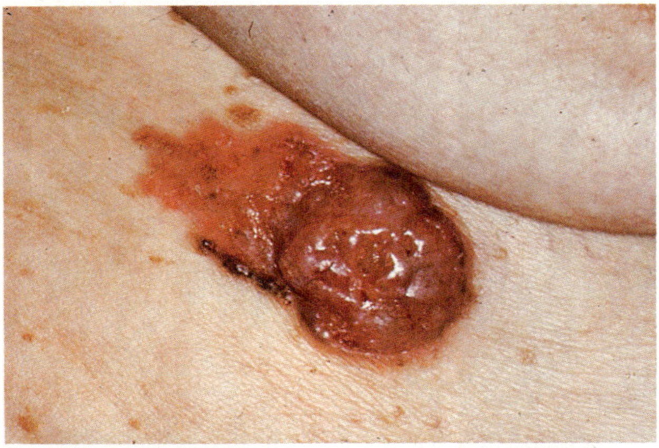

Abb. **38** Basaliom

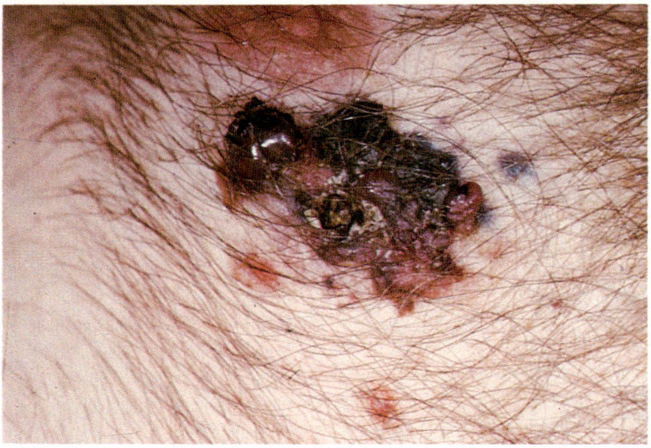

Abb. **39** Malignes Melanom

Besenreiser und Pinselfiguren

Eine weitere Gruppe von kleinen Gefäßerweiterungen stellen die sogenannten Besenreiser- und Pinselfiguren dar. Sie treten vorzugsweise bei Frauen auf und stören kosmetisch. Schmerzen verursachen sie nur selten.
Diese Besenreiser- und Pinselfiguren werden oft fälschlicherweise als Krampfadern angesehen. Sie kommen jedoch auch unabhängig von Krampfaderleiden vor.
Die Behandlung erfolgt meistens aus kosmetischen Gründen. Sie besteht in der Verödung, deren optisches Ergebnis jedoch nicht immer günstig ist. Denn oft kommt es nach der Verödung zunächst zu blauschwarzen „Ausgüssen" der feinen Gefäße, später zu bräunlichen Verfärbungen. Manchmal können sogar allergische Reaktionen oder schlecht heilende Geschwüre an der Einstichstelle auftreten.
Gefäßerweiterungen, die den besprochenen Besenreiser- und Pinselfiguren entsprechen, treten auch bei manchen Lungenerkrankungen im unteren Brustkorbbereich als sog. Sahlischer Hustenkranz auf.

Gefäßspinnen (Spider Naevi)

Dabei handelt es sich um punktförmige, oft nur stecknadelkopfgroße rote Gefäßerweiterungen der Lederhaut, die in der Mitte sogar etwas erhaben sein können. Man sieht vom Zentrum aus feine Gefäßzweige astförmig in die Umgebung ragen. Gefäßspinnen treten einzeln oder in größerer Vielzahl auf.
Schon im Kindesalter, aber auch in der Schwangerschaft entstehen diese harmlosen Gefäßerweiterungen besonders am Kopf und im oberen Brustbereich. Bei einer Patientin wuchsen diese Veränderungen in den letzten Schwangerschaftsmonaten im ganzen rechten oberen Körperviertel. Nach der Entbindung bildeten sie sich innerhalb weniger Wochen vollständig zurück.
Spider-Naevi können aber auch selten einmal Hinweis auf eine innere Erkrankung sein, z. B. auf einen Leberschaden (Leberzirrhose). Der Arzt wird immer an diese Möglichkeit denken.

Die Behandlung besteht in der Verkochung mit der elektrischen Nadel. Größere Gefäßspinnen kann man auch mit einer kleinen Stanze herausstanzen, und die Haut anschließend fein vernähen oder klammern. Da beide Verfahren etwas schmerzen, behandelt man diese harmlosen Gefäßerweiterungen im Kindesalter nur, wenn ein „seelischer Leidensdruck“ besteht (Hänseleien durch Schulkinder).

Störungen der Hautfärbung (Pigmentierung)

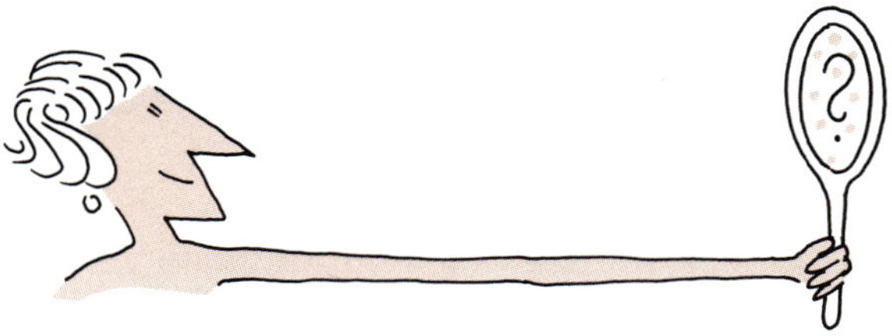

Sommersprossen (Epheliden)

Sommersprossen sind anlagebedingte, stecknadelkopf- bis linsengroße, braune Flecken, die jeweils im Frühjahr schmetterlingsförmig im Gesicht auftreten. Junge, rotblonde Menschen sind vor allem betroffen. Mädchen leiden darunter besonders. Im Winter werden die Sommersprossen blasser oder verschwinden.
Sommersprossenähnliche Flecken um den Mund herum und an der Lippenschleimhaut können gelegentlich auf eine Darmerkrankung (Dünndarmpolypen) hinweisen.
Lichtschutzpräparate sind zur Vorbeugung sinnvoll, aber nicht immer ausreichend.
Die Behandlungsmöglichkeiten sind unbefriedigend. Verschiedene Präparate sind im Handel, die jedoch zum Teil Nebenwirkungen haben. Eine Therapie mit Gurkensaftkompressen ist noch am ehesten zu empfehlen.

Altersflecken (Lentigo senilis)

Hierbei handelt es sich um braune Flecken an den Handrücken, Unterarmen und im Gesicht, die vom 40. Lebensjahr an entstehen können. Sie sind harmlos.
Eine kosmetische Abdeckung kann bei seelischem Leidensdruck sinnvoll sein. Nur in besonderen Fällen wird der Arzt sie entfernen (Kohlensäureschnee, elektrische Schlinge).

Fleckige Braunfärbung (Pigmentierung) der Haut durch hormonelle und andere Einflüsse

Verschiedene Hormonstörungen können zu Pigmentverschiebungen an der Haut führen.
In der *Schwangerschaft* kommt es unter dem Einfluß weiblicher Sexualhormone in Verbindung mit dem Sonnenlicht zu einer fleckig braunen Verfärbung an der Stirn, an den Schläfen, über den Jochbögen. Diesen Schwangerschaftsflecken entspricht die Braunfärbung der Gesichtshaut, die während der Einnahme von „Antibabypillen" (Ovulationshemmern) bei 10–20% der Anwenderinnen auftreten können.
Auch bei eingeschränkter Funktion der *Nebennierenrinde* (sog. Morbus Addison) und bei *Schilddrüsenfunktionsstörungen* kann eine abnorme Braunfärbung der Gesichtshaut auftreten.
Mechanische Faktoren (chronisches Reiben, Druck durch Gürtel oder Büstenhalter), langdauernde Wärmeeinwirkung (Heizkissen, heiße Umschläge), umschriebene Entzündungen der Haut, chemische Stoffe (Bergamotteöl in Kosmetika), Licht- und Röntgenstrahlen können braune Flecken an der Haut verursachen. Sie bilden sich oft erst Monate nach dem Weglassen der Ursache langsam zurück.
Auf Verfärbungen der Haut durch Tätowierungen oder Fremdkörpereinsprengungen (z. B. durch explodierende Feuerwerkskörper) möchte ich hier nicht näher eingehen.

Weißfleckenkrankheit (Vitiligo)

Bei der Weißfleckenkrankheit kommt es zu einer fleckförmigen Entfärbung der Haut, die bereits im Säuglingsalter beginnen kann. Am häufigsten setzt sie jedoch um das 20. Lebensjahr ein. Die umliegenden Hautpartien sind im Randbereich stärker gefärbt (Abb. 33, Farbtafel **IX**).
Die Ursache der Weißfleckenkrankheit ist unbekannt. Man diskutiert eine Hemmung oder Zerstörung pigmentbildender Zellen (Melanozyten, s. oben), möglicherweise durch eine Abwehrreaktion des Körpers.

Als auslösende Faktoren werden von den Betroffenen häufiger Sonnenbrand oder seelische Streßsituationen angegeben.
In einigen Fällen bilden sich die weißen Flecken von allein zurück. Dabei tritt zunächst eine Sprenkelung im Herdbereich ein. Von diesen kleinen Flecken breitet sich der braune Farbstoff Melanin dann weiter aus.
Patienten mit einer Weißfleckenkrankheit sollten sich nicht zu intensiv der Sonne aussetzen, damit der Farbunterschied zwischen der sich normal bräunenden Haut und den weißen Flecken nicht zu groß wird.
Die Betroffenen sollten auch daran denken, daß in den weißen Herden ein Sonnenbrand früher auftritt als an der gesunden Haut (konsequenter Lichtschutz!).
Die Behandlungsmöglichkeiten der Vitiligo sind unbefriedigend. Am ehesten kommt eine Lichtbehandlung mit UVA-Strahlen und einer lichtempfindlichkeitssteigernden Substanz (8-Methoxypsoralen oder Trimethylpsoralen – PUVA-Therapie, s. dort) in Frage. Die Behandlung ist jedoch langwierig (Dauer 1–2 Jahre) und führt nur in einem relativ geringen Prozentsatz zu einer kosmetisch befriedigenden Besserung. Die Behandlung darf nur unter ärztlicher Aufsicht und entsprechendem Lichtschutz (Spezialsonnenbrille) durchgeführt werden. Eine Klimabehandlung am Toten Meer ist in manchen Fällen hilfreich.
Die Anfärbung der Haut mit β-Karotin-haltigen Tabletten („Möhrensaft in Tablettenform“ s. auch unter „Kosmetische Hautbräunung“) führt zu einer Verminderung der Lichtempfindlichkeit und des Farbunterschiedes zwischen braun und weiß. Vitamin C wurde ebenfalls zur Behandlung empfohlen. Die Ergebnisse damit sind aber auch nicht zufriedenstellend.
Kleinere Herde im Gesicht oder am Handrücken können kosmetisch mit hautfarbenen Präparaten abgedeckt werden, die am besten wasserfest sind (z. B. wasserfestes Make up).
Weiße Hautflecken durch andere Ursachen s. a. S. 34, 165.

Erkrankungen der Talgdrüsen

Akne

Die gewöhnliche Akne (Acne vulgaris)
Die *gewöhnliche Akne* ist eine Erkrankung der Heranwachsenden und gehört zu den häufigsten Hautkrankheiten. Erste Anzeichen zeigen sich gelegentlich bereits vor der Pubertät. Ihren Höhepunkt erreicht sie aber erst während der Entwicklungsphase. Nach Abschluß der hormonellen Umstellungszeit klingt sie meistens ab.
Die Hautveränderungen treten besonders an den talgdrüsenreichen Hautpartien auf: im Gesicht, am Rücken, in der mittleren Brustregion.
Bei anderen, *ungewöhnlichen Formen* der Akne sind die Gegend um den Mund herum (sog. periorale Dermatitis, s. unten) und der gesamte Rücken mit Achselhöhlen und Leisten betroffen (Acne conglobata, s. unten).
Leichtere, beginnende Aknefälle äußern sich in Mitessern (Komedonen), bei stärkerer Ausprägung durch eitergefüllte Bläschen (Pusteln). In schweren Fällen treten zusätzlich entzündete Knoten und schließlich Narben auf (Abb. 34, Farbtafel **IX**).
Fast immer besteht gleichzeitig ein vermehrter Talgfluß (s. auch unter „Seborrhoe"). Die Haut ist fettig und glänzt, besonders in den mittleren Gesichtspartien.
Die Schwere der Akne hängt von der Zahl der Hauterscheinungen und von ihrem Entzündungsgrad ab. Die Professoren PLEWIG und KLIGMANN unterscheiden verschiedene Schweregrade:

Grad 1: nur Mitesser,
Grad 2: Mitesser, entzündete Knötchen und eitergefüllte Bläschen,
Grad 3: zusätzlich entzündete Knoten, Fisteln und Narben.

Diese Einteilung der Akne ist auch für die Auswahl der Behandlungsmaßnahmen von Bedeutung.
Obwohl die Akne vulgaris sehr häufig ist, sind ihre *Ursachen* noch nicht mit letzter Sicherheit bekannt. Unter dem Mikroskop sieht der

Arzt kegelförmige Verhornungen am Talgdrüsenausführungsgang (Follikel, s. oben). Offensichtlich behindert diese Verhornung den Abfluß des Talges, so daß eine Talgverhaltung (Mitesser = Komedo) entsteht. Schwarze Mitesser enthalten viel Melaninpigment.
Bei der Akne sind besonders Talgdrüsenfollikel betroffen, die durch große Talgdrüsen und kleine Härchen gekennzeichnet sind. Die Entzündung dieser Mitesser und des darumliegenden Gewebes wird auf die reizende Wirkung sogenannter *freier Fettsäuren* zurückgeführt, die durch bestimmte Wirkstoffe (Enzyme) besonderer Bakterien (Corynebacterium acnes) aus dem Hauttalg freigesetzt werden. Ob dabei nicht auch Abwehrreaktionen des Körpers (Immunreaktionen) eine Rolle spielen, ist ungeklärt.
Ein weiteres Ursachenmoment liegt im männlichen Hormon Testosteron und einem seiner Abbauprodukte. Schon seit langem ist bekannt, daß bei Patienten mit einer Akne die Talgbildung unter dem Einfluß dieses Hormons vermehrt ist. In der Pubertät wird das Testosteron vermehrt gebildet, und in dieser Zeit ist auch die Talgbildung am höchsten. Patienten, die kein Testosteron bilden, bekommen auch keine Akne.
Dabei scheint nicht allein der Blutspiegel des männlichen Hormons eine Rolle zu spielen, sondern auch das Verhältnis zu den übrigen (auch weiblichen) Sexualhormonen und eine gesteigerte Empfindlichkeit der Talgdrüsen. Dies wird durch folgende Beobachtung unterstrichen: Nach Absetzen einer östrogenbetonten Pille oder nach Entbindungen kann es zur Verschlechterung oder zum Neuauftreten einer Akne kommen.
Auch an der Tatsache, daß gelegentlich einige Tage vor der Regel akneartige Hauterscheinungen im Gesicht mancher Frauen auftreten, läßt sich die Einwirkung hormoneller Faktoren auf die Haut ablesen.

Besondere Formen der Akne

Akne der Neugeborenen: Als auslösender Faktor werden bei der Neugeborenen-Akne mitgegebene mütterliche Sexualhormone diskutiert. Die Hauterscheinungen klingen nach wenigen Wochen ab.

Die aufgekratzte Akne der jungen Mädchen (Acne excoriée): Sie tritt bei jungen Mädchen auf, die sich durch Drücken, Quetschen und Kratzen auch an geringfügigen Hautveränderungen zu schaffen machen. Als Ursache sind seelische Konflikte maßgebend, die zu diesen „selbstzerstörerischen" Handlungen führen.

Androgenetische Akne der Frau: In der täglichen Sprechstunde ist die sogenannte *androgenetische Akne* der Frau sehr häufig. Sie tritt u.a. einige Wochen nach Entbindungen oder nach Absetzen der „Antibabypille" auf (s. oben). Dabei kommt es zunächst zu einer vermehrten Fettung der Haut und Kopfhaut, dann zu Hautunreinheiten wie bei der Akne, schließlich in schweren Fällen manchmal sogar zum männlichen Haarausfall der Frau.
In besonders schweren Fällen kann die androgenetische Akne neben einem „männlichem Haarausfall" auch mit vermehrtem Bartwuchs, Brustbehaarung und männlich aussehender Schambehaarung verbunden sein. Diese Zeichen einer Vermännlichung bei der Frau können auf Geschwülste der Nebennierenrinde oder Zysten der Eierstöcke hinweisen.
Die schwerste Form der Akne ist die **Acne conglobata** (Abb. **35**, Farbtafel **IX**). Bei dieser Form kommt es zu ausgeprägten Entzündungen, die am gesamten Rücken, eigenartigerweise auch in den Achselhöhlen, den Leisten und um den After herum auftreten. Es bilden sich dicke, entzündete Knoten. Aus Fistelgängen entleert sich auf Druck Eiter.

Akne durch Medikamente und chemische Substanzen
Auf unserer Station arbeitete einmal eine attraktive Mitarbeiterin, deren makellose Haut alle Ärzte täglich bewunderten. Eines Tages wurde ihre Gesichtshaut „pickelig". Nach intensivem Befragen stellte sich heraus, daß sie ein Multi-Vitamin-Präparat einnahm, dessen Vitamin-B-Anteil die Hautveränderungen verursachte. Nach Absetzen dieses Präparates erstrahlte sie in gewohnter Schönheit.
Chemische Substanzen wie Öl (Autoschlosser), Teer, Chlor, Rasierschaum oder auch kosmetische Cremes können eine Akne hervorrufen ebenso wie Nebennierenrindenhormone (Cortison) äußerlich oder innerlich angewandt, Schlafmittel, Vitamin B 12 und B 6.
Es wird sogar diskutiert, ob fluorhaltige Zahnpasten in diesem Zusammenhang ungünstige Auswirkungen haben.

Behandlung

Die Behandlung der Akne ist kein kosmetisches Problem, sondern eine medizinische Notwendigkeit. Sie sollte rechtzeitig, d. h. möglichst im Stadium der Mitesser beginnen, damit nicht stärkere Entzündungen auftreten und entstellende Narben zurückbleiben. Schließlich gebietet auch der seelische Leidensdruck der jungen Menschen,

die sich in einem Alter befinden, in dem erste Kontakte zum anderen Geschlecht geknüpft werden, ein aktives therapeutisches Vorgehen.
Die Behandlung der Akne erstreckt sich über Monate und möglicherweise Jahre. Regelmäßige Vorstellungen beim Arzt sind nötig, damit das therapeutische Vorgehen nach dem jeweiligen Hautzustand ausgerichtet werden kann. So sind bei geringfügigen Hauterscheinungen nur milde äußerliche Maßnahmen angezeigt, bei ausgeprägten Entzündungen jedoch zusätzliche innerliche Medikamente nicht zu umgehen.
Im folgenden möchte ich auf die wichtigsten, vor allem auch auf neuere Behandlungsprinzipien eingehen.
Entsprechend den oben erwähnten Ursachenmomenten verfolgt die medizinisch begründete Therapie der Akne im wesentlichen drei Ziele:

- Beseitigung der krankhaften Verhornung am Ausführungsgang der Talgdrüse,
- Abtötung schädlicher Bakterien auf der Hautoberfläche und in den entzündeten Follikeln,
- Regulierung der hormonellen Situation.

Die Behandlung beginnt mit der richtigen Reinigung. Die fast immer übermäßig fette Haut sollte mit einem milden, synthetischen Waschmittel (Syndet) gewaschen werden (s. auch „Sinnvolle Reinigung und Pflege der Haut").
Bei der krankhaften *Verhornung* setzen die „schälenden" Präparate an. Sie legen die Ausführungsgänge der Talgdrüsen frei, damit der Talg ungehindert auf die Hautoberfläche abfließen kann und keine Mitesser (Komedonen) entstehen.
In diese Präparatgruppe gehört als wichtigstes Präparat die *Vitamin-A-Säure,* aber auch das *Benzoylperoxid* und länger bekannte Substanzen wie *Resorcin* und *Salicylsäure.* Schließlich wirken auch UV-*Strahlen* schälend, als natürliches Sonnenlicht, als Höhensonnenbestrahlung oder auch als moderne SUP-Therapie.
Vor Beginn einer Therapie mit der *Vitamin-A-Säure* wird der Arzt den Patienten darauf hinweisen, daß es während der Behandlung zu einer Rötung und Schuppung, auch zu einem Brennen und Spannen der Haut kommen kann. Eine anfängliche Verschlechterung des Hautzustandes, ja sogar Pustelbildung kann in den ersten Wochen der Behandlung eintreten. Aus therapeutischer Sicht sind diese Reaktionen nötig und sinnvoll. Ist der Patient nicht auf diese Erscheinungen vorbereitet worden, wird er das Präparat als unverträglich ansehen

und nicht mehr anwenden. Bei zu starker Reizung empfiehlt der Arzt, das Vitamin-A-Säure-Präparat etwas seltener aufzutragen.
Nach der ersten Verschlechterungsphase wird die Haut im Laufe von Wochen glatt und entzündungsfrei. Stachelige Verhornungen sind nicht mehr zu tasten. Ich vergleiche die Wirkung der Vitamin-A-Säure mit dem Schleifen eines rauhen Stückes Holz. Auch dabei fallen Späne (hier: Schuppen), anschließend ist das Holz aber glatt.
In ähnlicher Weise – aber zusätzlich antibakteriell – wirken auch die neuen *Benzoylperoxid*-haltigen Präparate. Auch sie können die Haut anfangs etwas reizen, austrocknen, röten und zum Schuppen bringen. Die Patienten empfinden ein Spannungsgefühl. Bei diesem Präparat sind die Ergebnisse – über die Wochen gerechnet – ebenfalls sehr gut. Benzoylperoxid kann farbige Unterwäsche oder Handtücher bleichen.
Die Vitamin-A-Säure und das Benzoylperoxid sind besonders bei der Komedonenakne und bei der Acne papulo-pustulosa angezeigt. Sind neben dem Gesicht auch Brust und Rücken betroffen, so empfiehlt sich als Schältherapie evtl. auch eine *Lichtbehandlung* mit UV-Strahlen, beispielsweise in Form der SUP-Lampe (selektive UV-Therapie, s. auch unter Psoriasis-Therapie). Auch die UV-Strahlen haben zusätzlich einen antibakteriellen Effekt.
Die *antibakterielle Therapie* wird äußerlich und innerlich durchgeführt. Äußerlich kommen antibiotische Cremes und Tinkturen zur Anwendung, die das Ziel haben, die auf der Hautoberfläche und in den Follikeln vorhandenen Bakterien abzutöten und ihre fettspaltenden Enzyme dadurch auszuschalten.
Bei schweren entzündlichen Formen ist eine innerliche, antibiotische Behandlung nötig. Als wichtigsten Vertreter der bakterienabtötenden Medikamente (Antibiotika) möchte ich das *Tetracyclin* nennen, das auf dem Blutweg an die Follikel gelangt und dort angereichert wird. Selbst bei niedriger Dosierung kann der Arzt so im eigentlichen Entzündungsbereich, am Follikel, eine hohe Wirkstoffkonzentration erreichen.
Leider bewirken Tetracycline selten einmal eine erhöhte Lichtempfindlichkeit der Haut. Im Sommer oder auch während einer Lichtbehandlung können sie deshalb nicht oder nur mit großer Vorsicht angewandt werden.
Gelegentlich reizen Tetracycline die Magenschleimhaut. Bei Magengeschwüren oder Magenschleimhautentzündungen verbietet sich des-

halb ihre Anwendung. Mit Milch oder manchen Magenschutzpulvern entfalten sie nicht die gewünschte Wirkung.
Ein anderes Antibiotikum, das *Erythromycin,* wird ebenfalls bei ausgeprägten Fällen mit gutem Erfolg innerlich und äußerlich angewandt.
Die innerliche Behandlung mit weiblichen *Sexualhormonen* ist nur bei Frauen möglich. Hierfür bieten sich östrogenbetonte „Pillen" (s. Kap. „Haut und Pille"), evtl. in Kombination mit Substanzen an, die gegen das männliche Hormon wirken (sog. Antiandrogene). Darunter fallen Präparate, die Chlormadinonacetat oder Cyproteronacetat enthalten (s. Kap. „Haut und Pille").
Wenn aus frauenärztlicher oder internistischer Sicht nichts dagegen spricht, kann ein derartiges Präparat mit gutem Erfolg verordnet werden. Während der Anwendung bessert sich nach Tagen ein vermehrter Talgfluß in den mittleren Gesichtspartien und am behaarten Kopf. Erst im Laufe von Wochen und Monaten bilden sich auch die Akneerscheinungen zurück, noch später ein evtl. gleichzeitig bestehender männlicher Haarausfall bei der Frau (s. dort).
Allerdings muß man sagen, daß nach Absetzen dieser speziellen Antibaby-Pillen – beispielsweise wegen Kinderwunsches – die Akne innerhalb weniger Wochen wieder auftreten kann.
Es darf nicht unerwähnt bleiben, daß gerade bei diesen „sehr verweiblichenden" Pillen die Nebenwirkungen wie Gewichtszunahme, Betonung der weiblichen Formen, Auftreten von Kopfschmerzen, Verschlechterung von Venenleiden besonders ausgeprägt sind. Ihre Anwendung verbietet sich auch bei Leberschäden. Männer können selbstverständlich nicht damit behandelt werden, da sonst eine Verweiblichung eintritt.
Ein neues, sehr wirksames Medikament gegen schwere Formen der Akne ist das Isotretinoin (Roaccutan, Roche). Es hilft auch in besonders ausgeprägten Fällen durch Verminderung der Talgproduktion, Verkleinerung der Talgdrüsen, Normalisierung der Verhornungsstörung am Follikelausgang und durch Reduzierung krankmachender Bakterien.
Eine sichtbare Besserung tritt bereits nach 2 Therapiewochen ein.
Als unerwünschte Nebenwirkungen treten Austrocknungseffekte an Haut und Schleimhäuten auf.
Regelmäßige Laborkontrollen vor, während und nach der Behandlung sind nötig, u.a. auch ein Schwangerschaftstest, denn Schwangere

dürfen Isotretinoin wegen seiner fruchtschädigenden Wirkung nicht einnehmen. Auch Frauen im gebärfähigen Alter, stillende Mütter, Leber- und Nierenkranke können mit dem Isotretinoin nicht behandelt werden.

Akne-Diät

Die Akne-Diät ist in schulmedizinischen Kreisen ein heißes Eisen. In neuerer Zeit sind wissenschaftliche Arbeiten erschienen, die einen verschlechternden Einfluß von Schokolade, fetten Speisen, Fleisch, Nüssen, Käse usw. verneinen.

Als niedergelassener Hautarzt, der jeden Tag zwischen 7 und 10 Aknepatienten betreut, schiebe ich die ernstzunehmenden Beobachtungen mancher Patienten nicht beiseite, sondern empfehle, die als verschlechternd bemerkten Nahrungsmittel nach Möglichkeit zu meiden. Professor NASEMANN (Hamburg) rät von tierischen Fetten ab.

Akne-„Toilette"

Hierunter verstehen wir das fachgerechte Schlitzen und Entfernen nicht entzündeter Mitesser nach vorbereitender Aufweichung mit warmen Kompressen durch eine fähige Kosmetikerin.

Manche Hautärzte empfehlen ihren Aknepatienten einen kurzen Haarschnitt.

Ratschläge für Aknepatienten

Die Aknebehandlung ist eine Langzeittherapie und erfordert von Patient, Arzt und evtl. Kosmetikerin viel Geduld.

Der Arzt nimmt die Hauterscheinungen sehr ernst, denn er weiß, welchem seelischen Leidensdruck die Betroffenen ausgesetzt sind. Er kennt auch die Spätfolgen (Narben, psychische Störungen) am besten, die nach unkonsequenter Therapie auftreten.

Seine Behandlungsempfehlungen müssen deshalb gewissenhaft befolgt werden. Was der Betroffene selbst zusätzlich zur Besserung der Hauterscheinungen beitragen kann, möchte ich hier anführen:

1. An Mitessern *nicht selbst drücken oder quetschen* (Bakterienübertragung – „was faßt man im Laufe des Tages nicht alles an!" –, Verstärkung der Entzündung durch Hineindrücken des Talges in die Umgebung des Follikels, dadurch Fremdkörperreaktion).

Grundsatz: Finger aus dem Gesicht lassen.

Die qualifizierte Kosmetikerin kann es besser. Sie trifft die richtigen Vorbereitungen für die Entfernung der Mitesser (Aufweichen der

Follikelverhornung durch Dampfbäder oder feuchte Kompressen, sachgerechte Desinfektion) und arbeitet mit der richtigen Technik.

2. *Reinigung* der Gesichtshaut mit einem milden, entfettenden Syndet (s. auch unter „Sinnvolle Reinigung und Pflege der Haut") oder einer Tinktur. Diese alkoholischen Reinigungslösungen enthalten oft auch bakterienabtötende und „schälende" Zusätze (Resorcin, Salicylsäure).

3. Zur *Pflege* keine fetten Zubereitungen, fette Salben o.ä. Cremes oder Lotionen sind bei der fast immer fetten Haut des Aknepatienten günstiger.

4. *Haare* kurz halten. Keine die Stirn bedeckenden Frisuren. Fette Haare öfters mit einem milden Shampoo, das eine waschaktive Substanz – Syndet – enthält, waschen (s. auch „Sinnvolle Reinigung und Pflege der Haut").

5. Maßvolle *Sonnenbäder* unterstützen die Behandlung. Dabei aber Sonnenbrand vermeiden. Eine leichte Rötung und Schuppung sind jedoch in diesem speziellen Fall kurzzeitig einmal erwünscht (Schäleffekt).

6. Vorsicht bei Sonnenschutzpräparaten! Manche fördern eine Akne („Mallorca-Akne"). Auf keinen Fall fette Sonnenschutzsalben anwenden, sondern Cremes oder Lotionen bevorzugen.

7. *Aknediät:* Tierische Fette und Kohlenhydrate im Übermaß vermeiden (Vollmilch literweise, Schinken, Aal, Schokolade). Überdosierung von Multivitamintabletten kann eine Akne provozieren. Auf regelmäßigen Stuhlgang achten.

8. *Lebensführung:* Genußgifte, Schlafentzug, abwendbaren „Streß" vermeiden.
Sportliche Aktivitäten intensivieren.

Rosacea und Knollennase (Pfundsnase, Rhinophym)

Bei der Rosacea zeigt sich in leichten Fällen eine schmetterlingsförmige Rötung der Wangen und seitlichen Nasenpartien. Die Patienten empfinden nach Wärmeeinwirkung, beispielsweise nach Betreten eines überheizten Raumes oder nach Alkoholgenuß (Gefäßerweiterung) ein „Glühen" an den Wangen.

Bei der entzündlichen Form gesellen sich zur Gefäßerweiterung noch Knötchen und Pusteln (Rosacea papulo-pustulosa).
In besonderen Fällen können sich die Talgdrüsen der Nase so vergrößern, daß eine Knollennase (Rhinophym) entsteht. Diese wird vom Laien mit übermäßigem Alkoholgenuß in Verbindung gebracht („Rotweinnase", „Säufernase"). Sie tritt aber auch bei Antialkoholikern auf.
Die Ursache der Rosacea ist unklar. Allerdings werden Magen-Darm- oder Leberstörungen damit in Zusammenhang gebracht.

Behandlung
Die Gefäßerweiterungen lassen sich kaum beeinflussen. Bei den mit Pustelbildung einhergehenden Formen ist dagegen durch äußerliche Präparate (antibiotische Cremes, Metronidazol-Creme) und innerliche Medikamente, vor allem Tetracycline in ausschleichender Dosierung eine gute Besserung zu erzielen.
Bei der Knollennase führt nur die Operation zu einem kosmetisch befriedigenden Ergebnis.

Periorale Dermatitis

Dieses Krankheitsbild wird erst seit etwa 2 Jahrzehnten gehäuft beobachtet. Um den Mund, seltener auch um die Augen herum oder an der Stirn zeigen sich rote Knötchen auf einer geröteten, oft schuppenden, empfindlichen Haut.
Verschiedene Ursachenmomente werden diskutiert: unsachgemäße Anwendung von Nebennierenrindenhormonpräparaten (Cortison) im Gesicht, Besiedlung der Haut mit ungewohnten Bakterien, Kosmetikaunverträglichkeiten, psychische Faktoren. Zeitweise wurden auch Antibaby-Pillen angeschuldigt. Die meisten Fälle sind wohl auf eine unsachgemäße Cortisonanwendung im Gesicht zurückzuführen.

Behandlung
Bei der Therapie sollte alles vermieden werden, was die Haut reizt. Es empfehlen sich Waschungen nur mit lauwarmem oder kühlem Wasser, dazu eine milde Pflegecreme (z. B. eine Baby-Creme), evtl. mit einem antibiotischen Zusatz oder Metronidazol. In manchen Kliniken kommen Umschläge mit schwarzem Tee, abends eine Zinkpaste zur An-

wendung. In schweren Fällen helfen ausschleichend Tetracycline. Professor HORNSTEIN (Erlangen), der die Ursache vor allem im seelischen Bereich sieht, führt eine psychotherapeutische Basistherapie durch.
Lag die Ursache der perioralen Dermatitis in einem unsachgemäß, zu lange angewandten Cortisonpräparat, so kommt es nach dem Absetzen manchmal zunächst zu einem Aufflackern der Hauterscheinungen, die als Entzugserscheinungen einer „Cortisonsucht" zu deuten sind (s. unten).
Der Patient ist dann enttäuscht, daß die Hauterscheinungen sich zunächst verschlechtern und neigt dazu, erneut zum Cortison zu greifen, das ja vorübergehend scheinbar gut geholfen hat. Läßt der Patient konsequent das Cortison weg, so kommt es nach einigen Wochen zum Abheilen der perioralen Dermatitis.
An dieser Stelle sei mir ein persönliches Wort erlaubt: Nicht nur die Betroffenen, auch jeder Hautarzt hat seinen eigenen „Leidensweg" mit der perioralen Dermatitis. Denn es erforderte früher große Anstrengung, manche Patienten von einer unsachgemäßen Cortisonanwendung abzuhalten.

Cortisonnebenwirkungen an der Haut bei unsachgemäßer Anwendung

Die unerwünschten Cortisonwirkungen, die *nur bei unsachgemäßer Anwendung* auftreten, sind abhängig von der *Art* des Cortisons, der *Dauer* und *Häufigkeit* seiner Anwendung und der behandelten *Hautstelle.*
Allgemein kann man sagen, daß die Gefahr von Nebenwirkungen dann besteht, wenn ein derartiges Präparat über längere Zeit, d. h. über Wochen und Monate auf die Haut aufgetragen wird. Zarte Hautpartien (Augenlider) und Faltenbereiche (Achselhöhlen, Leisten) sind besonders gefährdet. Starke Cortisonzubereitungen wie die mehrfach fluorierten Präparate sind riskanter als das einfache Hydrocortisonacetat, das dafür schwächer wirkt.

Die *Nebenwirkungen an der Haut* bestehen im einzelnen in:

- einer Verdünnung der Haut, Streifenbildungen (Striae), Durchscheinen der Gefäße, leichter Verletzbarkeit (Blasenbildungen, Ablederung der Oberhaut),
- einem Aussprossen und einer vermehrten Brüchigkeit der Blutgefäße, erkennbar an Hautblutungen, vor allem bei älteren Menschen, bei denen die Hautgefäße zusätzlich durch den Altersschwund empfindlich und brüchig geworden sind,
- perioraler Dermatitis (s. oben),
- Steroidakne,
- schlechterem Abheilen von Geschwüren, besonders von Unterschenkelgeschwüren,
- „Cortisonsucht" der Haut (s. unten),
- einer gelegentlich vermehrten Cortisonaufnahme durch die Haut in den Körper. Allgemeine Nebenwirkungen, vor allem bei Kindern, sind auf diese Weise möglich. Diese den ganzen Körper betreffenden Cortisonwirkungen bezeichnen wir als Cushing-Syndrom. Es äußert sich unter anderem in einem Vollmondgesicht und in einem Wachstumsstillstand der Kinder.

Nach Absetzen von Hormonsalben kann es zu einem sog. „Rebound-Effekt" kommen, d. h. die behandelte Hauterkrankung, z. B. eine Schuppenflechte oder eine Neurodermitis kann erneut verstärkt aufflackern.

„Cortison-Sucht" der Haut

Nach sehr langer Anwendung von Cortisonsalben kann es nach dem Absetzen zu Entzugserscheinungen kommen, die Haut wird „unruhig", reizbar, es bilden sich entzündliche Knötchen (periorale Dermatitis, s. oben). Erst nach einer wochenlangen Entwöhnungsphase beruhigt sich die Haut, und das Ekzem klingt ab.

Über all diesen Nebenwirkungen, die *bei sinnvoller Anwendung immer vermieden werden können,* sollte der kritische Leser nicht vergessen, daß der Körper selbst Cortison bildet, ohne das er nicht existieren kann.

Die detaillierte Aufzählung der Nebenwirkungen an der Haut soll den Leser dazu veranlassen, Cortisonpräparate sinnvoll anzuwenden. Auf keinen Fall möchte ich zu ihrer Verteufelung Anlaß geben, auch wenn dies in letzter Zeit sehr beliebt ist.

Der Hautarzt, der vor einigen Jahren in der Sprechstunde mit großer Geduld die Patienten immer wieder von einer unsinnigen Cortisonanwendung abhalten mußte, hört heute von manchem, nicht ausreichend informierten Patienten: „Aber bitte kein Cortison“.
Wie bei allen Dingen im Leben liegt der richtige Weg im Umgang mit dem Cortison weder in kritikloser Anwendung noch fanatischer Ablehnung, sondern in der Mitte. Das bedeutet: sinnvolle und sachgemäße Handhabung, etwa unter dem Motto:
„*Behandeln* (mit Cortisonpräparaten) *nur wenn man muß, pflegen* (mit Pflegemitteln) *solange man kann*“.
Unter diesen Voraussetzungen sind auch keine Nebenwirkungen zu erwarten.

Haut und Pille

Wirkungen an der Haut

Die Einnahme der „Antibabypille“ führt, abhängig von ihrer Zusammensetzung, zu mehr oder weniger eingreifenden Veränderungen am weiblichen Organismus, besonders auch an der Haut. Entsprechend der hormonellen Ausgangssituation bei der jeweiligen Frau sind die Auswirkungen entweder erwünscht oder unerwünscht. Östrogenbetonte Pillen, mit dem weiblichen Sexualhormon Östrogen, wirken, vereinfacht gesagt, verweiblichend. Sie sind „stärker“ als gestagenbetonte Präparate, deren Hormon sich vom männlichen Sexualhormon ableitet.

So kann es für eine grazil gebaute Frau von „männlichem“ Erscheinungsbild mit knochigen Hüften und wenig Busen (sog. „Cranach-Typ“ nach dem Maler Lucas Cranach, der vorwiegend zartgebaute Frauen malte) sogar wünschenswert sein, wenn es unter dem Einfluß der Pille zu einer Zunahme der weiblichen Ausprägung kommt. Besteht aber sowieso schon ein ausgeprägt weiblicher Körperbau („Rubens-Typ“ nach dem Maler Rubens, der vor allem üppige Frauen darstellte), so sind diese Hormonwirkungen unerwünscht.

Weibliche Hormone wirken in verschiedener Weise auf die Haut:

- durch einen vermehrten Fettaufbau der Unterhaut in typisch weiblicher Lokalisation: an Hüften, Oberschenkeln, Brust,
- durch eine verstärkte Wasserbindung des Fettgewebes (Hydratation), die für den Hautturgor, die „Prallheit“ der Haut von Bedeutung ist (s. auch „Orangenhaut“, „Zellulitis“),
- durch eine Förderung des Brustdrüsenwachstums,
- die Talgbildung läßt unter ihrem Einfluß nach, die Haut wird trokkener. Dies ist bei einer fetten Haut erwünscht, bei einem trockenen Hauttyp jedoch schädlich,
- akneartige Hautunreinheiten oder ein „männlicher Haarausfall“ der Frau (s. dort) bessern sich durch östrogenbetonte Pillen.

Eine zusätzliche Wirkungssteigerung läßt sich durch Präparate erzielen, die neben Östrogen noch sog. Antiandrogene enthalten. Diese Substanzen sind gegen männliche Hormone gerichtet, die in geringer Menge auch bei der Frau gebildet werden (Chlormadinonacetat = schwächer wirkend, Cyproteronacetat = stärker wirkend).

– Sie können in Verbindung mit dem Sonnenlicht unschöne, fleckige Braunfärbungen der Gesichtshaut verursachen.

Ich habe mich bei der Schilderung der Auswirkungen einer Pilleneinnahme bewußt vereinfachend auf die Hautbefunde konzentriert und die Wirkungen auf die übrigen Organsysteme ausgeklammert.
Der Frauenarzt wird, ebenso wie der Dermatologe, *alle* Hormonwirkungen vor Augen haben, wenn er für eine Frau eine geeignete Antibabypille aus der Vielzahl von Präparaten mit unterschiedlicher Zusammensetzung auswählt.

Hauterscheinungen nach Absetzen der Pille

Setzt eine Frau nach monate- oder jahrelanger Einnahme eine östrogenbetonte Pille ab, so kommt es gelegentlich zu charakteristischen Veränderungen:
Innerhalb weniger Tage nimmt die Talgproduktion zu, es entsteht eine übermäßige Fettung von Haut und Haaren, wie es für die Seborrhoe (s. dort) typisch ist. In schweren Fällen tritt sogar ein seborrhoisches Ekzem (s. dort) mit Rötung, Schuppung und Juckreiz am behaarten Kopf, an der Stirn und seitlich an der Nase auf. Manchmal entstehen Hautunreinheiten wie bei einer Akne.
In besonders ausgeprägten Fällen entwickelt sich nach 1–3 Monaten ein „männlicher Haarausfall" (s. dort) auch bei der Frau. Die Erscheinungen sind um so ausgeprägter, je östrogenbetonter die abgesetzte Pille war.
Entsprechende Beschwerden können auch nach Entbindungen auftreten.
Vereinfacht kann man die beschriebenen Vorgänge wie folgt erklären:
In der Zeit, in der die Frau die Pille einnimmt, erhält der Organismus von außen weibliche Hormone zugeführt. Die Eierstöcke, die normalerweise diese Hormone bilden, stellen ihre Hormonproduktion ein.

Nach dem Absetzen der Pille vergeht zunächst einige Zeit, bis die körpereigene Hormonbildung wieder anläuft. In dieser Zeit besteht ein hormonelles „Vakuum“, ein Mißverhältnis zwischen den weiblichen und den auch bei der Frau in geringer Menge in den Nebennieren produzierten männlichen Hormonen. Dieses vorübergehende Ungleichgewicht führt bei manchen Frauen bei entsprechender Veranlagung zu den geschilderten Veränderungen an Haut und Haaren.
Allerdings ist diese Darstellung unvollständig. Denn nicht nur die Hormonwerte sind entscheidend. Von wesentlicher Bedeutung ist in diesem Zusammenhang auch eine erblich bedingte, gesteigerte Empfindlichkeit des Talgdrüsen-Haar-Apparates (Follikel, s. dort) gegenüber hormonellen Einflüssen. Das zeigt sich bei der Bestimmung der Hormonwerte, die nicht immer krankhafte Befunde ergibt.
Vor dem Einsatz der Antibabypille zur Behandlung von Hauterkrankungen wird der Dermatologe das Behandlungsrisiko für den Gesamtorganismus im Vergleich zu den erwünschten Wirkungen gewissenhaft abwägen. Dabei wird er berücksichtigen, daß gerade die Pillen, die an der Haut die günstigsten Auswirkungen zeigen, für den Körper insgesamt auch die stärksten Nebeneffekte aufweisen. Ich erinnere in diesem Zusammenhang an die Thrombosegefährdung, die sehr seltene Möglichkeit von Leberschäden, eine denkbare, ungünstige Beeinflussung von Unterleibsprozessen, u.a. von hefepilzbedingten Scheidenentzündungen und an mögliche Brustdrüsenveränderungen. Vor der Rezeptur eines solchen Präparates wird sich der Hautarzt im Zweifelsfall mit dem Frauenarzt in Verbindung setzen.

Erkrankungen der Haare

Haarausfall

Unter *Haarausfall* versteht man den dynamischen Vorgang des Ausgehens der Haare, den man durch Zählen der täglich ausgehenden Haare bestimmen kann. Dabei ist ein Haarverlust von bis zu 100 Haaren pro Tag noch normal. Entscheidend für die Verminderung der Gesamtzahl der Haare ist aber nicht allein die Zahl der ausgehenden Haare, sondern auch ihr Verhältnis zu den nachwachsenden. Zu einer Verminderung der Gesamtzahl der Haare kommt es nur, wenn weniger Haare nachwachsen als ausgehen.
Ein *krankhafter* Haarausfall sollte von einer normalen, „physiologischen" Verminderung der Haare unterschieden werden, die mit zunehmendem Lebensalter bei jedem Menschen auftritt.
Alle möglichen Zustände oder Krankheiten können zu einem Haarausfall führen. So kommt es bei Säugetieren zu einem jahreszeitlich bedingten Fellwechsel (Winterfell, Sommerfell), der in diskreter Ausprägung wohl auch gelegentlich beim Menschen beobachtet werden kann.
Oft werden die Patienten durch Angehörige oder durch den Friseur auf unbemerkt entstandene kahle Stellen am behaarten Kopf, beispielsweise beim kreisrunden Haarausfall (s. unten) aufmerksam gemacht.
Von den unterschiedlichen Formen des Haarausfalls werden hier nur die wichtigsten besprochen.

Männlicher Haarausfall (androgenetische Alopezie, Calvities hippokratica)

Diese besondere Form des Haarausfalls, benannt nach dem griechischen Arzt Hippokrates, ist durch charakteristische Veränderungen gekennzeichnet: Zunächst entstehen Geheimratsecken und eine Tonsur am Hinterkopf. Beide kahlen Bereiche vereinigen sich, so daß zum Schluß nur noch ein Haarkranz übrig bleibt. Meistens ist mit dem Haarausfall eine vermehrte Fettung der Kopfhaut und der übriggebliebenen Haare verbunden. Manche Autoren meinen, daß diese vermehrte Fettung darauf zurückzuführen ist, daß sich der Talg bei gleichbleibender Talgproduktion auf weniger Haare verteilt. Häufig ist mit dem männlichen Haarausfall ein seborrhoisches Ekzem (s. dort) verbunden. Dann ist die Kopfhaut gerötet, juckt und schuppt, vor allem hinter den Ohren und an den Schläfen.

Ein männlicher Haarausfall tritt nur auf, wenn das männliche Sexualhormon Testosteron vorhanden ist, das in den Hoden oder Nebennieren, bei der Frau auch in den Eierstöcken gebildet wird. Dabei spielt nicht nur der Testosteronspiegel eine Rolle – er wird bei Hormonuntersuchungen oft gar nicht erhöht gefunden –, sondern auch eine anlagebedingte Empfindlichkeit der Haarfollikel. Diese zeigt sich eindrucksvoll in manchen Familien, wo die männliche Glatze von Generation zu Generation weitervererbt wird.

Der männliche Haarausfall kann auch bei der Frau auftreten, führt bei ihr aber fast nie zur Glatzenbildung. Meistens bestehen dann auch weitere Veränderungen, die auf die Wirkung männlicher Hormone hinweisen, Hautunreinheiten wie bei einer Akne und ein gesteigerter Talgfluß.

Bei der Frau kann es nach Absetzen der „Pille" (s. auch Kap. „Haut und Pille"), nach Entbindungen, auch nach Unterleibsoperationen, bei denen die Eierstöcke entfernt wurden oder nach einer notwendigen Behandlung mit männlichen Hormonen bei der Krebstherapie zu diesem Haarausfall kommen. Manchmal wirkt auch eine falsch ausgewählte Pille auslösend.

Beim „männlichen Haarausfall" der Frau scheint das Verhältnis der weiblichen zu den männlichen Hormonen, die ja auch bei der Frau in geringer Menge gebildet werden, zugunsten der männlichen Hormone verändert zu sein. Denn nur in seltenen Fällen ist eine Vermehrung der männlichen Hormone nachzuweisen.

Behandlung

Wenn vom Frauenarzt keine Gegenanzeige besteht, kann man entweder durch Umsetzen der Pille oder durch Verordnung einer östrogenbetonten Pille mit einem zusätzlichen Wirkstoff, der gegen das männliche Hormon gerichtet ist (Antiandrogen), innerhalb von Monaten eine Besserung erreichen. Dabei klingen zuerst die vermehrte Fettung der Haut und die Hautunreinheiten ab (s. „Haut und Pille"). Durch

ein Haarwasser mit weiblichen Hormonen kann die Behandlung von außen sinnvoll unterstützt werden.
Beim Mann ist die Verordnung der Antibabypille natürlich nicht möglich, da es durch die Gabe weiblicher Hormone zu einer Verweiblichung mit allen Folgen kommen würde. Die vorsichtige Anwendung (1- bis 2mal pro Woche) eines östrogenhaltigen Haarwassers ist jedoch auch beim erwachsenen Mann für eine gewisse Zeit zu vertreten. Bei Jungen in der Pubertät sollte darauf verzichtet werden, da gelegentlich Brustschmerzen beobachtet wurden.
Gegen eine vermehrte Fettung und Schuppung und ein evtl. bestehendes seborrhoisches Ekzem können Kopfwaschungen mit selendisulfid- oder cadmiumsulfidhaltigen Shampoos wie auch das Auftragen von Schwefel-Salicyl- oder Resorcin-haltigen Tinkturen günstig sein.
In letzter Zeit wird viel über *Haartransplantationen* gesprochen. Dabei werden vom Hinterkopf oder von der Schläfe kleine haartragende Hautinseln oder -streifen aus der Kopfhaut herausgestanzt und in die haarlosen Bezirke hineingepflanzt. Bei kritischer Beurteilung ist das kosmetische Ergebnis nicht immer befriedigend.
Selbst eingreifende Operationen zur Verminderung der Spannung an der Kopfschwarte haben keine endgültigen Erfolge gebracht.
Da man die eigentliche hormonelle Ursache des männlichen Haarausfalles nicht ohne katastrophale, unverantwortbare Nebenwirkungen beseitigen kann, existiert für den Mann bisher keine zufriedenstellende Behandlungsform. Weil der männliche Haarausfall andererseits zu erheblichem seelischen Leidensdruck führen kann, ist er ein dankbares Feld für unseriöse Geschäftemacher.

Kreisrunder Haarausfall (Alopecia areata, Pelade)

Im Gegensatz zum männlichen Haarausfall kann der kreisrunde Haarausfall sämtliche Körperhaare betreffen. Zwar sind meistens herdförmig der behaarte Kopf oder der Bartbereich betroffen. In schweren Fällen können jedoch alle Kopfhaare, Augenbrauen, Wimpern, Scham- und Brusthaare ausgehen.
Beim kreisrunden Haarausfall zeigen sich runde oder ovale haarlose Bezirke, in denen die Haut unverändert ist, aber einzelne kurze Haare wie Ausrufezeichen herauswachsen. Die Herde können einzeln oder zu mehreren am behaarten Kopf oder im Bartbereich auftreten und sich randwärts vergrößern. Der Patient merkt oft gar nicht, daß

die Haare ausgehen. Gelegentlich werden geringer Juckreiz oder Brennen empfunden. Auch die Nägel können mitbetroffen sein. Es zeigen sich dann kleine Grübchen auf der Nagelplatte.
Die Ursache des kreisrunden Haarausfalls ist unklar. Man nimmt heute an, daß bestimmte Immunzellen (T-Lymphozyten), die von der Arbeitsgruppe um Prof. HAPPLE in Münster vermehrt im erkrankten Haarwurzelbereich nachgewiesen worden sind, im Rahmen einer übersteigenden Abwehrreaktion (Immunreaktion) den kreisrunden Haarausfall auslösen. Es findet also ein „Bürgerkrieg" statt, wobei körpereigene Zellen die eigenen Haarwurzeln angreifen. Professor HAPPLE ist es gelungen, diese Zusammenhänge durch das Erzeugen einer Kontaktallergie mit chemischen Stoffen (Dinitrochlorbenzol [DNCB], Diphenylcyclopropenol) nachzuweisen.
Eigenartigerweise treten mit dem kreisrunden Haarausfall häufig auch eine Weißfleckenkrankheit, Schilddrüsenfunktionsstörung oder Vitaminmangel (Vitamin B 12) auf. Oft bestehen gleichzeitig Zahnwurzelvereiterungen oder chronische Mandelentzündungen. Vielfach wurde ein kreisrunder Haarausfall auch nach gewöhnlichen Erkältungskrankheiten oder „seelischem Streß" beobachtet. Die Zusammenhänge sind im einzelnen jedoch noch nicht geklärt.
Durch eine Krankengeschichte möchte ich das Beschriebene illustrieren. Noch während meiner Klinikzeit betreuten wir einen jungen Mann, dem durch einen kreisrunden Haarausfall sämtliche Kopfhaare ausgegangen waren. Da er sich seines Aussehens schämte, hatte er keinen Mut gehabt, Mädchenbekanntschaften zu knüpfen.
Etwa ein Vierteljahr nach Behandlungsbeginn wuchsen allmählich neue Haare. Wir alle freuten uns mit ihm. Der junge Mann blühte mit dem Nachwachsen seiner Haare regelrecht auf. Nachdem eine Wiederbehaarung eingetreten war, berichtete er uns, daß er eine „Clubreise" gebucht habe, um – wohl durch sein neugewonnenes Selbstbewußtsein ermutigt – jetzt ein Mädchen kennenzulernen. Kurz vor der Abreise erkältete er sich. Erneut begann der kreisrunde Haarausfall. Durch starke innerliche Medikamente gelang es, den Ausfall zu blokkieren, so daß er mit üppigem Haupthaar in die Ferien fahren konnte. Die Reise war, wie er anschließend berichtete, ein voller Erfolg.
Dieses Beispiel zeigt den seelischen Leidensdruck eindrucksvoll, dem viele Patienten mit einer Alopecia areata ausgesetzt sind.

Behandlung

Oft wachsen die kahlen Stellen ohne Behandlung wieder zu. Der Patient, der während einer solchen Selbstheilung ein Medikament anwendet, führt die Besserung fälschlicherweise auf das verwandte Präparat zurück.

Ein letztlich befriedigendes Präparat zur Behandlung des kreisrunden Haarausfalls gibt es nicht. Am besten wirken Substanzen, die in die Abwehrprozesse des Körpers (Immunprozesse) eingreifen, z. B. Nebennierenrindenhormone (Glucocorticoide). Sie werden als Tinktur oder Creme auf die Herde und den Randbereich aufgetragen, gelegentlich auch als Kristallsuspension unter die Haut gespritzt. Wegen ihrer Nebenwirkungen können sie nur ausnahmsweise innerlich angewandt werden. Bestrahlungen mit ultraviolettem Licht und Massagen mit durchblutungsfördernden Tinkturen können günstig sein.

Jahre oder Jahrzehnte nach völliger Abheilung kann es gelegentlich ohne ersichtlichen Grund wieder zu einem kreisrunden Haarausfall kommen.

Weitere Formen des Haarausfalls

Bekannt sind der Haarausfall durch *Zug*, z. B. bei der Pferdeschwanzfrisur, durch *Druck* am Hinterkopf bei Säuglingen, durch Schwesternhauben oder andere drückende Kopfbedeckungen.

Auch bei *Drüsenstörungen* (z. B. der Schilddrüse, der Hirnanhangsdrüse, der Keimdrüsen, auch der Leber) kann es zum Haarausfall kommen. *Infektionen* der Kopfhaut durch Bakterien oder Pilze, aber auch Allgemeininfektionen können zum Haarausfall führen. Bestrahlung mit Röntgenstrahlen, Gifte wie Thallium, Arsen, Quecksilber, zellteilungshemmende Medikamente, bestimmte „blutverdünnende" Präparate (z. B. Heparin) führen zum Haarverlust. Mangelzustände (Eisenmangel, z. B. nach der Geburt) können eine Verminderung der Kopfhaare bedingen.

Diagnose des Haarausfalls

Der Arzt wird versuchen, die verschiedenen Formen des Haarausfalls durch Vorgeschichte, Bestimmung der Zahl der täglich ausgehenden Haare, durch Inspektion der Kopfhaut und mikroskopische Untersuchung ausgefallener und ausgezogener Haare (Haarwurzeluntersuchung, Trichogramm) voneinander abzugrenzen. Bei der *Haarwurzeluntersuchung* stellt er mikroskopisch fest, wieviel Prozent der untersuchten Haare sich in der Ruhepause (normal etwa 20%) oder in der Wachstumsphase (normal etwa 80%) befinden. Bei dieser Untersuchung sind auch die geschädigten Haarwurzeln zu erkennen.

Vermehrter Haarwuchs

Manchmal stellen sich Frauen in der Sprechstunde vor, die sich durch einen ungewöhnlich starken Haarwuchs beeinträchtigt fühlen.
So kommt es im höheren Lebensalter bei etwa 40% aller Frauen zu einer vermehrten Behaarung an der Oberlippe und am Kinn (sog. Damenbart).
Die übermäßige Behaarung kann gelegentlich auch als harmlose Variante des weiblichen Behaarungstyps vererbt werden.
Sie kann aber auch krankhaft sein und wie beim Mann aussehen. Dabei erstreckt sich die Schambehaarung bis zum Nabel, an der Brust treten dunkle, schwarze Haare auf. Bei diesen Patientinnen können sich noch weitere Zeichen einer Vermännlichung hinzugesellen: Hautunreinheiten, Bartwuchs, Stimm- und Genitalveränderungen, Regelstörungen. Diese krankhaften Veränderungen (Virilismus) erfordern eine frauenärztliche Untersuchung.

Behandlung

Bei wenigen, dicken Haaren im Gesicht kann man eine Dauerepilation durch Elektrolyse oder Elektrokoagulation durchführen. Diese Verfahren zerstören die einzelnen Haarwurzeln.
Zeitweilige Enthaarung ist auch durch Pinzette, Rasur oder Enthaarungscremes (chemische Depilation) möglich. Manchmal kommt es allerdings danach zum stärkeren Nachwachsen.
Ist die hormonelle Abklärung erfolgt, so kann in besonderen Fällen auch einmal eine Hormonbehandlung angezeigt sein. Der Erfolg ist jedoch nicht vor einem Dreivierteljahr zu erwarten.

Erkrankungen und Pflege der Nägel

Verfärbungen und Strukturveränderungen des Nagels

Blutungen unter dem Nagel (subunguales Hämatom)

Eine braunschwarze Verfärbung des Nagels entsteht häufig durch eine Blutung unterhalb der Nagelplatte (herunterfallende Gegenstände, enges Schuhwerk). Der rote Blutfarbstoff (Hämoglobin) wird als Abbauprodukt (Hämosiderin) unter der Nagelplatte abgelagert. Im Laufe von Monaten schiebt sich der Fleck mit dem auswachsenden Nagel nach vorne.

Stellt sich ein Patient mit einer derartigen Verfärbung beim Arzt vor, so wird dieser empfehlen, den Nagel entfernen zu lassen. Denn er kann von außen nicht mit Sicherheit eine blauschwarze Geschwulst, das maligne Melanom ausschließen, das sich unter dem Nagel entwikkelt (s. unter „bösartige Hautgeschwülste"). Erst nach der Entfernung der Nagelplatte kann man erkennen, ob es sich um einen Tumor oder einen harmlosen Fleck handelt.

Nagelpilzerkrankungen verursachen eine meist gelbbraune Verfärbung der Nagelplatte.

Wird das Nagelhäutchen, das die Nageltasche schützt (s. Kap. „Hautanhangsgebilde"), bei unsachgemäßer Nagelmaniküre verletzt, so können *weiße Querstreifen* auftreten. Die weiße Verfärbung entsteht durch lichtbrechende Körnchen, nicht durch eingelagerte Luft (Prof. STEIGLEDER, Köln). Der Arzt wird dabei auch nach inneren Erkrankungen, z. B. nach Bluteiweißmangel bei einem Leber- oder Nierenschaden fahnden.

Parallel verlaufende, helle *Querstreifen,* sog. *Mees-Streifen* weisen auf innere Erkrankungen, selten einmal auf Vergiftungen mit Arsen oder Thallium hin.

Brüchige Nägel

Nagellackentferner, häufiger Kontakt mit Spül- oder Waschmitteln oder Aufwischwasser sind auslösende Faktoren für brüchige Fingernägel. Kalk-, Eisen- oder Vitaminmangel sind seltener ausschlaggebend. Gelegentlich können brüchige Nägel ein Hinweis auf eine innere Erkrankung sein (z. B. Schilddrüsenüberfunktion).
Querfurchen der Nagelplatte zeigen vorausgegangene Schädigungen der Nagelmatrix an, beispielsweise durch ein Fingerekzem oder unsachgemäße Nagelmaniküre. Aus ihrem Abstand zum Nagelwall kann man bei bekannter Wachstumsgeschwindigkeit des Nagels (ca. 3 mm/Monat) auf den Zeitpunkt der Schädigung schließen.
Sog. *„Trommelschlegelnägel"* oder *„Uhrglasnägel"* werden bei „Blutarmut" (Anämie) und Lungenerkrankungen beobachtet.

Eingewachsener Nagel

Der eingewachsene Nagel stellt ein hartnäckiges Krankheitsbild dar. Junge Menschen mit Fußschweiß und beginnender Zuckerkrankheit sind eigenartigerweise besonders betroffen. Professor STEIGLEDER (Köln) hat die verschiedenen Symptome zu einem Krankheitsbild zusammengefaßt („Syndrom der eingewachsenen Großzehennägel").
Wie entsteht der eingewachsene Nagel? Eine Ecke der Nagelplatte schiebt sich seitwärts unter die Haut und führt durch Druck und Bakterienbesiedlung zur Entzündung mit Vereiterung und Schmerzen. Enges Schuhwerk verstärkt die Beschwerden. Manchmal sind beide Ecken des Nagels oder beide Großzehennägel betroffen.
Zur Vorbeugung ist es wichtig, bei der Pediküre nicht die Ecken des Nagels auszuschneiden. Der Nagel sollte quer geschnitten werden.

Behandlung
Gelegentlich helfen Nagelspangen. Ist die betroffene Ecke des Nagels herausgewachsen, so kann die Spange weggelassen werden.
Ein Entfernen der eingewachsenen Nagelecke allein reicht nicht aus, da die nun entstandene Ecke erneut einwächst.

Ein operatives Vorgehen ist nicht immer zu umgehen. In diesem Fall wird der Arzt nicht nur den Nagel entfernen, sondern das nagelbildende Gewebe an der betreffenden Seite verschmälern, damit kein Einwachsen mehr erfolgen kann. Allerdings ist das kosmetische Ergebnis bei dieser Operationsmethode nicht immer befriedigend, da der neue Nagel etwas schmaler auswächst.

Nagelwallentzündung

Die chronische Nagelwallentzündung wird entweder durch Bakterien oder durch Hefepilze hervorgerufen.
Bei Menschen, die häufig in feuchtem Milieu arbeiten (Hausfrauen, Gastwirte), und bei Zuckerkranken können diese Nagelwallentzündungen außerordentlich hartnäckig sein.

Behandlung
Soweit möglich sollten Arbeiten in feuchtem Milieu eingeschränkt werden. Bakterienabtötende Tinkturen und Salben sind angezeigt. Eine äußerliche Therapie mit Pilzpräparaten führt bei den hefepilzbedingten Formen oft nicht allein zum Ziel. Der Arzt wird dann unter bestimmten Voraussetzungen ein innerliches Medikament hinzugeben.

Nagelschuppenflechte

Gelegentlich findet man an einem oder mehreren Nägeln Veränderungen einer Schuppenflechte, die einer Nagelpilzerkrankung (s. dort) sehr ähnlich sehen. Die Diagnose gestaltet sich schwierig, wenn keine weiteren Hauterscheinungen an typischen Stellen (Ellenbogen, behaarter Kopf) vorliegen.
Charakteristisch für die Nagelschuppenflechte sind der typische „Ölfleck“ und die Tüpfelnägel (kleine Grübchen auf der Nagelplatte). Ein „Ölfleck“ sieht aus, als wenn man auf ein Stück weißes Papier, das auf einer dunkleren Unterlage liegt, einen Tropfen Öl fallen läßt.

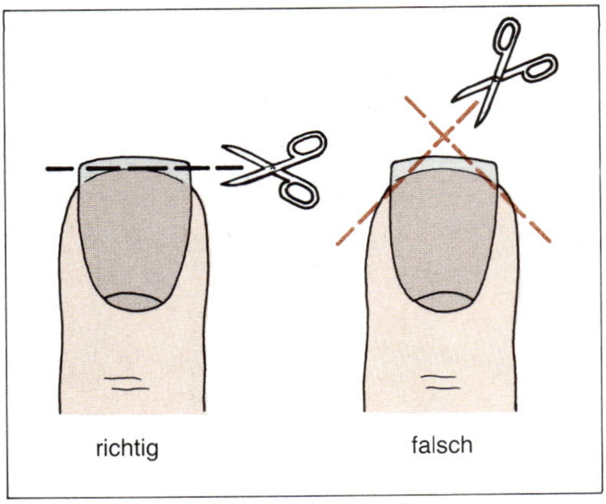

Abb. **36** Das Schneiden des Nagels

Der Hautarzt wird sicherheitshalber Pilzuntersuchungen durchführen, um eine Nagelpilzerkrankung (s. „Hauterkrankungen durch Pilze") abzugrenzen.
Die Behandlungsmöglichkeiten sind bei der Nagelschuppenflechte unbefriedigend. Da man wegen eines Nagels nicht die Nebenwirkungen einer inneren Behandlung riskieren möchte, wird man sich auf eine äußerliche Therapie mit einer Tinktur beschränken müssen. Die darin enthaltenden Wirkstoffe gelangen allerdings oft nicht ausreichend tief an die Psoriasisherde unter den Nagel, so daß ihre Wirksamkeit meist ungenügend ist. Das Unterspritzen mit Corticoid-Kristallen ist selbst mit einem zugesetzten Betäubungsmittel im ersten Augenblick sehr schmerzhaft und die Wirkung dieser „Foltermethode" oft nur vorübergehend. Auch eine Röntgenbestrahlung führt nicht immer zum gewünschten Erfolg.

Empfehlungen zur Nagelpflege
(Abb. **36**)

Der Hautarzt rät zu schonender Nagelmaniküre. Eine Verletzung des Nagelhäutchens muß unbedingt vermieden werden. Abendliches Einfetten der Nagelplatte mit Hautöl oder milder Fettcreme ist günstig. Die Nägel sollten kurz gehalten werden.

Schädliche Kontakte mit Spül-, Wasch- und Lösungsmitteln sind durch Tragen von Gummihandschuhen vermeidbar. Noch besser ist es, Baumwollhandschuhe unter den Schutzhandschuhen zu tragen (Aufsaugen des Handschweißes). Eiweißbausteine in Form einer aufzutragenden Lösung können die Pflege unterstützen.
Bei ausgeprägten Strukturveränderungen des Nagels wird der Arzt evtl. ein Vitamin-Eiweiß-Gemisch in Pulver- oder Kapselform rezeptieren.

Erkrankungen der Schweißdrüsen

Auf die verschiedenen Schweißdrüsen und ihre Funktion bin ich im Abschnitt „Hautanhangsgebilde" näher eingegangen. An dieser Stelle sollen häufige und wichtige Schweißdrüsenerkrankungen besprochen werden.

Schweißfrieseln

Ist der Ausführungsgang der Schweißdrüsen verlegt, so kommt es zur Bildung wasserklarer Bläschen, die wir als *Schweißfrieseln* (Miliaria cristallina) bezeichnen. Sie treten vor allem bei Menschen auf, die sich erst kurze Zeit tropischen Temperaturen ausgesetzt haben. Bei Entzündung röten sich diese Bläschen (Miliaria rubra).

Vermehrtes Schwitzen

Eine vermehrte Schweißsekretion bezeichnen wir als *Hyperhidrosis*. Sie kann am *ganzen* Körper auftreten, beispielsweise bei vegetativen Nervenstörungen, Zuckerkrankheit, Schilddrüsenüberfunktion, bei fieberhaften Erkrankungen, früher häufig bei einer Lungentuberkulose, auch bei körperlicher Anstrengung (Sport) und bei hoher Umgebungstemperatur.
Umschriebene Schweißsekretionsstörungen zeigen sich häufig an den Handflächen, Fußsohlen und in den Achselhöhlen. Dabei sind normalerweise beide Hände und beide Fußsohlen betroffen. Einseitiges Schwitzen spricht für eine Nervenschädigung.
Das vermehrte Schwitzen an den Handflächen oder Fußsohlen, aber auch in den Achselhöhlen ist häufig seelisch bedingt (z. B. vor Prüfungen), kann aber auch seinerseits wieder den Leidensdruck verstärken.

So erinnere ich mich an eine Patientin, die zur operativen Behandlung eines krankhaft vermehrten Achselschwitzens in unsere Klinik eingewiesen worden war. Als wir am Tage nach der Operation im 4-Bett-Zimmer den Verbandwechsel durchführen wollten, bat sie uns auf den Flur und erklärte leise, daß sie sich in Gegenwart der übrigen Patienten schäme. Sie habe sich wegen ihres krankhaften Schwitzens immer ausgestoßen gefühlt.

Eine andere Patientin berichtete während der Operation, ihr Leben wäre anders verlaufen, wenn sie nicht unter krankhaftem Achselschwitzen gelitten hätte.

Gereizt durch mehrfaches, erfolgloses Vorsprechen bei den Krankenkassenangestellten wegen der Kostenübernahme der Achselschweißoperation bahnte sich ein junger Mann eines Tages quer durch das Großraumbüro mit Gewalt den Weg zum Chefzimmer. Dort entkleidete er sich und ließ den Schweiß auf den Schreibtisch tropfen. Die Operationskosten wurden daraufhin vom Krankenkassenleiter genehmigt.

Diese Beispiele zeigen, daß mit einer krankhaft übersteigerten Schweißbildung auch eine vermehrte seelische Belastung einhergehen kann, die wiederum das Schwitzen ungünstig beeinflußt.

Die Bedeutung einer vermehrten Schweißsekretion geht allerdings über den zwischenmenschlichen Bereich hinaus. So können manche Patienten ihre berufliche Tätigkeit, z. B. als Feinmechaniker nicht weiter ausüben, weil sie mit schwitzenden Händen die Werkstücke beschädigen.

Schweißdrüsenabszesse (s. S. 24).

Behandlung

Die Behandlung erfolgt auf 3 verschiedenen Wegen: innerlich, äußerlich und operativ.

Innerliche Medikamente wirken beruhigend und hemmen die Nervenfasern, die für die Schweißbildung verantwortlich sind. Da sie auch andere Organsysteme beeinflussen, werden sie nur in Ausnahmefällen verordnet.

Örtliche Maßnahmen sind allgemein hygienischer Natur oder erfolgen mit speziellen Präparaten.

Hygienische Maßnahmen:

- häufiges Waschen, am besten mit einer desodorierenden Seife oder einem *Syndet* (s. „Sinnvolle Reinigung und Pflege der Haut"),

- Anwendung desodorierender Präparate als Spray, Stift, Puder gegen unangenehmen Geruch (gelegentlich Kontaktallergien möglich),
- Tragen aufsaugender Kleidung aus Baumwolle, Vermeiden von Kunstfaserkleidung,
- Aufsaugen des Schweißes durch Puder,
- Tragen von Schuhen mit Ledersohle oder im Sommer aus textilem Material,
- täglicher Strumpfwechsel.

Lokale Medikamente enthalten meistens Aluminiumsalze oder Formalin. Aluminiumhaltige Präparate wirken, indem sie die Ausführungsgänge der Schweißdrüsen verschließen. Sie werden zur Nacht angewandt.
Formalinhaltige Mittel wirken ähnlich. Sie führen manchmal zu allergischen Reaktionen. Zur Zeit laufen wissenschaftliche Untersuchungen über fragliche Nebenwirkungen des Formalins, die in der Presse diskutiert werden.
Zu den lokalen Behandlungsmaßnahmen rechnet man auch die zeitweise Ausschaltung der betreffenden Nervenfasern durch eine Blockade mit einem Betäubungsmittel (für Stunden wirksam) oder durch Alkohol (für Wochen wirksam).
Bei den *operativen* Behandlungsmethoden durchtrennt man entweder Nervenfasern zu den Schweißdrüsen oder man entfernt die maximal schwitzenden Hautbezirke mitsamt den Schweißdrüsen.
Die erste Methode kann nachteilige Wirkungen haben, da die betreffenden Nervenfasern auch das Druck-, Berührungs-, Schmerz- und Temperaturempfinden und die Blutgefäße beeinflussen. So kommt es nach diesen Operationen (Grenzstrangresektionen, Sympathikusoperationen) gelegentlich zu Gefühlsstörungen, ja manchmal zu Schmerzzuständen im Versorgungsgebiet des unterbrochenen Nervs.
Der andere operative Weg, die Entfernung des verstärkt schwitzenden Hautbezirkes mitsamt den Schweißdrüsen hat sich heute bei der Behandlung des krankhaften Achselschwitzens durchgesetzt. Die Methode, die von Professor SALFELD (Minden) in Deutschland zur Perfektion gebracht wurde, gilt als risikoarmer Standardeingriff.

Hautgeschwülste

Gutartige Hautgeschwülste

Fibrome

Wir unterscheiden zwei Arten von Fibromen:

1. derbe, pastillenartige, flache, bräunlich gefärbte Knötchen (Histiozytome),
2. weiche, gestielte Fibrome, die wie ein Hautsäckchen durch einen schmalen Stiel mit der Hautoberfläche verbunden sind.

Die erstgenannten treten Jahre oder Jahrzehnte nach Insektenstichen auf und können gelegentlich krisenhaft jucken. Manchmal bilden sie sich von alleine zurück. Nur wenn sie stören oder bei der Diagnose Schwierigkeiten bereiten, wird der Arzt sie operativ entfernen.
Die „pendelnden" Fibrome können nach Betäubung durch einfachen Scherenschlag abgetragen werden. Immer sollte eine mikroskopische Untersuchung erfolgen.
In einer neueren Arbeit wurde darüber berichtet, daß die häufig in Achselhöhlen, Hals- und Leistenbereich auftretenden gestielten Fibrome mit Auswucherungen der Darmschleimhaut (Darmpolypen) verbunden sein können (LEAVITT u. Mitarb., Miami). Diese Ansicht blieb jedoch nicht unwidersprochen.

Seborrhoische Warzen („Fettwarzen", „Alterswarzen")

Die seborrhoischen Warzen sind harmlose, manchmal in großer Vielzahl besonders am Rücken, aber auch im Gesicht und an anderen Körperstellen auftretende flache, braune Hautveränderungen. Sie werden auch als *Alterswarzen* bezeichnet, obwohl sie schon bei jüngeren Menschen auftreten können.
Manchmal sind sie so dunkel gefärbt, daß es auch für den erfahrenen Arzt schwierig ist, sie von bösartigen Hautgeschwülsten, vor allem vom malignen Melanom (s. unten) abzugrenzen, besonders, wenn sie einzeln stehen. Charakteristisch sind die „gepunzte" Oberfläche und der fettige Glanz.

Wenn sicher ist, daß es sich um eine seborrhoische Warze handelt, wird der Arzt sie oberflächlich abtragen. Normalerweise bleibt keine Narbe zurück.

Ist der Therapeut unsicher, ob es sich nur um eine harmlose Alterswarze handelt, wird er den Herd im Gesunden entfernen. In jedem Fall erfolgt eine mikroskopische Untersuchung des entnommenen Gewebes.

Besteht der Verdacht auf ein malignes Melanom (s. unten), so wird er die Operation in einer Spezialklinik durchführen lassen.

Senile Angiome (Altersangiome)

Diese stecknadelkopf- bis linsengroßen, dunkelroten, gutartigen Hautgefäßgeschwülste können bereits bei 25- bis 30jährigen auftreten, obwohl sie Altersangiome heißen. Sie sind harmlos, gelegentlich bluten sie nach Verletzung heftig. Der Arzt wird sie elektrisch „verkochen" oder operativ entfernen.

Atherome („Grützbeutel")

Atherome wölben sich halbkugelig über die Hautoberfläche vor, oft am behaarten Kopf. Sie enthalten eine grützeartige, gelblichweiße, fette Masse, gelegentlich auch Haarreste. Beim Kämmen können sie stören.

Der Operateur wird darauf achten, daß sämtliche Kapselanteile entfernt werden. Sonst ist ein Wiederauftreten möglich.

Fetteinlagerungen in die Lidhaut (Xanthelasmen)

Fetteinlagerungen in der Lidhaut zeigen sich als gelbliche Platten oder Flecken. In etwa der Hälfte der Fälle besteht gleichzeitig eine Erhöhung der Blutfette. Patienten mit Xanthelasmen werden deshalb auf eine Blutfetterhöhung untersucht, die einen Risikofaktor für Herz- und Kreislauferkrankungen darstellt. Auch eine Zuckerkrankheit sollte ausgeschlossen werden.

Die Xanthelasmen können auf verschiedene Weise entfernt werden. Ihre Beseitigung führt im Lidbereich fast immer zu einem kleinen Bluterguß, der einige Tage sichtbar bleibt.

Fettgewebsgeschwülste (Lipome)

Hier handelt es sich um gutartige Wucherungen des Unterhautfettgewebes. Sie wölben die Haut hügelig vor. Man tastet prallelastische, lappige, kaum schmerzhafte, bis kastaniengroße Knoten. Oft treten Lipome über den ganzen Körper verstreut, nur gelegentlich einzeln auf.

Wenn sie Schmerzen verursachen oder durch ihre Größe stören, sollten sie operativ entfernt werden. Gelegentlich rät der Arzt auch zur Entfernung, wenn er vom Tastbefund her nicht sicher sein kann, ob nicht ein anderer Prozeß vorliegt, beispielsweise ein vergrößerter Lymphknoten.

Muttermale (Naevi)

Der Volksmund versteht unter einem Muttermal (Naevus) meist ein braunes *Pigmentmal* („Leberfleck", Naevus pigmentosus) oder ein rotes *Gefäß- oder Feuermal* (Naevus flammeus) (Abb. 37, Farbtafel **X**). Diese gutartigen Veränderungen sind angeboren oder treten erst durch allmähliches Wachstum auf.

Der Hautarzt sieht in der Sprechstunde gelegentlich noch weitere angeborene Fehlbildungen der Haut, auf die ich hier nicht näher eingehen möchte, da sie selten sind.

Beim *Feuermal* handelt es sich um die Erweiterung und gutartige Wucherung von kleinen Hautgefäßen, die auch die „feuerrote" Farbe verursachen. Sie können, wenn sie halbseitig auftreten, ein Hinweis auf Störungen im Nervensystem sein.

Von ganz herausragender Bedeutung sind die *Pigmentmale.* Im Laufe von Jahren kann sich ein harmloser Pigmentfleck in eine bösartige Geschwulst, das sogenannte maligne Melanom (s. unten) umwandeln. Dieser bösartige Tumor ist wegen der besonders schnellen Absiedlung von Tochterzellen (Metastasierung) auf dem Lymph- und Blutwege gefürchtet.

Jeder Mensch weist durchschnittlich etwa 20 dieser Pigmentmale auf. Für den Patienten ist es wichtig zu wissen, daß einer bösartigen Entartung fast immer äußerlich erkennbare Zeichen vorausgehen, die er auch als Nichtmediziner erkennen kann (s. unten). Dabei sollte er bedenken, daß sich der Schritt von der Gutartigkeit zur Bösartigkeit zwar langsam, über Jahre vollzieht. Nach Entartung wächst das maligne Melanom dann aber sehr schnell.

Zeichen für eine bösartige Entartung

- *Farbveränderungen:* weißliche oder blauschwarze Verfärbungen innerhalb eines bisher gleichmäßig „angenehm braungefärbten" Pigmentmales. Ein rötlicher Randsaum verstärkt den Verdacht auf eine Entartung.
- Schnelles *Wachstum,*
- kleine *Satellitenherde* um den bisher alleinstehenden Leberfleck,

– *Blutungen* aus dem Herd ohne vorausgegangene Verletzungen,
– *Beschwerden* wie Schmerzen, Juckreiz, Bohren und Ziehen im Krankheitsherd.

Pigmentmale, die dauernd *mechanisch gereizt* werden, beispielsweise im Scheuerbereich des Gürtels, an der Fußsohle, an der Handfläche, am Hals, im BH-Träger-Bereich, entarten erfahrungsgemäß häufiger als Leberflecken an anderen Körperstellen. Dies gilt auch, wenn sie größer sind als 2 cm.

Von besonderer Bedeutung für die Entartung eines Naevuszellnaevus ist nach Ansicht aller Fachleute die übermäßige Einwirkung von *UV-Strahlen* (Prof. IPPEN, Göttingen, Prof. BRAUN-FALCO, München). Die Wissenschaftler führen das sprunghafte Ansteigen entarteter Pigmentmale in den letzten Jahren auf den „Sonnenkult" des heutigen Menschen zurück.

Während die blasse Haut das Schönheitsideal vergangener Jahrhunderte darstellte, gilt die gebräunte Haut heute als Zeichen von Jugend, Sportlichkeit, Aktivität, Dynamik. Eine Patientin sagte mir einmal: „Ich bin nur schön, wenn ich braun bin!"

Dabei weiß man seit langem, daß gerade die Haut der Menschen, die sich lange und intensiv starker Sonnenstrahlung aussetzen, nicht nur frühzeitig altert, erkennbar an einer verstärkten Faltenbildung, sondern auch häufiger an Hautkrebs und Krebsvorstufen erkrankt (Hochgebirgsbauern, Seeleute, Landwirte, s. auch Kap. „Haut und Sonne", „Bösartige Hautgeschwülste").

Bedenkt man, daß sich aus einem harmlos erscheinenden Leberfleck ein bösartiges Melanom entwickeln kann, wenn die oben beschriebenen Warnsignale mißachtet werden, so wird deutlich, daß der Krebsvorbeugung, also der möglichst frühzeitigen Entfernung verdächtiger Pigmentmale (Vorläufernaevi) besondere Bedeutung zukommt.

Leider existiert im Volksmund immer noch der wissenschaftlich nicht haltbare Irrglaube, daß man an einem Muttermal „nicht rühren dürfe". Diese falsche Ansicht hat manchem Menschen das Leben gekostet. Ich möchte hierfür ein Beispiel aus der Praxis anführen.

Eines Tages stellte sich eine 60jährige Patientin in der Sprechstunde vor, um mir eine Geschwulst am Gesäß zu zeigen. Bei dem kirschgroßen, blauschwarzen, blutenden Tumor handelte es sich um ein bereits großes malignes Melanom (s. unten), das schon seit Monaten schnell gewachsen sein mußte. Als ich die Patientin fragte, warum sie sich nicht früher bei einem Arzt vorgestellt habe, antwortete sie, daß sie sich 2 Jahre zuvor mit einem verdächtigen Leberfleck in einer Universitätshautklinik vorgestellt hätte, wo man ihr zur sofortigen Operation geraten habe. Ihre Tochter, Sprechstundenhilfe, habe diese Behandlungsempfehlung der Klinik ihrem Chef mitgeteilt. Dieser habe von der Operation abgeraten, da „diese Geschwulst nach einer Operation streuen würde". Durch diese falsche, leider immer noch weit verbreitete Ansicht hatte die Patientin soviel kostbare Zeit verloren, daß in der Zwischenzeit bereits in verschiedenen Organen Tochtergeschwülste aufgetreten waren.

An diesem Beispiel wird deutlich, welche fatalen Folgen auftreten können, wenn ein verdächtiger Pigmentfleck unbeachtet bleibt.

Als Grundsatz gilt: verändert sich ein bisher unauffälliger Pigmentfleck, so sollte sich der Patient vorsorglich beim Arzt vorstellen. Der erfahrene Arzt kann feststellen, ob sich hinter einem harmlos erscheinenden Leberfleck „ein Wolf im Schafspelz", d. h. ein bösartiges Melanom unter dem Deckmantel eines scheinbar harmlosen Leberflecks verbirgt oder nicht.

Kann auch der Spezialist den Verdacht auf eine Entartung nicht mit Sicherheit ausschließen, wird er zur operativen Entfernung mit mikroskopischer Untersuchung raten. Ist der verdächtige Herd im Gesunden entfernt und haben sich vor dem Eingriff noch keine Tochterzellen abgesiedelt, so ist der Patient für die Zukunft geheilt und die „Zeitbombe entschärft".

Ich empfehle den Patienten, regelmäßig ihre Haut auf verdächtige braune Flecken zu untersuchen bzw. untersuchen zu lassen.

Der Hautarzt kennt ein Krankheitsbild (BK-mole-Syndrom), bei dem eine familiäre Neigung zu Melanomen vorliegt. Bei diesen Patienten ist die regelmäßige Inspektion besonders wichtig, damit sog. „Vorläufernaevi" rechtzeitig entfernt werden können.

In Deutschland ist die Untersuchung auf verdächtige Naevuszellnaevi in das Programm zur Früherkennung von Krebskrankheiten (Vorsorgeuntersuchung) eingefügt.

Behandlung

Am häufigsten wird die operative Entfernung in örtlicher Betäubung mit einem Sicherheitsabstand im Gesunden durchgeführt. Das Gewebe wird anschließend zur mikroskopischen Untersuchung eingesandt. Dort erfolgt die Beurteilung,

1. ob verdächtige Zellformationen vorliegen,
2. ob der Wundrand tumorfrei ist, also das verdächtige Gewebe völlig im Gesunden entfernt wurde.

Besteht bereits der Verdacht auf eine Entartung, wird der Arzt die Operation nicht in der Praxis durchführen, sondern den Patienten in eine Spezialklinik einweisen.

Bösartige Hautgeschwülste (maligne Hauttumoren)

Bösartige Geschwülste (maligne Tumoren) sind vor allem durch zwei Eigenarten charakterisiert:

1. ungehemmtes Wachstum ohne Rücksicht auf Organgrenzen,
2. Absiedlung von Tochterzellen mit Ausbildung von Tochtergeschwülsten (Metastasen). Diese Absiedlung erfolgt auf dem Lymphweg mit der Gewebsflüssigkeit (lymphogene Metastasierung) und auf dem Blutweg (hämatogene Metastasierung).

Eigenartigerweise treten alle Formen des Hautkrebses bei hellhäutigen, blonden Menschen häufiger auf als bei dunkelpigmentierten. Wahrscheinlich ist dies auf den mangelhaften Schutz der Zellkerne (ungenügender „Sonnenschirm") bei pigmentarmen Menschen zurückzuführen.

Im folgenden werden die drei häufigsten bösartigen Hautgeschwülste besprochen. Die Erörterung weiterer Tumoren, die in der Haut entstehen oder erst sekundär in sie einwachsen, würde den Rahmen des Buches sprengen.

Malignes Melanom

Das maligne Melanom ist wegen seines schnellen Wachstums und der frühzeitigen Absiedlung von Tochterzellen die am meisten gefürchtete Geschwulst an der Haut. Bei uns erkranken von 100 000 Menschen 4–7 an diesem Tumor. In letzter Zeit nimmt die Häufigkeit des Melanoms zu (Sonnenkult?, s. oben).

Das Melanom geht von den melaninbildenden Zellen aus und entsteht oft aus einem Pigmentmal (s. oben). Es kann sich aber auch in zuvor normaler Haut entwickeln. Manchmal liegt es, ohne Beschwerden zu

bereiten, als unscheinbarer brauner oder blauschwarzer Fleck in der Haut. Noch einmal möchte ich an das Bild vom „Wolf im Schafspelz" erinnern. Übrigens entstehen Melanome sehr selten auch am Auge und an der Mundschleimhaut. Weißhäutige Amerikaner sind 20mal häufiger betroffen als Neger, Einwanderer im sonnenreichen Australien ebenfalls überdurchschnittlich oft.
Meistens zeigt sich das Melanom als dunkelbrauner, braun- oder blauschwarzer Tumor, der gelegentlich blutet (Abb. **39**, Farbtafel **X**). In sehr seltenen Fällen ist es unpigmentiert, dann spricht man von einem sog. amelanotischen Melanom. Diese Fälle sind besonders schwer zu erkennen. Oft ermöglicht erst eine mikroskopische Untersuchung des entfernten Gewebes die sichere Diagnose.
Man unterscheidet *verschiedene Formen* des Melanoms. Die einzelnen Typen werden nach Entwicklung (z. B. aus einer Melanomvorstufe, der Lentigo maligna), Erscheinungsbild (knotig oder flach), Wachstum (oberflächlich spreitend) und Lokalisation (z. B. an den Fingern oder Zehen) voneinander abgetrennt.
Während das Melanom, das aus einem braunen Fleck entsteht (sog. Lentigo Maligna Melanom = LMM), relativ langsam wächst, hat das knotige Melanom (Nodular Melanom =NM) den ungünstigsten Verlauf.
Die *Prognose* hängt noch von weiteren Faktoren ab: Alter und Geschlecht des Patienten, Lokalisation, Größe und Eindringtiefe des Tumors, Wachstumsgeschwindigkeit.
Je älter der Patient ist, um so weniger „aggressiv" verhält sich das Melanom, um so langsamer wächst es. Vor der Pubertät treten maligne Melanome selten auf. Entstehen sie aber im jugendlichen Alter, so sind sie besonders gefährlich.
Frauen haben eine bessere Prognose als Männer.
An den Gliedmaßen weisen Melanome einen günstigeren Verlauf auf als am Rumpf.
Je größer die Geschwulst bei der Diagnose ist, mit um so höherer Wahrscheinlichkeit haben sich bereits Tochtergeschwülste (Metastasen) entwickelt. Ein blutendes Melanom weist eine niedrige Heilungsquote auf.
Von ganz besonderer Bedeutung ist das Tiefenwachstum. Je tiefer das Melanom in die unteren Hautschichten eingedrungen ist, desto ungünstiger ist der Verlauf. Durch die mikroskopische Untersuchung kann die Eindringtiefe exakt beurteilt werden. Sie wird in Millimetern angegeben.

Je schneller das Melanom wächst, um so schlechter ist die Prognose. Bei jüngeren Patienten ist die Wachstumsgeschwindigkeit größer als bei alten Menschen.

Das Melanom entsteht bei Frauen oft an den Beinen, bei Männern vorzugsweise am Rumpf, aber auch in Hautpartien, die der Sonne ausgesetzt sind.

Zunächst ist der Tumor nur auf einen bestimmten Hautbezirk (*Stadium* I) beschränkt. Wird dieser Herd vollständig entfernt, dann ist der Patient geheilt (s. unten).

Tochterzellen breiten sich zunächst auf dem Lymphweg in die umgebende Haut und in die Tiefe, dann in die zugehörigen Lymphknoten aus (*Stadium* II).

In fortgeschrittenen Stadien siedeln sich Geschwulstzellen auf dem Blutweg in andere Organe ab und bilden dort Tochtergeschwülste (Metastasen). Lunge, Leber, Gehirn und Knochensystem sind dann oft betroffen (*Stadium* III). Bei Metastasen sind die Heilungserfolge schlecht.

Früherkennung

Nach dem Besprochenen kommt der *Früherkennung* und *-behandlung* des malignen Melanoms eine ganz besondere Bedeutung zu. Da der Tumor sichtbar an der Hautoberfläche entsteht, ist er schneller zu erkennen als manche Geschwulst im Inneren des Körpers.

Die folgenden Empfehlungen wurden zum Teil schon bei den Pigmentmalen besprochen:

Achten Sie auf dunkelbraune, schwarze oder blauschwarze Pigmentmale, „Muttermale“ bzw. „Leberflecken“ (s. oben), die wachsen, sich in Farbe und Größe verändern, einen roten Saum oder braunen Hof bilden, jucken oder gar bluten. Jedes „Muttermal“, das in irgendeiner Weise auffällig wird, sollte vom Arzt untersucht werden. Auch wenn man plötzlich ein zuvor unauffälliges Pigmentmal „spürt“, ist es verdächtig. Pigmentmale, die größer als 2 cm sind, sollten ebenfalls entfernt werden, da sie häufiger entarten als kleinere.

Behandlung

Beim Verdacht auf ein malignes Melanom wird der Arzt den Patienten zur Behandlung in die Klinik einweisen. Dort können auch alle weiteren Untersuchungen durchgeführt werden, die nötig sind, um eine evtl. Absiedlung in andere Organe zu erkennen und zu behandeln. Eine probeweise Gewebsentnahme aus dem Tumor zur vorheri-

gen mikroskopischen Diagnosesicherung (Probeexzision) verbietet sich nach Ansicht der europäischen Hautärzte.
Die operative Entfernung wird in der Klinik am häufigsten durchgeführt. Der Operateur wird so vorgehen, daß er – wenn er im Zweifel ist, ob es sich bereits um ein malignes Melanom handelt – zunächst mit einem Sicherheitsabstand von etwa 2 cm den Herd mit der elektrischen Schlinge in Vollkarkose entfernt. Dann wird das Gewebe im Schnellschnitt mikroskopisch untersucht, noch während der Patient auf dem Operationstisch liegt. Bei Bestätigung des Melanomverdachts wird der Eingriff erweitert. Dabei hält der Chirurg nach jeder Richtung einen Sicherheitsabstand von 5 cm ein und entfernt das kranke Gewebe zur Tiefe hin bis zu den flächigen Sehnen. Steht schon vorher fest, daß es sich um ein malignes Melanom handelt, so wird von vornherein der 5 cm Abstand eingehalten. In manchen Kliniken wird der Gewebsblock zuvor eingefroren.
Die zugehörigen Lymphknoten werden bei Mitbefall ebenfalls entfernt.
Manchmal ist die Amputation eines Fingers, einer Zehe oder eines Gliedmaßenabschnittes nötig. Der Sinn dieser eingreifenden Maßnahmen liegt darin, auf diese Weise bereits in die Umgebung abgesiedelte Tumorzellen mit zu entfernen.
Nach der operativen Beseitigung des malignen Melanoms führt der Klinikarzt direkt anschließend eine Hauttransplantation oder eine plastische Operation, oft eine Verschiebeplastik, durch, um den Gewebsdefekt zu schließen.
Neben der operativen Behandlung, die auch dann sinnvoll ist, wenn bereits Tochtergeschwülste vorliegen (Verminderung der Tumormasse), kann in seltenen Fällen eine Bestrahlungstherapie angezeigt sein. Außerdem gibt es noch unterstützende Behandlungswege, wie verschiedene Formen einer Immuntherapie zur Stärkung der körpereigenen Abwehrkraft und die zellteilungshemmende (zytostatische) Therapie.

Aktinische Keratose und Plattenepithelkarzinom

Eine weitere bösartige Geschwulst der Haut ist das *Plattenepithelkarzinom* (Stachelzellkrebs – ausgehend von den Stachelzellen der Oberhaut). Dieses Karzinom entwickelt sich oft aus einer lichtbedingten Verhornungsstörung (*aktinische Keratose*), die sich durch eine braunrote, manchmal schmutziggraue, fleckige Verfärbung der Haut mit warzenähnlicher Oberfläche äußert. Beim Darüberstreichen mit dem Finger tastet man eine Rauhigkeit. Die Verhornung kann so ausgeprägt sein, daß ein regelrechts *Hauthorn* entsteht, welches in seinen untersten Abschnitten manchmal bereits den Krebs beherbergt.

Die lichtbedingten Verhornungsstörungen treten im höheren Lebensalter auf, oft nach langjähriger, intensiver UV-Bestrahlung der Haut, beispielsweise bei Hochgebirgsbauern, Seeleuten und Landwirten. Auch die individuelle Lichtempfindlichkeit spielt dabei eine Rolle. Meist sind mit diesen Krebsvorstufen (Präkanzerosen) weitere Alterszeichen der Haut kombiniert, wie vermehrte Faltenbildung, gelbliche Knötchen durch Verklumpung elastischer Fasern, Talgdrüsenvergrößerungen.

Bleiben die aktinischen Keratosen unbeachtet, so können sie sich nach jahrelangem Bestand in bis zu 25% der Fälle in ein Plattenepithelkarzinom umwandeln.

Das *Plattenepithelkarzinom* ist wie alle Krebsformen durch mehr oder weniger schnelles Wachstum ohne Rücksicht auf Organgrenzen und durch das Absiedeln von Tochterzellen auf dem Lymph- und Blutweg in andere Organe gekennzeichnet.

In der Regel erfolgen Wachstum und Zellstreuung jedoch langsamer als beim malignen Melanom.

Die lichtexponierten Hautpartien, wie Gesicht, Handrücken, Ohrmuschel, Lippen sind bevorzugt betroffen (s. oben).

Zungenkrebs und Lippenkarzinom stellen Sonderformen des Plattenepithelkarzinoms dar und entstehen vor allem bei Rauchern, der Lippenkrebs besonders bei Pfeifenrauchern. Die Entwicklung dieser Tumorformen führt an der Schleimhaut oft über eine andere Krebsvorstufe, die sogenannte Leukoplakie. Darunter verstehen wir eine krankhafte, weißliche Verhornung der Schleimhaut.

Man kann diese Veränderung mit der lichtbedingten Verhornungsstörung an der Oberhaut vergleichen. Besondere Beachtung verdient sie, wenn sie aufgescheuert ist.

Auch bei *Teerarbeitern* und Menschen, die zuviel *Arsen* aufgenommen haben, kann sich ein Hautkrebs entwickeln. Übermäßige Arsenzufuhr wurde beispielsweise durch verseuchtes Trinkwasser in Taiwan, früher in Weingegenden nach Genuß des sogenannten „Haustrunkes" der Winzer, aber auch nach Arsentherapie mancher Erkrankungen beschrieben. Heute werden diese Mittel nicht mehr angewandt.

Auch Jahrzehnte nach einer *Röntgentherapie* können sich gelegentlich einmal entsprechende Krebsvorstufen entwickeln.
Bei einem seltenen Krankheitsbild treten bereits im Kindesalter lichtbedingte Verhornungsstörungen und verschiedene Formen des Hautkrebses auf, weil gewisse Reparaturmechanismen der Haut, die lichtbedingte Schäden korrigieren, nicht ordnungsgemäß ablaufen (Xeroderma pigmentosum).

Vorbeugung

Konsequenter Lichtschutz, am besten von Kindheit an, besonders bei pigmentarmen, blonden Menschen mit blaugrünen Augen, stellt die beste Vorbeugung für jede Form von Hautkrebs dar (bedeckende Kleidung, Lichtschutzpräparate mit hohem Lichtschutzfaktor 10–15).
Patienten, die umschriebene Rauhigkeiten an der Haut feststellen, sollten beim Arzt nachsehen lassen, ob diese Herde beseitigt werden müssen.

Behandlung

Die *lichtbedingte Verhornungsstörung* kann, wenn kein Verdacht auf eine Entartung besteht, mit dem Skalpell, der elektrischen Schlinge oder dem scharfen Löffel in örtlicher Betäubung entfernt werden. Auch eine Bestrahlungsbehandlung oder die Beseitigung mit einer Creme (5-Fluorouracil-Efudix) ist möglich.
Handelt es sich um ein *Karzinom,* so ist die baldmögliche operative Entfernung mit ausreichendem Sicherheitsabstand, der kleiner sein kann als beim Melanom oder eine Strahlentherapie nötig. Selten werden zellteilungshemmende Medikamente (Zytostatika) innerlich oder im Krebsherd angewandt.
Bei der Behandlung werden – falls notwendig – auch die Lymphknoten berücksichtigt.

Basaliom (Basalzellenkarzinom)

Zu den bösartigen Hautgeschwülsten rechnet man auch das *Basaliom.* Es wächst unbehandelt zwar ohne Rücksicht auf Organgrenzen weiter, siedelt jedoch normalerweise keine Tochterzellen ab, so daß sich in der Regel keine Tochtergeschwülste (Metastasen) entwickeln.
Der Name stammt von den Basalzellen der Oberhaut, von denen der Tumor seinen Ausgang nimmt.

Ein perlschnurartiger Saum und erweiterte Blutgefäße geben den meisten Basaliomen ihr charakteristisches Aussehen (Abb. **38**, Farbtafel **X**).

Lichtempfindlichkeitstyp der Haut, chronische Lichteinwirkung, krebsfördernde Stoffe wie Arsen, chronische Hautreizung fördern seine Entstehung.

Auch das Basaliom tritt vorwiegend an lichtexponierten Hautstellen auf, häufig im Gesicht oberhalb der Verbindungslinie Mund – Ohrläppchenansatz. Je nach Aussehen und Verlauf unterscheidet der Hautarzt verschiedene Formen.

Die Behandlung des Basalioms besteht entweder in der operativen Entfernung mit genügendem Sicherheitsabstand oder in der Röntgentherapie. Auch andere Behandlungsformen, z. B. mit flüssigem Stickstoff, mit der elektrischen Schlinge oder durch Ätzung werden gelegentlich angewandt.

Nachsorge nach Behandlung wegen Hautkrebs

Wenn eine bösartige Hautgeschwulst behandelt worden ist, wird der betreuende Arzt den Patienten in regelmäßigen Abständen nachuntersuchen, um den Behandlungserfolg zu kontrollieren. Dabei wird er nicht nur den Operationsbereich überprüfen, sondern auch die zugehörigen Lymphbahnen und Lymphknoten. Bei besonderem Verdacht wird er eine Metastasierung in andere Organe ausschließen lassen.

Die Nachkontrollen werden üblicherweise über einen Zeitraum von 5 Jahren in regelmäßigen Abständen durchgeführt. Beim malignen Melanom ist in den ersten 2 Jahren ein besonders enges Kontrollraster angezeigt, da Tochtergeschwülste zu 60% in dieser Zeit auftreten. Auch sollte die Nachbeobachtungszeit bei dieser Geschwulst über die 5 Jahresfrist hinausreichen.

Hinweise für eine sinnvolle Reinigung und Pflege der Haut

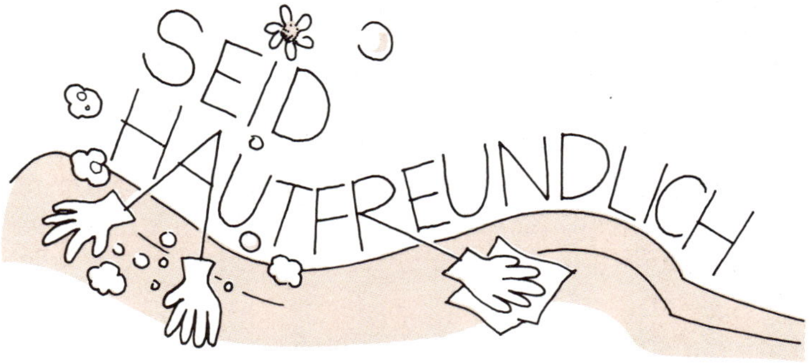

Vorbemerkungen

Die Haut als „Organ des ersten Eindrucks" genoß immer schon das besondere Interesse der Menschen, und nicht nur der Frauen. Im Gegensatz zu den inneren Organen ist sie eigenen Bemühungen um Verschönerung und Gesunderhaltung gut zugänglich. So wollten die Ägypter auch nach dem Tode dem Pharao mit einem wohlerhaltenen Äußeren dienen und konservierten aus diesem Grund die Haut ihrer Verstorbenen durch die Kunst der Mumifizierung.
Bei der Bedeutung dieses größten Organs des menschlichen Körpers ist es nicht verwunderlich, daß sich gleich mehrere Berufsgruppen um sie kümmern: Hautarzt, Kosmetikerin, Friseur, Visagisten usw. Ganze Industriezweige wie kosmetische Industrie und Pharmaindustrie, Hersteller von Bräunungsgeräten, ja sogar Reiseunternehmen und Heilbäder sind um ihr Wohlergehen bemüht.
Betrachten wir die Aufgabengebiete dieser Berufsgruppen, so erkennen wir die Spezialisierung.

– Der Hautarzt behandelt Erkrankungen der Haut, er bemüht sich, ihre Gesundheit wieder herzustellen und zu erhalten.

– Der Schwerpunkt der Kosmetikerin liegt bei der Verschönerung, bei der sog. dekorativen Kosmetik. Sinnvolle Überschneidungen beider Tätigkeitsbereiche ergeben sich bei der pflegenden Kosmetik, in geringerem Umfang auch bei der Therapie, beispielsweise bei der Behandlung der Akne und der „fetten Haut".

Ein wichtiges Ergebnis dieser Zusammenarbeit liegt in der Entwicklung gut verträglicher Rezepturen. Die Firmen bemühen sich seit Jahren durch Weglassen oder Reduzierung von Hilfsstoffen (beispielsweise gelegentlich allergieauslösender Parfümöle) und durch Entwicklung neuer Grundlagen die Verträglichkeit ihrer Präparate noch zu verbessern. Bezogen auf die Häufigkeit ihrer Anwendung treten heute bei der Anwendung kosmetischer Mittel nur selten Unverträglichkeitserscheinungen auf.
Die Zusammenarbeit zeigt sich auch noch in anderer Weise. Früher war es für den Hautarzt fast unmöglich, von einer Kosmetikfirma die Inhaltstoffe eines Präparates für den Allergietest zu erhalten, man berief sich bei der Ablehnung auf das Betriebsgeheimnis. Heute sind immer mehr Firmen bereit, den Hautarzt bei der Suche nach der allergieverursachenden Einzelstubstanz zu unterstützen.
Allerdings seien mir an dieser Stelle bei allem Positiven auch einige kritische Anmerkungen erlaubt. Sie leiten sich aus Erfahrungen mit Patientinnen ab, die ihre durch manche Kosmetikreklame geweckten Erwartungen enttäuscht sehen. Hierzu einge Stichwörter: „Antifaltencreme", „Hautverjüngung", „antiallergisch", „Nährcreme", usw.
In diesen Bereich gehören auch die Irrtümer,

– der Hauttalg sei grundsätzlich schlecht und schädlich,
– er könne nur durch Reinigungswasser oder -tinktur entfernt werden,
– die Haut würde von außen ernährt.

Als Dermatologe wünschte ich mir, wie bei Arzneimitteln vorgeschrieben, die Deklarierungspflicht auch für kosmetische Präparate.

Der Hauttalg

Talgbildung

Täglich bildet die Haut etwa 1–2 Gramm Talg. Er entsteht, indem Zellen der Talgdrüsen verfetten. Über den Haarfollikel gelangt der Hauttalg an die Hautoberfläche, wo er sich gleichmäßig ausbreitet (s. auch Abschnitt „Hautanhangsgebilde").

Aber nicht das gesamte Fett auf der Hautoberfläche ist Talg. Auch sog. Hornfett entsteht bei der Erneuerung der Oberhaut. Seine Menge ist jedoch gering, nur 1/50 Gramm pro Tag.

Die Menge des Talges in einem bestimmten Hautgebiet hängt von verschiedenen Faktoren ab, und zwar von der Talgdrüsendichte, der Kapazität der Talgdrüsen, inneren Bedingungen, erblichen Faktoren und vom Lebensalter.

Die *Talgdrüsendichte* bezieht sich auf die Zahl der Talgdrüsen pro Quadratzentimeter Hautfläche. So gibt es talgdrüsenreiche und talgdrüsenarme Hautbezirke. Besonders viele finden sich in der sogenannten „T-Zone" des Gesichtes (Stirn – seitlicher Nasenbereich, Kinn), in der vorderen und hinteren Schweißrinne, am behaarten Kopf, hinter den Ohren. Hier entstehen die Akne und das seborrhoische Ekzem (s. oben) besonders oft.

Wenig Talgdrüsen liegen an den seitlichen Wangenpartien, an den Armen und Beinen. Dort entsteht häufig das Austrocknungsekzem (s. oben).

Gelegentlich können bei ein und demselben Menschen gleichzeitig Hauterscheinungen durch zuviel Talg, beispielsweise ein seborrhoisches Ekzem am behaarten Kopf, und durch zu wenig Talg, z. B. ein Austrocknungsekzem am Unterschenkel auftreten.

Die *Kapazität* der Talgdrüsen bezieht sich auf die Fähigkeit der Drüsen, viel oder wenig Talg zu bilden. So bilden die Talgdrüsen im Gesicht viel Talg. Sie können sich zu regelrechten Mitessern (= Komedonen) vergrößern.

Die Sexualhormone stellen z. B. *innere Bedingungen* dar: Männliche Hormone fördern, weibliche bremsen die Talgbildung.

Während der *Pubertät* liegt die Talgproduktion am höchsten, sie nimmt dann mit zunehmendem Lebensalter ab.

Bei den *erblichen Faktoren* sei angeführt, daß eine seborrhoische Konstitution vererbt wird.

Bildet die Haut *zuviel* Talg, erscheint sie fettig und glänzt. Manche Menschen bilden soviel Talg, daß ihre Haut vor Fett regelrecht trieft. Scherzhaft bezeichnen wir sie als „seborrhoische Athleten".

Wird zu *wenig* Talg gebildet, ist die Haut trocken, spröde, manchmal rissig und kann schuppen und jucken. Bestimmte, anlagebedingte Hautkrankheiten gehen mit einer trockenen Haut einher (Neurodermitis, manche Verhornungsstörungen). Die Talgbildung entscheidet also darüber, ob ein fetter, trockener oder normaler Hautzustand vorliegt.

Zusammensetzung und Funktion

Der Hauttalg enthält neben verschiedenen Fettsubstanzen und Wasser auch Salze, Eiweißbausteine (Aminosäuren), Harnstoff und weitere Stoffe.

Wenn seine Bedeutung auch letztlich nicht völlig erforscht ist, so sind sich die meisten Autoren doch darüber einig, daß der Hauttalg als Teil des Wasser-Fett-Mantels (Wasser-Lipid-Mantels) die Haut vor äußeren Einwirkungen und ungehemmtem Wasserverlust (Austrocknung) schützt. Dieser Schutzmantel kann Feuchtigkeit binden oder abgeben. Er hält durch seine wasserbindenden Anteile die Haut feucht und geschmeidig („natürlicher Feuchtigkeitsfaktor" = „natural moisturing factor").

Jede Haut bildet ihren Hauttalg in wohl individuell unterschiedlicher Zusammensetzung. Er wäre – richtig dosiert – bei Austrocknung der Haut für den betreffenden Menschen das ideale Pflegepräparat, und das ohne möglicherweise allergisierende Zusätze. Leider kann man ihn nicht herstellen.

Besondere Bedeutung kommt diesem Schutzsystem bei der Abwehr chemischer Schäden zu. Auch das Wachstum von Bakterien und Pilzen wird durch einen intakten Fett- und Säuremantel gehemmt.

Eine fehlerhafte Zusammensetzung des Talges wird von manchen Wissenschaftlern für das Auftreten des seborrhoischen Ekzems (s. dort) verantwortlich gemacht.

Die Ausbreitung („Spreitung") des Talges

Der Talg muß sich gleichmäßig auf der Hautoberfläche verteilen, um einen funktionsfähigen und dichten Schutzmantel gegen äußere Einwirkungen zu bilden. Die Geschwindigkeit dieser Spreitung kann bis zu 3 cm/Sekunde betragen.

Bei warmer, feuchter Umgebungstemperatur erfolgt die Ausbreitung schneller als in der Kälte. Aus diesem Grund ist das Austrocknungsekzem im Winter häufiger als im Sommer.

Auch mechanische Faktoren (Verreiben) und der Schweiß fördern die Talgspreitung.

Hauttalg und Lebensalter

Bereits im *Mutterleib* wird die Bedeutung des Fettschutzmantels deutlich. Eine dicke Schicht salbenartig zäher „Fruchtschmiere" (sog. Vernix caseosa) aus Talg und Oberhautzellen bedeckt die Haut des ungeborenen Kindes, um sie vor dem Fruchtwasser zu schützen.

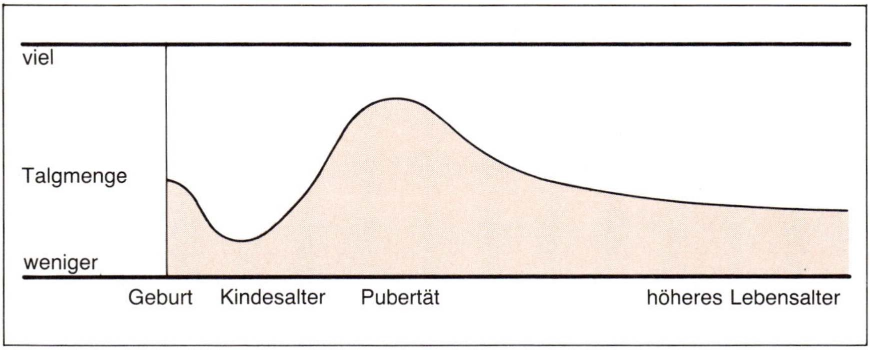

Abb. **40** Talgbildung in Abhängigkeit vom Lebensalter

Auch nachdem die Fruchtschmiere von der Hebamme abgewaschen worden ist, bleibt die Haut noch einige Wochen fett, wohl durch die Wirkung der mitgegebenen mütterlichen Hormone (Abb. **40**).

Im *Kindesalter* ist die Haut dann normal gefettet oder trocken. Bei übermäßig häufigem Schwimmbadbesuch tritt gelegentlich ein Austrocknungsekzem auf.

Während der *Pubertät* nimmt die Talgproduktion dann immer mehr zu bis zu einem Höhepunkt, verursacht durch die gesteigerte Bildung von Sexualhormonen, besonders von männlichen Hormonen (Testosteron und seinen Abkömmlingen). In dieser Zeit entsteht häufig die Pubertätsakne.

Nach der Pubertät bleibt die Talgbildung noch einige Jahre auf einer hohen Stufe, um dann im Lauf des Lebens immer mehr nachzulassen. Hautkrankheiten, bei denen ein Überschuß an Talg für die Entstehung mitentscheidend sein soll wie bei der Akne oder dem seborrhoischen Ekzem (s. dort), heilen aus diesem Grund oft mit zunehmendem Lebensalter ab.

Im *höheren Lebensalter* ist die Haut dann oft trocken und schuppt, besonders an den talgdrüsenarmen Stellen wie Unterarmen und Unterschenkeln. Wenn ältere Menschen ihre Waschgewohnheiten aus der Jugend bis ins hohe Alter beibehalten, erkranken sie oft an einem Austrocknungsekzem.

Gelegentlich werde ich konsultiert, wenn ältere Patienten beispielsweise wegen eines Ischiassyndroms notwendige Unterwassermassagen erhalten. Der spärliche Hauttalg wird dann aus der Haut gespült und kann bis zur nächsten Massage nicht wieder nachgebildet werden – es entsteht ein Ekzem.

Die verschiedenen Hauttypen

Die Einteilung der Haut in verschiedene Hauttypen erfolgt willkürlich. Denn häufig finden wir bei ein und demselben Menschen normal gefettete, trockene (Wangen) und fette Hautpartien (Stirn, seitlicher Nasenbereich, vordere und hintere Schweißrinne) nebeneinander.

Fette Haut (Seborrhoe)

Die vermehrte Talgbildung bezeichnen wir als Seborrhoe. Da der Talg Wasser bindet, ist die talgreiche Haut feuchter als die talgarme. Im Rahmen einer Fehlsteuerung des vegetativen Nervensystems ist die Seborrhoe oft zusätzlich mit einer gesteigerten Schweißsekretion verbunden.

Die fette Haut wird als dick, grobporig und als widerstandsfähig gegenüber äußeren Einwirkungen beschrieben. Die Betroffenen empfinden den vermehrten Talgfluß oft als störend. Das Gesicht glänzt ölig, die Haare sind schmierig verklebt. Selbst bei täglichem Waschen erscheinen die Haare nach wenigen Stunden wieder fettig. Häufig entstehen zusätzlich Hautunreinheiten, Mitesser (Komedonen), entzündete Mitesser („Pickel"-Follikulitis), gelegentlich ein seborrhoisches Ekzem (s. dort).

Beim *seborrhoischen Ekzem* ist man sich noch nicht im klaren, ob nur eine gesteigerte Talgbildung vorliegt oder nicht zusätzlich die Zusammensetzung des Hauttalges verändert ist. Fest steht, daß das seborrhoische Ekzem besonders oft an talgdrüsenreichen Hautstellen auftritt. Die *Akne* ist immer auch mit einer Seborrhoe verbunden. Manche Autoren glauben, daß eine Spaltung der Hautfette durch bestimmte Bakterienwirkstoffe (Enzyme-Esterasen) als Teilursache bei der Entstehung der Akne in Frage kommt. Die dabei entstehenden „freien Fettsäuren" sollen die Entzündung der Mittesser verursachen.

Als *Ursachen* einer gesteigerten Talgbildung kommen verschiedene Faktoren in Betracht:

- Zum einen gibt es einen anlagebedingten, seborrhoischen Konstitutionstyp. Hier spielen erbliche Faktoren eine ausschlaggebende Rolle.
- Seltener sind erklärbare Ursachen, beispielsweise die Seborrhoe nach Medikamenteneinnahme (Beruhigungsmittel – Tranquilizier, Hormonpräparate).

- Bei gesteigerter Funktion bestimmter Drüsen (Nebennieren, Eierstöcke) oder bei seltenen Erkrankungen des Nervensystems ist die Rückfettung der Haut erhöht.
- Sehr häufig bemerken Frauen bereits wenige Tage nach Absetzen der „Antibabypille" eine Zunahme der Talgbildung. Gelegentlich treten dann auch Hautunreinheiten im Sinne einer Akne auf, in schweren Fällen ein „männlicher" Haarausfall (s. „Haut und Pille"). Auch nach Entbindungen beobachten wir entsprechende Störungen.

Die Reinigung und Pflege der fetten Haut folgt bestimmten Regeln, auf die ich weiter unten eingehen werde.
Die *Behandlung* einer Seborrhoe ist schwierig. Es gibt kein Medikament, das für einige Tage angewandt, dauerhaft hilft.
Bei der Frau kann der Arzt, wenn gewünscht und kein krankhafter gynäkologischer Befund vorliegt, durch speziell ausgewählte, östrogenbetonte Antibabypillen (s. „Haut und Pille"), evtl. mit dem Zusatz eines Antiandrogens (Chlormadinonacetat: schwächer wirkend, Cyproteronacetat: stärker wirkend) für Abhilfe sorgen. Zu einer derartigen Behandlung wird er vor allem dann raten, wenn gleichzeitig eine Akne oder sogar ein „männlicher" Haarausfall bestehen. Allerdings kann nach dem Absetzen der Pille ein Rückfall der Beschwerden eintreten.
Die Männer sind bei der Behandlung der Seborrhoe schlechter dran, denn der Einsatz weiblicher Hormone würde bei ihnen zu einer Verweiblichung mit allen Folgen führen.
Lange Zeit war unter Medizinern umstritten, ob häufiges Waschen (= Entfetten) die Talgdrüsen nicht zu einer vermehrten Fettproduktion anregen würde. Heute gilt, man soll die Haare waschen, wenn es nötig ist. Talghemmende Shampoos (enthalten meist Selendisulfid oder Cadmiumsulfid) und häufigere Reinigungsmaßnahmen sind angezeigt. Auch der Mann darf hoffen, daß der vermehrte Talgfluß mit zunehmendem Lebensalter nachläßt (s. oben).
Bei *Mitessern* ist eine kosmetische Behandlung sinnvoll. Nach Aufweichung der Verhornung am Follikelausgang durch spezielle Kompressen wird die Kosmetikerin mit einem feinen Messer den Ausführungsgang (Follikelostium) schlitzen und den Talg entfernen. Das Ausdrücken des Talges aus dem Mitesser muß von einer geschulten Fachkraft erfolgen. Keinesfalls darf man ohne entsprechende Vorbe-

reitung an den Mitessern herumdrücken. Wird nämlich der Hauttalg nicht nach außen, sondern in die Umgebung des Follikels gequetscht, so kommt es zu langdauernden Entzündungen, die sogar eine Braunverfärbung der Haut und Narben hinterlassen können. Denn der Organismus bekämpft den Talg, wenn er außerhalb der Drüse im Gewebe liegt, wie einen Fremdkörper.

Den krankhaften Zwang bei einer auch nur diskret ausgebildeten Akne herumzudrücken und -zuquetschen bezeichnen wir Hautärzte als „aufgekratzte Akne der jungen Mädchen" („Acne excoriée des jeunes filles" s. dort). Dabei handelt es sich um ein seelisches Zustandsbild.

Trockene Haut (Sebostase)

Die trockene Haut fühlt sich rauh an, sie ist spröde, leicht rissig, kann schuppen, sie ist empfindlich, auch Temperatureinflüssen gegenüber. Bei zu starker Entfettung bildet sich ein Austrocknungsekzem (s. dort). Die Oberhaut ist dann herdförmig eingerissen, gerötet und juckt, besonders nach dem Duschen und Waschen. Man schaut, bildlich gesprochen, durch die Einrisse der Oberhaut auf die rote, gefäßführende Lederhaut hinunter. Bei genauem Hinsehen erinnert dieses Ekzem an die gesprungene Glasur einer Vase („Craquelierung"). Um noch poetischer zu werden, könnte man beim Anblick des Austrocknungsekzems an einen feuchten Sumpf denken, dessen Oberfläche die glühende Sonne zum Aufbersten gebracht hat, überall zeigen sich Risse.

Die trockene Haut wird beispielsweise im Rahmen einer Neurodermitis (s. dort) *vererbt.* Sie kann manchmal als einziges Zeichen dieser Ekzemneigung auch dann noch weiterbestehen, wenn die übrigen Hauterscheinungen bereits abgeklungen sind. Der junge Mensch muß seine trockene, empfindliche Haut unbedingt bei der Berufswahl berücksichtigen, um nicht nach Monaten oder Jahren den Beruf aufgeben zu müssen.

Aber auch ohne erbliche Bedingtheit kommt es, wie bereits beschrieben, beim *älteren Menschen* durch ein Nachlassen der Talgproduktion physiologischerweise zu einer Sebostase und bei zu häufigem Waschen und Reinigen der Haut zum Ekzem.

Schließlich gibt es auch *Medikamente,* die die Talgbildung bremsen (weibliche Sexualhormone – Östrogene, Antiandrogene, blutfettsenkende Präparate).

Bei der trockenen, in ihren Rückfettungsmöglichkeiten beeinträchtigten Haut hat ein Mißbrauch von Dusch- und Reinigungsmitteln verheerende Folgen. Ja, man kann regelrecht ein Ekzem „anwaschen"! Weder Sojabohnenöl noch Olivenöl können dann den spärlich gebildeten Hauttalg vollwertig ersetzen.
Patienten mit einer trockenen Haut müssen berücksichtigen, daß häufiger Schwimmbadbesuch für sie schädlich ist. Tägliches, längeres Schwimmen hat fast immer ein Austrocknungsekzem zur Folge. Der Betroffene führt das Ekzem dann oft fälschlicherweise auf eine Allergie gegenüber Desinfektionsmitteln im Schwimmbadwasser zurück.
Um es plastisch auszudrücken, könnte man die entfettete, ihres Wasser-Lipid-Schutzmantels beraubte Oberhaut mit einem durchlöcherten Regenmantel vergleichen, der keinen wirksamen Schutz mehr vor dem Platzregen bietet.

Normalhaut
Die normale, gesunde Haut wird als zart, feinporig, gut durchblutet und frisch beschrieben. Ihre Abwehrfunktionen gegenüber Umwelteinflüssen sind unbeeinträchtigt. Trotzdem ist der Begriff „Normalhaut" nicht leicht zu definieren. Denn einerseits kann eine im Erwachsenenalter normal gefettete Haut im Kindesalter zu trocken gewesen sein, andererseits können sich auch bei der Normalhaut an manchen talgdrüsenarmen Stellen, z. B. an den Armen oder Beinen, bei häufigem Waschen Austrocknungserscheinungen zeigen.
Die gesunde Haut ist in ihren wesentlichen Anteilen weder zu trocken noch zu fett und benötigt deshalb keine spezielle Behandlung. Aber auch sie bedarf einer sinnvollen Pflege nach der Reinigung und bei schädlichen äußeren Einwirkungen (s. unten). Denn sie kann bei übermäßiger Beanspruchung, beispielsweise durch ein scharfes Putzmittel oder durch unsachgemäße Reinigungs- und Pflegemaßnahmen erkranken.

Die Reinigung der Haut

Zur Notwendigkeit einer sinnvollen Hautreinigung

Jeder Mensch hat sein individuelles Reinlichkeitsbedürfnis. So erinnere ich mich an einen Vertreter einer Desinfektionsmittelfirma, der mit seinem neuerworbenen Wissen über die Gesundheitsgefahren durch Bakterien niemandem mehr die Hand gab, da er eine Übertragung fürchtete. Das tägliche Leben mit seinen mannigfaltigen bakteriellen Kontaktmöglichkeiten in Bahn, Bus, öffentlichen Toiletten und anderen Gemeinschaftseinrichtungen war für ihn zu einem Alptraum geworden. Überall sah er angriffslustige Erreger auf sich lauern. Das Desinfektionsmittel seiner Firma trug er stets bei sich.

Auf der anderen Seite kann das Reinlichkeitsempfinden mancher Menschen auch sehr gering ausgeprägt sein. Unzureichende Reinigungsmaßnahmen der Haut führen zu Schmutzerkrankungen. Darunter verstehen wir Erkrankungen der Haut durch Eiterbakterien oder Ungeziefer. Der dann entstehende Hautzustand mit nässenden Eiterherden und Kratzspuren ist in seiner extremen Form als „Vagabundenhaut" bekannt.

Beide Extreme – ein übersteigertes und ein verkümmertes Reinlichkeitsbedürfnis – können die Haut erkranken lassen.

Häufig sieht der Hautarzt Hautschäden, die durch unsachgemäße und falsche Reinigungsmaßnahmen entstanden sind, vor allem bei Menschen, die den Besonderheiten ihrer Haut nicht genügend Rechnung tragen.

Die Intensität der Reinigungsmaßnahmen sollte vernünftigerweise dort ihr Ende finden, wo die Haut geschädigt wird. Denn sauber heißt nicht bakterienfrei. Die Haut kann auch durch noch so eingehende Desinfektionsmaßnahmen höchstens vorübergehend von krankmachenden Keimen befreit werden.

Reinigungsmittel für die Haut

Allein durch Wasser kann der Hauttalg gelöst (emulgiert) und von der Hautoberfläche abgeschwemmt werden. Heißes Wasser, evtl. noch mechanisch durch einen Frotteewaschlappen unterstützt, entfernt mehr Hautfett und Schmutz als kühles Wasser. Abgekochtes Wasser ist besonders günstig, da die Elektrolyte (Salze) ausgefallen sind und die Haut nicht mehr reizen können.

Bei verschmutzter Haut ist die Waschung mit Seife oder einem Syndet (s. unten) nötig. Dabei wird der Talg durch die waschaktive Substanz gelöst, Schmutzpartikel und Bakterien von der Hautoberfläche abgehoben und durch das Wasser fortgespült. Häufigkeit und Dauer der Waschung, Wassertemperatur, Menge und Art des Waschmittels bestimmen die Intensität des Waschvorgangs.

Gewöhnliche Seifen sind Salze von Fettsäuren. Sie können die Haut auf verschiedene Weise negativ beeinflussen. Einerseits schädigen sie mit ihrer alkalischen Lösung den Säuremantel, der an den verschiedenen Stellen der Hautoberfläche zwischen pH 4,8 und 6,0 schwankt. Außerdem fällen sie bestimmte Moleküle (Calciumionen) in der Haut, so daß sie bei juckenden Hauterkrankungen, besonders bei Ekzemkrankheiten nicht als Reinigungsmittel in Frage kommen. Ihre quellende Wirkung auf die Oberhaut ist unerwünscht. Allergische Reaktionen treten gelegentlich gegenüber Seifenhilfsstoffen wie Parfümölen und Desinfektionsmitteln auf.

Synthetische Waschmittel (*Syndet* = *Syn*thetisches *Det*ergens) wirken intensiv reinigend, können aber die Haut stark entfetten. Deswegen werden sie für Patienten mit trockener Haut mit rückfettenden Substanzen (z. B. Sojabohnenöl, Olivenöl, Kokosfettabkömmlingen) versetzt. Die früher hergestellten Präparate reizten gelegentlich die Haut. Echte allergische Reaktionen traten jedoch kaum auf.

Der große Vorzug der Syndets liegt darin, daß sie in ihrem Säurewert (pH-Wert) auf die Hautoberfläche abgestimmt werden können. Sie haben auch keine calciumfällende Wirkung. Außerdem wirken sie bakterientötend, was bei vereiterten Hautkrankheiten erwünscht ist. Syndets sind neben therapeutischen und pflegenden Zusätzen auch in den meisten Haarwaschmitteln enthalten.

Maximalforderungen an eine individuelle Hautreinigung

Die ideale Hautreinigung sollte die unterschiedlichen Gegebenheiten an der Hautoberfläche berücksichtigen. Sie müßte

1. dem individuellen Hauttyp (fett, trocken, Normalhaut) Rechnung tragen,
2. Lebensalter und
3. Hautzustand (gesund? krank?) berücksichtigen,
4. den Besonderheiten der zu reinigenden Hautregion (Gesichtshaut? Faltenbereich?) angepaßt sein,
5. den schützenden Säuremantel nicht zerstören,
6. den Wasser-Lipid-Mantel („Fettschutzmantel") nicht völlig entfernen,
7. sich nach dem Verschmutzungsgrad der Haut richten,
8. keine Möglichkeit einer allergischen oder toxischen Schädigung beinhalten,

9. die Hautoberfläche nicht verletzen (kein Scheuersand!)

Die heute erhältlichen Hautreinigungspräparate erfüllen, sinnvoll angewandt, die meisten dieser Forderungen.
Im einzelnen möchte ich auf die genannten Punkte eingehen.

Hauttyp

Normale Haut:
Die gesunde Haut verträgt alle Waschsubstanzen, selbst alkalische Seifenlösungen. Sie kann Störungen ihres Oberflächenzustandes, des Fett- bzw. Säuremantels in angemessen kurzer Zeit und ohne sichtbare Krankheitserscheinungen kompensieren.
Durch falsche, übermäßig intensive oder zu geringe Reinigungsmaßnahmen kann aber auch die gesunde Haut erkranken (s. oben).
Keinesfalls sollte der eigene, individuelle „Maßanzug" des Wasser-Lipid-Mantels radikal von der Haut entfernt und dann durch einen „Konfektionsanzug von der Stange" ersetzt werden.

Fette Haut:
Empfehlenswert ist häufigeres Waschen am besten mit einem milden, nicht rückfettenden Syndet (s. oben), welches im pH-Wert der Hautoberfläche angeglichen ist und überschüssiges Fett entfernt. Warmes Wasser, evtl. zusätzlich ein Frotteewaschlappen intensivieren den Waschvorgang. Bei sehr starker Talgproduktion können alkoholische Lösungen (Reinigungstinkturen) zusätzlich angezeigt sein.

Trockene, empfindliche Haut:
Liegt keine wesentliche Verschmutzung vor, so reicht unter Umständen das Abspülen mit kühlem, abgekochtem Wasser aus; sonst sollte man mit einem rückfettenden Syndet waschen.
Dabei sollte man sich darüber im klaren sein, daß die den Waschpräparaten beigemengten Öle (z. B. Sojabohnenöl, Olivenöl, Paraffin) kein vollwertiger Ersatz für den Hauttalg darstellen.
Auf jeden Fall müssen stark entfettende, waschaktive Substanzen, auch alkalische Seifenlösungen vermieden werden. Mechanisches Abrubbeln ist bei der trockenen Haut ungünstig.
Menschen mit einer ererbten Neigung zur trockenen Haut (z. B. bei der Neurodermitis) können keine Berufe ergreifen, die häufige und intensive Reinigungsmaßnahmen erfordern (Schlosser, Metallarbeiter, Maler, Bauarbeiter, Medizinberufe, Friseur usw.). Dieser Gesichtspunkt muß unbedingt bei der *Berufswahl* berücksichtigt werden (s. auch „Neurodermitis").

Lebensalter

Die Oberflächenbeschaffenheit der Haut, die Fettbildung, auch der Säuremantel sind im Laufe des Lebens Veränderungen unterworfen (s. auch Abschnitt Talgbildung).

So kann es bei älteren Menschen zum Austrocknungsekzem kommen, wenn sie im höheren Lebensalter die Waschgewohnheiten wie in ihrer Jugend weiterführen. Wurde früher tägliches Duschen vertragen, so kann dann bereits einmal Duschen alle 2–3 Tage zum Austrocknungsekzem führen.

Hautzustand

Die Reinigung der *kranken* Haut erfolgt am besten mit einem milden Syndet. Die Waschung mit einer bakterienhemmenden, waschaktiven Substanz ist bei bakteriellen Erkrankungen der Haut, bei Ekzemen und Pilzerkrankungen bereits Teil der Behandlung.

Zusätzlich entzieht ihre austrocknende Wirkung den Erregern das für ihr Wachstum notwendige feuchte Milieu. Dies ist besonders in Faltenbereichen der Haut wie Leisten, Achselhöhlen und unter der weiblichen Brust erwünscht.

Während einer Salbenbehandlung sollten die Fettrückstände der letzten Anwendung vor dem nächsten Eincremen beseitigt werden, damit sich keine Fettkrusten bilden. Diese sieht man gelegentlich bei Säuglingen als bräunliche „Pomadenkruste" in den Leisten.

Hautregion

Es ist verständlich, daß die alkalisch reagierenden, feuchten Faltenbereiche andere Reinigungsmaßnahmen erfordern als die trockene Haut am Unterschenkel desselben Menschen. Ein fetter Stirnbereich verträgt eine austrocknende alkoholische Reinigungstinktur, während der seitliche Wangenbereich darunter bereits ekzematisiert.

Dies ist dadurch zu erklären, daß die Haut desselben Menschen gleichzeitig fette und trockene, schwach sauer und alkalisch reagierende Hautpartien aufweisen kann (s. oben). Danach richtet sich auch die Auswahl des Reinigungsmittels.

Säuremantel

Auf die Bedeutung des Säuremantels für die Abwehr chemischer und bakterieller Schädigungen der Haut wurde bereits hingewiesen. Eine normale Seife ist dem Säuremantel der Haut (ca. pH 4,8–6,0, je nach Hautregion) nicht angepaßt; sie kann auf Grund ihrer alkalischen Reaktion eine Quellung der Oberhaut bewirken. Dies kann bei der

Aufweichung von Schwielenbildungen erwünscht sein, evtl. auch bei einer trockenen Haut, wenn anschließend die Abdunstung durch das Auftragen einer Fettcreme verhindert wird.
Grundsätzlich sollte man aber Waschpräparate bevorzugen, die dem pH-Wert der Haut angeglichen sind.

Wasser-Lipid-Mantel (Fettschutzmantel)

Als Grundsatz gilt: Ein Fettüberschuß sollte entfernt, zu wenig Fett ersetzt, normal viel Talg nach Möglichkeit belassen werden. Bei zu intensiven Waschvorgängen stellt die Entfernung des Wasser-Lipid-Mantels von der Hautoberfläche die erste Schädigungsstufe dar (Prof. TRONNIER). Bis zu seiner Erneuerung dauert es unter günstigen Bedingungen mindestens 2 Stunden, bei trockener Haut noch länger.
Ist der Waschvorgang noch eingreifender, dann werden zusätzlich aus der Oberhaut wasserbindende Stoffe, vor allem Eiweißbausteine (Aminosäuren) herausgelöst (natürlicher Feuchtigkeitsfaktor = natural moisturing factor). Danach trocknet die Haut dann noch stärker aus. Durch Aufbersten der Oberhaut kann es zum Austrocknungsekzem kommen (s. oben). Dann können von außen ungehindert schädliche Stoffe in die tieferen Hautschichten eindringen. Als weitere Schäden drohen daraufhin „Abnutzungsekzeme" und echte allergische Reaktionen.
Probleme treten gelegentlich durch haftende Kosmetika (wasserfestes Make up, Puder) auf, welche die Verwendung spezieller Reinigungspräparate (Reinigungstinktur, -wasser) notwendig machen. Aus allergologischer Sicht sind sie bei langzeitiger Anwendung nicht ganz unbedenklich. Auch entfetten diese – unsachgemäß angewandt – manchmal zu stark.

Verschmutzungsgrad

Besonders im Beruf stellt die starke Verschmutzung der Haut (Autoschlosser, Maler, Bauarbeiter, Metallarbeiter) ein großes Problem dar. Einige Firmen haben sich auf die Herstellung beruflicher Reinigungssubstanzen spezialisiert. Die Anwendung der früher oft in Betrieben verwandten „grünen Tante" mit feinem Quarzsand ist heute nicht mehr zu vertreten.
Geradezu verheerend wirken sich brutale Reinigungsmaßnahmen mit Lösungsmitteln wie Nitroverdünnung, Terpentin bzw. Terpentinersatz (Maler), Benzin, Dieselöl, Petroleum, „Tri" auf die Haut aus. Sie führen bei regelmäßiger Anwendung unweigerlich zum toxischen oder allergischen Ekzem.

Angehörige mancher Berufsgruppen wie Schlosser, Metallarbeiter, Dreher, Medizinberufe müssen sich so oft und intensiv die Hände reinigen, daß bei ihnen besonders häufig Ekzeme auftreten.
Bei leichtem und mittlerem Verschmutzungsgrad empfehlen sich auch im beruflichen Bereich rückfettende Syndets. Durch Zusatz hautfreundlicher Substanzen (z. B. Kleie) ist die Verträglichkeit noch verbessert worden.
Starke Verschmutzungen erfordern auch heute noch Intensivreiniger, die einen Scheuereffekt durch zugegebenes Holzmehl (Linde, Pappel) entfalten.
Zur Entfernung von Farben, Lacken, Teer und weiteren Berufsstoffen gibt es Spezialreiniger (s. hierzu auch Abschnitt „Hautpflege im Beruf").

Allergische und toxische Reaktionen

Allergische Reaktionen können selten einmal nach fast allen Substanzen an der Haut auftreten, wenn eine entsprechende Disposition besteht. Auch noch so gewissenhafte Herstellungsverfahren können sie nicht verhindern. Allerdings verursachen manche Stoffe häufiger allergische Ekzeme als andere.
Während es bei der *allergischen* Reaktion weniger auf die Menge des Antigens ankommt als auf das Vorhandensein der allergieverursachenden Moleküle, stellt die *toxische* Reaktion eine dosisabhängige Schädigung dar. Dies bedeutet: Je mehr unverträglicher Stoff vorhanden ist, um so stärker ist auch die Schädigung der Haut.
Frühere Syndets verursachten häufiger einmal direkte Hautreizungen. So kenne ich einen Kollegen, der sich jedesmal während des Wochenenddienstes in der Notdienstzentrale ein Handekzem „anwusch". Er vertrug das „medizinische" Handwaschmittel aus dem Wandspender nicht. Bei den heutigen Syndets sind derartige Reizungen jedoch selten.

Hautoberfläche nicht verletzen

Grobreinigungsmittel, die neben alkalischer Schmierseife feinen Sand, Bimsstein oder Kreide enthalten, wie auch Bürsten mit nicht abgerundeten Borsten führen zu winzigen Verletzungen der Oberhaut und beeinträchtigen so ihre Barrierefunktion. Bakterien, Pilze und chemische Substanzen können sie dann durchdringen. Derartig aggressive Präparate werden gelegentlich noch bei der beruflichen Hautreinigung verwandt, weil sie preiswert sind und schnell reinigen. In der Zwischenzeit existieren aber für die verschiedenen Arbeitssubstanzen

auch unterschiedliche Reinigungsmittel, die z. T. von den Berufsgenossenschaften vorgeschrieben sind.
Vorsicht ist auch bei der *Nagelmaniküre* geboten. Scheinbar unbedeutende Verletzungen des Nagelwalls können zu langdauernden Entzündungen führen.

Die Pflege der Haut

Ich möchte an dieser Stelle nicht auf die *dekorative Kosmetik* eingehen, die sich mit der Verschönerung des Äußeren befaßt und in den vergangenen Jahrtausenden ihre Existenzberechtigung ausreichend nachgewiesen hat.
Denn zur kosmetischen Beratung allein kommt nur selten einmal eine Frau in die Sprechstunde des Hautarztes. Häufiger werden Fragen nach einer vom Dermatologen empfohlenen Kosmetik gestellt, weil man wegen eines anderen Hautproblems „schon einmal da ist".
Neben allgemeinen pflegerischen Fragen wird der Hautarzt aber mit den Problemen der *Hautpflege* und des *Hautschutzes* täglich mehrfach aus verschiedenen Blickrichtungen konfrontiert. Entweder weil im Anschluß an die medizinische Behandlung einer Hauterkrankung noch für einige Zeit eine Nachpflege nötig ist, oder weil Berufstätige, Hausfrauen und Freizeitsportler praktische Hinweise wünschen, wie sie in Zukunft durch vorbeugende pflegerische Maßnahmen Hautschäden verhindern können.
In dieser Rangfolge möchte ich auch die verschiedenen Möglichkeiten der Hautpflege besprechen.

1. Allgemeine Hinweise
   a) normale Haut
   b) fette Haut
      – Pubertät
   c) trockene, empfindliche Haut
      – Kleinkind
      – Altershaut
2. Hautpflege bei Hautkrankheiten
   a) während der Behandlung
   b) nach Abheilung von Hauterkrankungen

3. Hautpflege zur Vorbeugung vor Hautschäden
   a) im Beruf
   b) im häuslichen Bereich
   c) in der Freizeit
4. pflegende Kosmetik.

Allgemeine Hinweise

Im Grundsatz gelten für die Pflege der Haut entsprechende Richtlinien wie für die Reinigung. Auch sie muß sich nach dem individuellen Hautzustand und den äußeren Gegebenheiten ausrichten. So benötigt die fette Haut eine andere Pflege als die trockene, Faltenbereiche (Achselhöhlen, Leisten) eine andere als der Rücken. Bei trockener Luft sieht die Hautpflege anders aus als im feucht-warmen subtropischen Klima.
Bei der Behandlung von Hautkrankheiten muß der Arzt in jeder Behandlungsphase für den einzelnen Patienten die geeignete Zubereitungsform auswählen. Nach den gleichen Grundsätzen verfährt er auch bei den Pflegeempfehlungen. Dabei hat er keine kurzzeitige Änderung des äußeren Erscheinungsbildes im Auge. Die Wiederherstellung und Erhaltung eines intakten Hautzustandes steht für ihn im Vordergrund.
Zu einer sinnvollen Hautpflege gehören neben den zu besprechenden äußerlichen Pflegemaßnahmen im weiteren Sinne auch andere Faktoren:

Eine abwechslungsreiche, vitamin- und eiweißreiche Kost, denn die Oberhaut wird nicht durch Cremes von außen, sondern über die Blutgefäße der Lederhaut von innen ernährt. Einseitige Ernährung oder Hungerkuren können durch einen Mangel an wichtigen Eiweißbausteinen (Aminosäuren), Kohlenhydraten, Fettsäuren, Mineralien und Vitaminen zu ernährungsbedingten Funktionsstörungen der Haut und ihrer Anhangsgebilde führen. Die Haut ist dann trocken, reizbar, die Haare fallen aus, die Nägel werden brüchig.
Auch regelmäßiger Schlaf, sportliche Betätigung an der frischen Luft (bei entsprechendem Sonnenschutz), Zurückhaltung bei Genußgiften (Nikotin, Alkohol) und, soweit möglich, das Vermeiden von Ärger und seelischem Streß („Kummerfalten", „Sorgenfalten") sind in diesem Zusammenhang von Bedeutung.

Normale Haut

Die gesunde, normal gefettete Haut benötigt unter üblichen Bedingungen nur eine milde Creme zur Rückfettung nach der Reinigung. „Milde“ Creme bedeutet in diesem Zusammenhang: Sie enthält hautverträgliche Rohstoffe, nur wenige unentbehrliche Hilfsstoffe die selten allergisieren in nicht reizender Konzentration (z. B. Emulgatoren, Konservierungsmittel). Sie ist duftneutral, rückfettend und feuchtigkeitsspendend bei einem pH-Wert von etwa 5,5. Die enthaltenen Fette sind so gereinigt, daß sie bei Sonnenbestrahlung keine störenden braunen Flecken verursachen.

Unter *besonderen* Belastungen in Beruf oder Haushalt, beispielsweise beim Abspülen, Aufwischen, Reinigen der Badewanne kann aber auch die gesunde Haut erkranken. Zur Vorbeugung empfiehlt sich das Auftragen einer Hautschutzcreme. Sind bereits früher gelegentlich Ekzeme aufgetreten, so sollten vor Beginn hautschädigender Tätigkeiten regelmäßig Schutzhandschuhe angezogen werden. Noch empfehlenswerter sind Baumwollzwirnhandschuhe, die zusätzlich unter den Schutzhandschuhen getragen werden (s. auch Kap. „Hautpflege im Beruf“, „Hausfrauenekzem“).

Fette Haut

Nach der Reinigung (s. oben) sollte nur bei Bedarf rückgefettet werden. Hierfür empfehlen sich Lotionen oder Cremes vom Typ Öl in Wasser (Typ Milch). Sie wirken durch Wasserabgabe kühlend. Nach der Wasserverdunstung verbleibt ein abdeckender Lipidmantel auf der Hautoberfläche. Fette Salben sind bei der sowieso schon fetten Haut ungeeignet.

Bei sehr intensiver Fettbildung sollte die Haut auch zwischendurch einmal gewaschen oder mit einer alkoholischen Lösung entfettet werden. Hierfür eignen sich Tinkturen, unter Umständen mit antibakteriellen und hornaufweichenden Zusätzen. Dabei ist es schwierig, das rechte Maß für die Entfettung zu finden. Denn nur der überschüssige Talg sollte entfernt, der schützende Wasser-Lipid-Mantel aber nicht völlig zerstört werden. Ein zu radikales Entfetten mit alkoholischen Lösungen führt zum Ekzem.

Ein besonderes Problem stellt die gesteigerte Talgproduktion während der *Pubertät* dar. Werden in dieser Zeit die Reinigungs- und Pflegemaßnahmen nicht regelmäßig durchgeführt, kommt es u.a. durch bakterielle Fettspaltung zur Akne. In diesem Alter kommt einer sinvollen Hautpflege also eine besondere Bedeutung zu. Sonst entstehen Entzündungen und evtl. für immer Narben (s. Abschnitt „Akne“).

Trockene, empfindliche Haut

Bei der trockenen Haut ist eine gewissenhafte Rückfettung nötig. Allein schon das regelmäßige Eincremen mit einer Fettsalbe kann das Austrocknungsekzem („Trockenflechte“) verhindern.

Hierfür eignen sich milde Fettsalben. Wir sprechen von einer Emulsion vom Typ „Wasser in Öl“ (wie bei der Butter). Tagsüber aufgetragen, führen sie manchmal zu einem störenden, fettigen Glänzen der Haut. Morgens verwendet man deshalb besser eine Creme. Lotionen werden allerdings von der trockenen Haut nicht immer toleriert. Sie enthalten zu wenig Fett.

Nach häufigem Duschen und Waschen, nach Verwendung stark entfettender Dusch- oder Badezusätze, nach längerem Aufenthalt im Wasser, im Winter bei trockener Luft (s. oben) sind rückfettende Maßnahmen bei der trockenen Haut unbedingt nötig.

Zwei Spezialfälle möchte ich an dieser Stelle besprechen: die kindliche Haut und die Altershaut.

Die Haut ist im *Kindesalter* durch noch unzureichend ausgebildete Schutzfunktionen gegenüber schädlichen Einwirkungen besonders empfindlich. Sie reagiert leicht mit Austrocknung, Wundsein oder Ekzemen, besonders im Windelbereich (s. „Windeldermatitis“).

Wie bereits besprochen, ist die Haut nach den ersten Lebenswochen bis zum Beginn der hormonellen Umstellungsphase in der Pubertät zunächst eher trocken. Reinigungsbäder für Kinder enthalten deshalb am besten einen Ölzusatz. Sie sollten bei Ekzemkindern nur jeden 2. oder 3. Tag, nicht täglich durchgeführt werden, wobei natürlich verschmutzte Hautbezirke gesondert gereinigt werden müssen. Kinderöl ist für die Reinigung, eine Paste für den Schutz des Windelbereiches vor Urin und Stuhl geeignet. Puder eignet sich zum Trockenhalten von Hautfalten. Übertriebenes Einölen und Einfetten der Haut kann beim Kind zu Hautunreinheiten wie bei einer Akne führen, da manche Fette z. B. Paraffinöl oder Vaseline die Haut reizen können.

Werden die Salbenreste nicht vollständig entfernt, kommt es gelegentlich in den Leistenfalten des Säuglings zu einer „Pomadenkruste“. Wir verstehen darunter angetrocknete, bräunliche Fettreste von Kinderpflegemitteln. Man kann sie mit der Pinzette ohne Verletzung der Hautoberfläche abschieben.

Ist die Haut im Kindesalter noch zusätzlich durch eine ererbte Ekzemneigung besonders gefährdet, so ist beim Schulschwimmen besondere Vorsicht geboten. Unter Umständen müssen sich die Kinder vorher (vom Bademeister nur ungern geduldet!) und nachher mit einer Fettcreme einreiben.

Der nach dem Schwimmen auftretende Juckreiz ist nur in seltenen Fällen auf eine echte Allergie gegenüber Wasserdesinfektionsmitteln zurückzuführen. Fast immer beruht er auf einer zu starken Entfettung (= Austrocknung) der Haut.

Einer besonderen Pflege bedarf auch die trockene *Altershaut.* Sie sollte abends so stark gefettet werden, daß sich der Betreffende nachts im Fett „wälzen" kann (Prof. NASEMANN, Hamburg). Morgens und zwischendurch genügt evtl. eine weniger fette Creme.

In Kinder- und Altenpflegeeinrichtungen treten gelegentlich Probleme auf, wenn die für jeden Pflegebedürftigen vorgeschriebenen Waschungen relativ zu häufig durchgeführt werden. So kann die tägliche Ganzkörperwaschung, mit einer nicht rückfettenden „medizinischen Seife" zum „angewaschenen Ekzem" führen. Da dieses Austrocknungsekzem (s. dort) gerade in den besonders gewissenhaft geführten Häusern auftritt, kann es regelrecht als „Qualitätssymbol" für die betreffende Pflegeeinrichtung gelten.

Da die Altershaut eine Reihe von „Blessuren" nach jahrzehntelanger Lichteinwirkung aufweist, z. B. Bindegewebsveränderungen, Verhornungsstörungen, in schwerwiegenden Fällen auch Vorstufen des Hautkrebses, benötigt sie einen wirksamen Lichtschutz, am besten eine Fettsalbe mit hohem Lichtschutzfaktor. An dieser Stelle möchte ich noch einmal die Notwendigkeit eines frühzeitig begonnenen Lichtschutzes herausstellen. Am besten setzt er bereits in der Kindheit ein (s. „Haut und Sonne").

Einige Hersteller von Pflegepräparaten haben die neueren wissenschaftlichen Erkenntnisse zum Thema Lichtschutz bereits praktisch umgesetzt. Sie bieten Pflegecremes mit Lichtschutzfilter an.

Hautpflege bei Hauterkrankungen

Während der Behandlung

Eine zusätzliche Hautpflege wird nötig, wenn während der Behandlung unerwünschte Nebeneffekte auftreten. Beispielsweise kann die Lichttherapie der Schuppenflechte eine zunehmende Trockenheit

der Haut bewirken. Vorsichtige Reinigungsmaßnahmen mit rückfettenden Syndets und ein regelmäßiges Auftragen von Pflegesalben sind dann angezeigt.
In manchen Fällen stellt die Pflege der Haut gleichzeitig auch die allein ausreichende Behandlungsform dar, z. B. wenn es während der Anwendung von Unterwassermassagen zu einem Austrocknungsekzem kommt. Hier gelingt es oft, das Aufbrechen der Oberhaut durch rückfettende Maßnahmen zu verhindern.
In neuerer Zeit hat sich die Intervallbehandlung oder „Tandemtherapie" von Hautkrankheiten eingebürgert. Wir verstehen darunter, daß – sobald es der Hautzustand ermöglicht – die Behandlung mit starken Präparaten durch eine Pflege mit „wirkstofffreien" Basiszubereitungen unterbrochen oder abgelöst wird. So trägt man eine Cortisonsalbe anfangs während der akuten Erkrankungsphase 2mal täglich auf, nach Besserung im Wechsel mit einer Pflegesalbe. Schließlich kommt das Behandlungspräparat nur noch jeden 2. Tag zur Anwendung, nach der Abheilung nur noch das Pflegemittel.
Der Sinn dieses Vorgehens liegt darin, daß man Medikamente, die über längere Zeit Nebenwirkungen verursachen können, nur für die unbedingt notwendige Zeit auf die Haut auftragen läßt. Der Wechsel von Behandlung und Pflege spart also Medikamente und verhindert unerwünschte Nebenwirkungen bei gleich guter Wirksamkeit.

Nach Abheilung von Hauterkrankungen

Nach dem Überstehen einer Erkrankung ist die Haut zunächst noch reizbar und empfindlich. Pflegerische Maßnahmen sind in dieser Zeit besonders wichtig, müssen aber die besonderen Verhältnisse an der noch zarten Hautoberfläche berücksichtigen.
Hierfür eignen sich besonders die in der Zwischenzeit von vielen Herstellern angebotenen Rehabilitationscremes oder Basissalben (s. oben). Sie enthalten nur die Grundlagen und Hilfsstoffe des zuvor angewandten äußerlichen Medikamentes, aber kein Antibiotikum, kein Corticoid.
Der Hautarzt kann auf diese Weise „nahtlos" von der Behandlung auf die Pflege übergehen. Die Gefahr allergischer Reaktionen bleibt überschaubar, da in der Basissalbe weniger Substanzen enthalten sind als in dem zuvor applizierten Behandlungspräparat.

Hautpflege zur Vorbeugung vor Hautschäden

Allgemein herrscht heute die Ansicht vor, daß der Mensch immer stärkeren Umwelteinflüssen ausgesetzt ist. Das Baden ist in vielen verschmutzten Gewässern nicht mehr möglich, im Ruhrgebiet gelangen bestimmte Wellenlängen des Sonnenlichtes durch die Dunstglocke kaum noch an die Erdoberfläche. Um so stärker sind die Hautreaktionen, wenn sich z. B. Menschen aus dem „Pütt" im Urlaub plötzlich der ungefilterten Sonnenstrahlung an der See oder im Hochgebirge aussetzen.

Was an jahrhundertealten, steinernen Skulpturen mittelalterlicher Kirchen nagt, läßt natürlich auch die Fassade des Menschen, seine freigetragene Haut nicht unbeeinflußt.

Das Umweltargument wird von Kosmetikfirmen gerne als Verkaufsargument benutzt, um die Unentbehrlichkeit ihrer Präparate für den heutigen Menschen zu untermauern. Diese These ist auch stichhaltig, solange es sich um gut verträgliche Zubereitungen ohne allzuviele Hilfsstoffe handelt. Wird ein Produkt jedoch an der Haut nicht vertragen, so ist die Konzentration des schädlichen Stoffes bzw. die Zahl der toxischen Moleküle auf der Hautoberfläche sicherlich größer als bei einer in der Luft enthaltenen Substanz.

Doch nicht allein die Einwirkungen von außen sind für das Auftreten von Hautschäden entscheidend. Auch die individuell unterschiedliche Hautempfindlichkeit ist von Bedeutung. So verträgt der Südländer ohne Reaktion eine bestimmte Besonnungszeit, während der blonde Nordländer dadurch einen Sonnenbrand bekommt. Der primär hautgesunde Friseur übt ein Leben lang ohne Handekzem seinen Beruf aus, während der Neurodermitiker (s. dort) bereits nach einem halben Jahr die Friseurlehre abbrechen muß.

An diesen Beispielen zeigt sich, wie sehr die ererbte Hautbeschaffenheit, das „Schicksalsleder" wie es einmal treffend genannt wurde, die Lebensqualität des Menschen in Freiheit und Beruf beeinflußt. Eine sinnvolle Hautpflege, welche die individuellen Gegebenheiten berücksichtigt, kann Ekzeme verhindern und so die Lebensfreude steigern.

Hautpflege im Beruf

Etwa 10% aller Hautkranken leiden angeblich unter einer beruflich bedingten Hauterkrankung. Es ist nicht möglich, an dieser Stelle auf die vielfältigen Schädigungsmöglichkeiten im beruflichen Alltag einzugehen. Ich möchte hier aber einige Hinweise für einen sinnvollen Hautschutz und eine sachgerechte Hautpflege im Beruf geben.

Die Maßnahmen sollen den Kontakt der Haut mit aggressiven Berufssubstanzen verhindern oder wenigstens abmildern. Dabei stellt die intakte Hautoberfläche mit ausgeglichenem Fett-, Wasser- und Säuregehalt den besten Schutz dar. Bei eingetretener Schädigung kann eine sinnvolle Hautpflege in der Nachbehandlungsphase die normalen Verhältnisse an der Hautoberfläche wieder herstellen. Alle Schutzmaßnahmen haben aber nur dann einen Sinn, wenn sie regelmäßig durchgeführt werden.

Hautschutzsalben decken die Hautoberfläche ab, verhindern eine übermäßige Verschmutzung, bieten für einige Zeit einen gewissen Schutz vor äußeren Einwirkungen. Dabei sollten sie sich im Schadstoff nicht lösen können, gut abspülbar sein und während der Arbeit lange auf der Haut haften.

Das verwandte Präparat sollte sich nach dem schädigenden Arbeitsstoff ausrichten. So eignen sich wasserlösliche Hautschutzmittel bei fettlöslichen Schadstoffen, wasserunlösliche (oft silikonhaltig) bei wasserlöslichen Substanzen. Universelle Hautschutzsalben („Barrierecremes" mit hohem Wachsanteil) schützen gegen eine Vielzahl von beruflichen Schadstoffen. Schließlich gibt es noch die pflegenden Hautschutzcremes, die neben Hautschutzstoffen auch pflegende Wirkstoffe enthalten.

Ein nach jeder Richtung befriedigendes Hautschutzpräparat existiert jedoch nicht. Manche werden bei vermehrter Schwitzneigung nicht vertragen, andere verursachen Fettflecken auf Papier, wieder andere führen zu unerwünschten Veränderungen an Werkstücken.

Für spezielle Arbeitsbereiche gibt es Präparate, die chemische Schadstoffe, beispielsweise allergieverursachende Metallionen im Zement, durch besondere Zusätze inaktivieren. Die Arbeitsfähigkeit kann so bei manchen Patienten erhalten werden.

Hautschutzpräparate werden vor Beginn der Arbeit, wenn möglich auch noch in den Arbeitspausen, nach milder Reinigung und gründlichem Abtrocknen angewandt.

Das Auftragen dieser Schutz- und Pflegepräparate sollte nicht zu der trügerischen Annahme verleiten, mit diesem „unsichtbaren Handschuh" nun alles ohne Schaden anfassen zu können.

Spezielle Firmen haben sich auf die Herstellung berufsbezogener Reinigungs- und Hautschutzpräparate spezialisiert. Auskunft erteilen im Einzelfall Hautarzt, Betriebsarzt, Apotheker oder die Berufsgenossenschaft.

Schutzhandschuhe verhindern, wenn sie keine Löcher aufweisen, den Kontakt mit den schädlichen Stoffen. Von manchen Menschen werden sie allerdings nicht vertragen. Denn sie verhindern die Abdunstung von Feuchtigkeit und Wärme und führen so bei Schweißneigung zur Quellung der Oberhaut, die dadurch gegenüber Erregern (Bakterien, Pilzen) anfälliger wird.

Andererseits können auch allergische Ekzeme durch Gummihilfsstoffe oder Ledergerbmittel (Kaliumdichromat) entstehen. Ideal wären Baumwollhandschuhe unter den Schutzhandschuhen. Sie nehmen den Schweiß auf und verhindern so das Ausspülen der Allergene aus dem Handschuhmaterial, indem sie den direkten Kontakt zum Leder oder Gummi verhindern. Das Tastempfinden wird durch sie jedoch noch stärker beeinträchtigt.

Ein eingerissener Handschuh bietet keinen Schutz. Er kann im Gegenteil die Wirkung hautschädigender Substanzen noch intensivieren.

Hautpflege nach der Hautreinigung: Die Pflege zielt darauf ab, die physiologischen Verhältnisse an der Hautoberfläche wiederherzustellen oder zu erhalten. Sie folgt den allgemeinen Pflegerichtlinien (s. oben) und muß sowohl den Wasser-Lipid-Schutzmantel wie auch den Säuremantel berücksichtigen.

Wasser-in-Öl-Emulsionen (Typ Butter = Salbe) sorgen dabei für einen angemessenen Fettersatz, Öl-in-Wasser-Emulsionen (Typ Milch = Lotion oder Creme) für die notwendige Wasserzufuhr. Sie sind durch schwache Säuren (z. B. Milchsäure oder Zitronensäure) auf den pH-Wert der Hautoberfläche eingestellt.

Hautpflege im Haushalt

Typische hausfrauliche Verrichtungen wie Reinigungs- und Putzarbeiten, Kinder- und Altenbetreuung, Wäsche- und Blumenpflege, aber auch die Bereitung der Mahlzeiten (Kartoffelschälen, Möhren putzen) haben ungünstige Auswirkungen auf die Haut.

Besonders die Putz- und Reinigungsarbeiten wirken sich bei Frauen mit trockener, empfindlicher Haut verheerend aus.

Vorbeugende und pflegende Maßnahmen wurden im Kapitel „Hausfrauenekzem" besprochen.

Hautpflege in der Freizeit

Viele Menschen haben heute mehr Freizeit als früher. Wer es sich leisten kann, fährt im Sommer zum Baden an die See, im Winter zum Skilaufen ins Hochgebirge. Je weiter entfernt das Urlaubsziel und je

brauner die Haut nach der Rückkehr, um so größer der Prestigegewinn. Dabei werden auch extreme Klimasprünge in Kauf genommen. Wer nicht in Urlaub fährt, holt sich die Bräune im Solarium.
Früher als elitär geltende Sportarten wie Tennis und Segeln sind heute Breitensport. Neue Disziplinen wie Windsurfen und Drachenfliegen führen Tausende von jungen Leuten auf das Wasser und in die Sonne.
Dieses veränderte Freizeitverhalten läßt auch die Haut nicht unbeeinflußt:

- Sonne,
- Klimawechsel,
- Wasser,
- Luftfeuchtigkeit,
- Bakterien (Hotelswimmingpools),
- Pilze (Umkleidekabinen, Schwimmbäder, Hotelzimmer),
- tierische Erreger (Ungeziefer: Flöhe, Sandfloh, Wanzen, Läuse und Würmer)

kennzeichnen die Auslösefaktoren von Urlaubsdermatosen.
Auf die negativen Auswirkungen zu intensiver und langdauernder *Sonnenbestrahlung* bin ich bereits im Abschnitt „Haut und Sonne" eingegangen.
Dagegen kann der Urlauber durch einen sinnvollen Hautschutz vorbeugen:

- Je nach Hauttyp wird er die Grundlage seines Sonnenschutzpräparates auswählen, bei trockener Haut eine fettere Zubereitung (Lichtschutzsalbe), bei fetter Haut eher eine Creme oder Lotion.
- Ein hoher Lichtschutzfaktor ist aus dermatologischer Sicht günstig, bei den Sonnenanbetern aber nicht sehr beliebt. Man möchte ja möglichst schnell und intensiv braun werden.
- Patienten mit einer Lichtallergie stellen sich am besten einige Tage vor Urlaubsbeginn beim Hautarzt vor, der dann entsprechende Präparate verordnet.
- Der Urlauber sollte auch bedenken, daß die Haut nach Sonnenbestrahlung trockener wird. Auch jemand mit normaler Haut muß unter Umständen in dieser Zeit mit einem Pflegepräparat rückfetten.

Doch Sonne und *Klimawechsel* üben auch günstige Einflüsse auf die Haut aus. So kann der eigenverantwortlich denkende, gut informierte Neurodermitiker oder Psoriasispatient den Urlaub regelrecht in seinen

Therapieplan einbauen (s. auch Kap. „Psoriasis", „Neurodermitis"). Denn in einem sonnenreichen Land, an der Küste oder im Hochgebirge heilen ihre Hauterscheinungen oft nach wenigen Wochen ab.
So wirkt sich das Reizklima in der Westwetterlage der Nordsee (Inselklima) bei etwa 70% der Neurodermitispatienten heilsam aus. Auch bei allergischen Schleimhautreaktionen (Heuschnupfen, Asthma) und bei der Schuppenflechte ist ein Klimawechsel günstig (Nordsee, Hochgebirge über 1500 m, südliches Meeresklima).
Auch nach der Rückkehr bleiben die Patienten häufig noch monatelang beschwerdefrei.
Diese guten therapeutischen Erfahrungen haben zur Gründung besonderer Hautkliniken in diesen Regionen geführt: auf Norderney, Sylt, neuerdings auch auf Borkum, in Davos, am Toten Meer.
Diese Kliniken haben zum Teil klinikeigene Strandzonen, an denen die Patienten – wenn sie es wünschen – unter sich sind.
Der Vorzug der Klimamedizin liegt darin, daß es mit ihr oft gelingt, die Patienten von stärkeren Medikamenten (z. B. innerlicher und äußerlicher Cortisonbehandlung) wieder auf eine milde Behandlung, eventuell sogar auf ausschließlich pflegerische Maßnahmen zurückzuführen. Je häufiger die Patienten sich in diesen Klimazonen aufhalten, um so seltener kommt es zum Rückfall und um so leichter sind die Krankheitsschübe (Prof. PÜRSCHEL, Norderney).
Was bei der Klimaumstellung heilend wirkt, ist noch nicht im einzelnen bekannt. Sonne, Luftdruck, Ionisationsgehalt der Luft, Temperatur, Licht könnten positive Wirkungen entfalten. Im Grunde handelt es sich bei der Klimamedizin auch heute noch um eine Erfahrungsmedizin.
Auf die entfettende Wirkung des *Wassers* bin ich bereits eingegangen (s. Austrocknungsekzem). Wasser allein führt bei längerer Einwirkung zu einer Quellung der Oberhaut, die dadurch für das Sonnenlicht durchlässiger wird. Diesen Effekt nutzt der Hautarzt bei der Lichtbehandlung der Schuppenflechte und der Neurodermitis. Er läßt die Patienten vor der Bestrahlung ein Vollbad nehmen oder sprüht sie mit Wasser ein.
Salzwasser scheint in Verbindung mit dem Sonnenlicht eine noch stärkere Wirkung auf die Haut auszuüben. Möglicherweise wird die Strahlenwirkung durch eine Prismeneffekt des auf der Haut auskristallisierten Salzes verstärkt.

Die *Luftfeuchtigkeit* spielt bei der Hautpflege ebenfalls eine wichtige Rolle:

- trockenes Wüstenklima erfordert die Zufuhr von ausreichend Feuchtigkeit und Fett.
- Bei feucht-warmer Luft nimmt die Haut über den Wasser-Lipid-Mantel Wasser auf. Dabei können sich sogar Wassertröpfchen auf der Haut bilden. Eine Lotion oder Creme ist dann besser als eine fette Zubereitung.

Hauterkrankungen durch *Bakterien, Pilze* und *Ungeziefer* wurden bereits an anderer Stelle besprochen. Bei der Verhütung dieser Dermatosen spielt die regelmäßige Hautpflege eine besondere Rolle. Nur die gesunde Haut kann solchen Attacken einigermaßen widerstehen.

Pflegende Kosmetik

Bezogen auf die Häufigkeit ihrer Anwendung verursachen Kosmetika und Körperpflegemittel nur selten Unverträglichkeitsreaktionen. Trotzdem sieht der Hautarzt immer wieder einmal Hautreizungen, aber auch echte allergische Entzündungen nach Anwendung solcher Präparate. Bei der Auslösung derartiger Unverträglichkeiten stehen Konservierungsmittel, Duftstoffe und Cremegrundlagen an erster Stelle.

Bei der Vielzahl selbstlobender Attribute, welche einige Kosmetikfirmen ihren Produkten mit auf den Weg geben, ist es sinnvoll, bei einer *unabhängigen* Kosmetikerin die notwendigen Informationen und Ratschläge einzuholen.

Sie sollte auf Grund ihrer Ausbildung und Erfahrung Präparate empfehlen, die:

- auf den Hauttyp (fett, trocken, normal) abgestimmt sind,
- gut verträgliche, evtl. allergiegetestete Inhaltsstoffe enthalten, die auf der Packung deklariert sind,
- nicht zu stark duften,
- nichts Unhaltbares versprechen (Hautverjüngungen, Faltenbeseitigung),
- bisher wenig Reklamationen verursacht haben,
- von einem Hersteller stammen, der bei einer eventuellen Unverträglichkeit die Einzelsubstanzen für den notwendigen Allergietest zur Verfügung stellt,

- richtig gelagert wurden und nicht überaltert sind,
- möglicherweise ein Verfalldatum aufweisen und deshalb wahrscheinlich nicht ganz billig sind.

Erläuterungen zu einzelnen Stichworten

„allergiegetestet"
Das Verkaufsargument „allergiegetestet" kann viel oder wenig beinhalten. Bei einer seriösen Firma bedeutet es, daß in Zusammenarbeit mit Hautärzten Allergieteste durchgeführt worden sind. Auf keinen Fall erlaubt es jedoch die prophetische Aussage, daß das getestete Präparat von einer bestimmten Anwenderin jetzt und in Zukunft vertragen wird.

deklariert
bedeutet, daß die einzelnen Inhaltsstoffe von der Firma auf der Packung angegeben werden, ohne daß bisher eine entsprechende gesetzliche Vorschrift dafür existiert. Der Kunde darf sozusagen „hinter die Kulissen schauen". Aus der Sicht des Allergologen ist dies ein wichtiger Pluspunkt für ein kosmetisches Produkt, da eine solche Firma mit dem Arzt auch bei eventuellen Unverträglichkeiten zusammenarbeitet.

Duft
Intensiver Duft beruht auf eingearbeiteten Parfümölen, die allergische Reaktionen verursachen können. Besonders vorsichtige Firmen reduzieren wohlriechende Zusätze auf ein Minimum oder lassen sie ganz weg.

Verhalten der Firma auf ärztliche Anfrage bei Unverträglichkeiten.
Stellt eine Firma dem Allergologen die Inhaltsstoffe für einen notwendigen Allergietest zur Verfügung, so kann man ihre Produkte unbesorgt kaufen.

Lagerung
Unsachgemäße Lagerung führt zum Verderben gerade der milden, im allgemeinen auch gut verträglichen Präparate, die wenig Konservierungsmittel enthalten. Bei überlangem Aufbewahren kann es zur Trennung der Wasser- und Fettphase kommen, wenn der Gehalt an Emulgatoren nicht sehr hoch ist.

Verfallsdatum
Das Bemühen guter Kosmetikfirmen wenige, gute verträgliche Stoffe und diese in möglichst niedriger Konzentration in ihre Zubereitungen

einzuarbeiten, führt zwangsläufig dazu, daß diese verderblicher werden. Sie halten sich deshalb nur für eine bestimmte Zeit.
Aus allergologischer Sicht ergibt sich ein Problem, wenn eine gesunde Haut eigentlich nur ein mildes Pflegepräparat benötigen würde, durch das Auftragen dekorativer Kosmetik (z. B. eines wasserfesten Make up) aber die zusätzliche Anwendung spezieller Reinigungspräparate notwendig wird. Der Allergologe sieht das so: Je weniger Substanzen auf die Haut gelangen, um so seltener kommt es zu allergischen Reaktionen.

Haut und Psyche

Einführung

Wie sehr Haut und Seele miteinander verbunden sind, zeigt sich schon an gewissen Redensarten im Volksmund: Es geht einem „unter die Haut". Er hat ein „dickes Fell". Vor „Schreck erblaßt", vor „Scham rötet" sich die Haut. Mit Hautkrankheiten verbinden sich Begriffe wie „ausgestoßen", „aussätzig", „ansteckend".

Nach Professor BORELLI (München, Davos) ist die Haut

- ein Grenzorgan, eine Schranke zwischen der eigenen und der fremden Welt,
- ein Kontaktorgan zur Umwelt,
- ein Ausdrucksorgan (Erröten, Erblassen, Schwitzen, Frösteln),
- ein Eindrucksorgan für den Betrachter, der sie als schön, häßlich, anziehend, abstoßend empfindet,
- ein Sinnesorgan, von welchem Reize aufgenommen und empfunden werden (Kälte, Wärme, Schmerz, Jucken, Kitzeln, Tast- und sexuelle Empfindungen).

Bei einer Reihe von Hauterkrankungen sind seelische Konflikte von ausschlaggebender Bedeutung. Dabei ist es oft schwer zu erkennen, ob die Hauterkrankung durch eine seelische Störung oder die seelische Störung durch eine Hauterkrankung hervorgerufen worden ist. Häufig entwickelt sich ein „Teufelskreis", wobei eine Störung die andere wieder verstärkt (Abb. 41).

Während Erkrankungen an den inneren Organen dem Patienten oft erst spät oder manchmal gar nicht bewußt werden, zeigen sich Hautveränderungen sofort in aller Deutlichkeit auch der Umwelt. Denn im täglichen Leben, beim Einkaufen, beim Stadtbummel, auf gesellschaftlichen Veranstaltungen, beim Schwimmbadbesuch stellt die Haut die erste Kontaktfläche in der Begegnung mit anderen Menschen dar, eine Tapete, die sauber, gut „getüncht", unbeschädigt aussehen muß, damit ihr Träger nicht von der Gesellschaft isoliert wird.

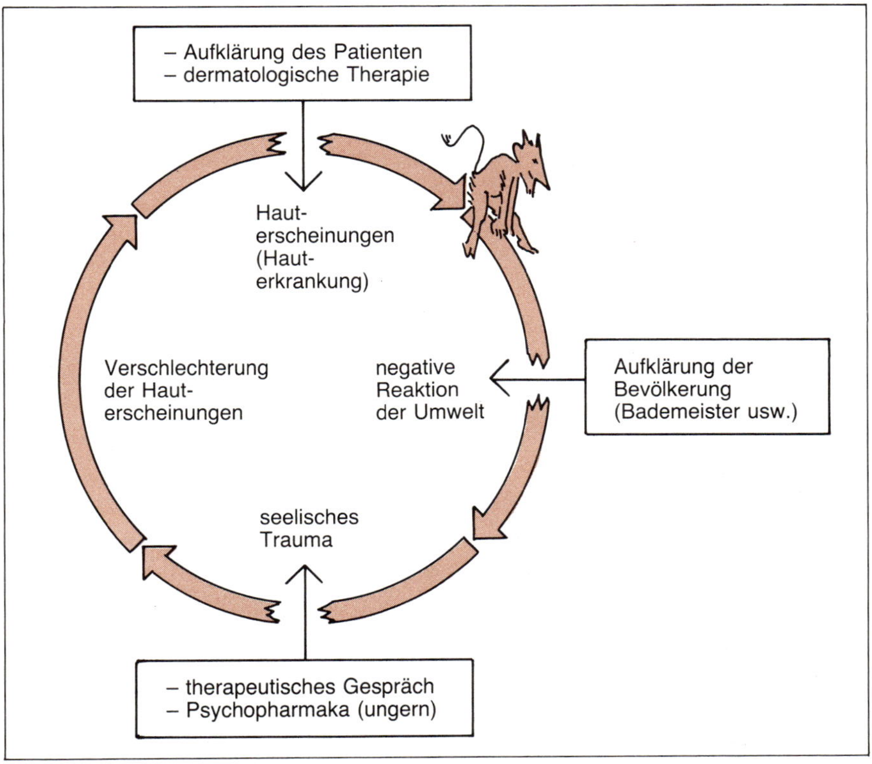

Abb. **41** Einwirkungsmöglichkeiten bei seelisch beeinflußten Hauterkankungen

Ein Psoriasispatient, wegen seiner nicht ansteckenden Hauterscheinungen vom Bademeister aus der Badeanstalt gewiesen, erleidet ein seelisches Trauma. Ähnlich ergeht es ihm im Urlaub unter Hautgesunden am Strand. Er fühlt sich als Ausgestoßener, als Aussätziger. Der seelische Leidensdruck kann wiederum die Hauterscheinungen verschlechtern. Es entsteht ein „Teufelskreis".

Heilen die Hautveränderungen jedoch ab, dann „blühen" die Patienten auch seelisch wieder auf.

Ich erinnere mich an einen jungen Ingenieur, der sich wegen der ausgeprägten Hautveränderungen seiner Schuppenflechte nicht mehr unter die Menschen traute. Seine selbstgebaute CB-Funkanlage war die einzige Kontaktstelle zur Außenwelt. Am Gerät war er ein charmanter Plauderer, hatte bei den anderen Sprechteilnehmern seinen Spitznamen und erwies sich in seinem selbstauferlegten „Gefängnis" auf

dieser Welle als regelrechter Frauenheld, der er im täglichen Leben nicht sein durfte.
Wie sehr die Psyche bei manchen Hautkranken mitbetroffen ist, zeigt sich daran, daß die Betroffenen gelegentlich auch dann noch seelisch leiden, wenn die Hauterscheinungen abgeheilt und nicht mehr sichtbar sind.
Ihre Situation veranlaßt die Patienten häufig, sich abzukapseln, die Gemeinschaft mit anderen Menschen zu meiden. Oft depressiv verstimmt, reagieren sie gelegentlich verhalten aggressiv.
Einige Patienten sind so verzweifelt, daß sie Behandlungen auch mit stärksten Medikamenten wünschen, die der Arzt ohne Berücksichtigung der seelischen Ausnahmesituation wegen möglicher Nebenwirkungen nicht verordnen würde. Manche Patienten äußern sogar Selbstmordgedanken.
Von der Umwelt können diese bedauernswerten Menschen nur wenig Verständnis erwarten. Denn auf den Reklamesäulen werden ihnen aktive, braungebrannte, auf gutes Aussehen geschminkte, makellos schöne junge Menschen gezeigt, die die eigenen äußeren Unzulänglichkeiten noch offenkundiger erscheinen lassen. So ist es nicht verwunderlich, daß ein Mensch mit „unreiner" Haut im ganzen als abstoßend und unsympathisch empfunden wird, während man z. B. einer gut aussehenden jungen Frau automatisch auch gute Charaktereigenschaften zuschreibt (sog. Halo-Effekt).
Bei einigen Hautzuständen wird der Zusammenhang zwischen Haut und Seele ganz besonders deutlich. Auf sie möchte ich hier näher eingehen.

Schönheitshypochondrie (Dysmorphophobie)

Daß ein Patient unter ausgeprägten, sichtbaren Hauterscheinungen seelisch leidet, ist nachzufühlen. Gelegentlich stellen sich aber auch – vornehmlich junge – Damen in der Sprechstunde vor, die durch einen vermeintlichen Makel ihrer Haut psychisch beeinträchtigt sind. Selbst das geübte Auge des Dermatologen läßt keinen krankhaften Befund erkennen.
Diese Patienten fürchten unberechtigterweise körperlich mißgestaltet oder unattraktiv zu sein. Sie glauben wegen ihrer äußeren Erscheinung überall Anstoß zu erregen. Ein kleiner Teilaspekt ihres Äußeren gewinnt unter dem „Vergrößerungsglas" ihrer Seele größte Bedeutung.

Wenige Sommersprossen, ein Muttermal, eine kleine Gefäßerweiterung, eine unscheinbare Narbe führen zu einem furchtbaren, für Außenstehende unerklärlichen Leidensdruck.
Diese Störung des eigenen Körperempfindens ist oft Ausdruck einer seelischen Depression. Wir bezeichnen das Krankheitsbild als Schönheitshypochondrie (Dysmorphophobie).

Aufgekratzte Akne der jungen Mädchen (Acne excoriée)

Manche junge Mädchen leiden unter diskreten Veränderungen einer Akne so sehr, daß sie ihre Gesichtshaut durch Kratzen regelrecht „zerstören" (Acne excoriée). Hier äußern sich unbewußte Aggressionen, oft Sexualkonflikte, in einem Angriff auf die eigene Haut (s. auch unter Akne).

Ungezieferwahn (Dermatozoenwahn)

Manchmal bringen ältere Damen alle möglichen Schmutzpartikel mit in die Sprechstunde. Sie sind davon überzeugt, daß es sich dabei um Ungeziefer handelt, von dem sie immer wieder gestochen werden. Die mikroskopische Untersuchung zeigt weder Flöhe noch Läuse, sondern lediglich Textilfasern oder Schmutzpartikel. Auch an der Haut sind keine Einstiche zu sehen.
Obwohl diese bedauernswerten, fast immer älteren Frauen objektiv nicht von Ungeziefer belästigt werden, sind sie doch davon überzeugt, daß es überall in der Wohnung davon wimmelt. Selbst wenn man unter dem Mikroskop zeigt, daß es sich um Schmutzpartikel handelt, lächeln sie wissend und sagen: „Und trotzdem bin ich von Parasiten befallen, Herr Doktor".
Wir bezeichnen diesen seelischen Zustand als „Ungezieferwahn". Der Arzt wird erklären, daß er das Problem ernst nimmt, die Ansicht aber nicht bestätigen kann. In schweren Fällen zieht er den Psychotherapeuten hinzu.

Psychisch bedingter Juckreiz

Der psychisch bedingte Juckreiz tritt oft am Genitale oder After auf. Ihm liegt meistens eine „versteckte" seelische Depression zugrunde.

„Nervöse" Quaddelsucht (Urtikaria factitia)

Es handelt sich hierbei um die besondere Form einer nicht allergisch bedingten Quaddelsucht, die nervlich mitverursacht ist. Auf sie bin ich im Abschnitt „Haut und Allergie" ausführlich eingegangen.

Zungenbrennen (Glossodynie)

Es tritt, manchmal mit Lippenbrennen verbunden, bei depressiven Verstimmungszuständen auf, worauf Professor HORNSTEIN aus Erlangen immer wieder eindringlich hinweist. Das Zungenbrennen (Glossodynie) wurde im Kapitel „Schleimhaut und Allergie" besprochen.

Krankhaftes Haarausreißen (Trichotillomanie), kreisrunder Haarausfall

Hierbei reißen oder zupfen sich vor allem Kinder auf Grund einer Verhaltensstörung immer wieder Haare oder Haarbüschel aus.
Auch beim kreisrunden Haarausfall (s. oben) werden gelegentlich seelische Ausnahmesituationen, beispielsweise der Tod eines nahen Angehörigen, als auslösende Ursache vermutet.

Eigengeruchswahn

Hierbei leiden Menschen unter der unberechtigten Befürchtung, einen störenden Körpergeruch zu haben.
Der Arzt wird bei Patienten, bei denen der psychische Leidensdruck in einem auffälligen Mißverhältnis zu den Hautveränderungen steht, versuchen, „hinter die Kulisse" zu schauen, um eine verborgene seelische Störung – oft eine Depression – nicht zu übersehen.
Bei Verdacht oder Bestätigung der seelischen Bedingtheit einer Hauterkrankung wird er dem Patienten die Zusammenhänge erklären und ihn dann zum Nervenarzt überweisen. Zuvor wird er dem Hilfesuchenden deutlich machen, daß diese Überweisung keine Zurück- oder Abweisung darstellt, sondern der weiteren Abklärung beim Spezialisten dient.

Manche Patienten wehren sich gegen die Annahme einer seelischen Ursache ihrer Hauterkrankung, da sie die Zusammenhänge im ersten Augenblick nicht akzeptieren können. Auch heute scheint seelischen Störungen in der Bevölkerung noch ein gewisser Makel anzuhaften. Für den Arzt allerdings gibt es keine Krankheiten 1. oder 2. Klasse.

Anhang

Patientenvereinigungen und Selbsthilfegruppen

Anschriften

Deutscher Psoriasisbund e.V.
Chilehaus A OE
Fischertwiete 2
D-2000 Hamburg 1
Tel. 040/33 08 85

Der Deutsche Psoriasisbund wurde 1973 gegründet, um die Lebensbedingungen der Psoriasispatienten zu verbessern und durch Informationen und Forschung den Patienten zu helfen. Es finden regelmäßig Tagungen statt, an denen Patienten und Hautärzte teilnehmen.

Allergiker- und Asthmatikerbund e.V.
Hindenburgstraße 110
D-4050 Mönchengladbach 1
Tel. 02161/1 02 07

Ziele und Aufgaben sind die Förderung der Erforschung und Früherkennung allergischer Krankheiten sowie die Information über die Vielfalt allergischer Krankheiten.

Arbeitsgemeinschaft
Allergiekrankes Kind
Hauptstraße 29 II
D-6348 Herborn
Tel. 02772/4 12 37

Die Arbeitsgemeinschaft veranstaltet Vortragsabende, Gesprächskreise, Seminare, individuelle Beratungen, gibt Tips für Kuraufenthalte, veröffentlicht Informationsbroschüren, fördert Selbsthilfegruppen und hilft beim Erfahrungsaustausch unter den betroffenen Familien.

Sachverzeichnis